suhrkamp taschenbuch 3936

W0048281

»Am Anfang steht die Kinderfrage des Warum. Warum wird man krank?« Daß der Mensch seine Krankheiten nicht einfach bekommt, sondern daß sie immer wieder in seine Lebensgeschichte eingewoben sind, daß also jede Krankheit auch seelische Dimensionen hat – diese Überlegungen ziehen sich durch das Werk Viktor von Weizsäckers. Im vorliegenden Band erklärt der Begründer der anthropologischen Medizin, warum der Körper ohne Seele nicht zu behandeln ist. Die Texte werden von Wilhelm Rimpau, Neurologe und Mitarbeiter an der Edition der *Gesammelten Schriften* Weizsäckers, anschaulich einge-leitet und vorgestellt und regen zum Nachdenken über ein akutes Thema an: das Menschenbild der Medizin.

Viktor von Weizsäcker, 1886 in Stuttgart geboren, war nicht nur als Arzt und Forscher tätig, er legte außerdem ein umfangreiches theoreti-sches Werk vor, das neben philosophischen auch theologische, gesell-schaftspolitische und wissenschaftstheoretische Aspekte aufgreift. 1957 starb er in Heidelberg. Seine *Gesammelten Schriften* liegen im Suhr-kamp Verlag vor.

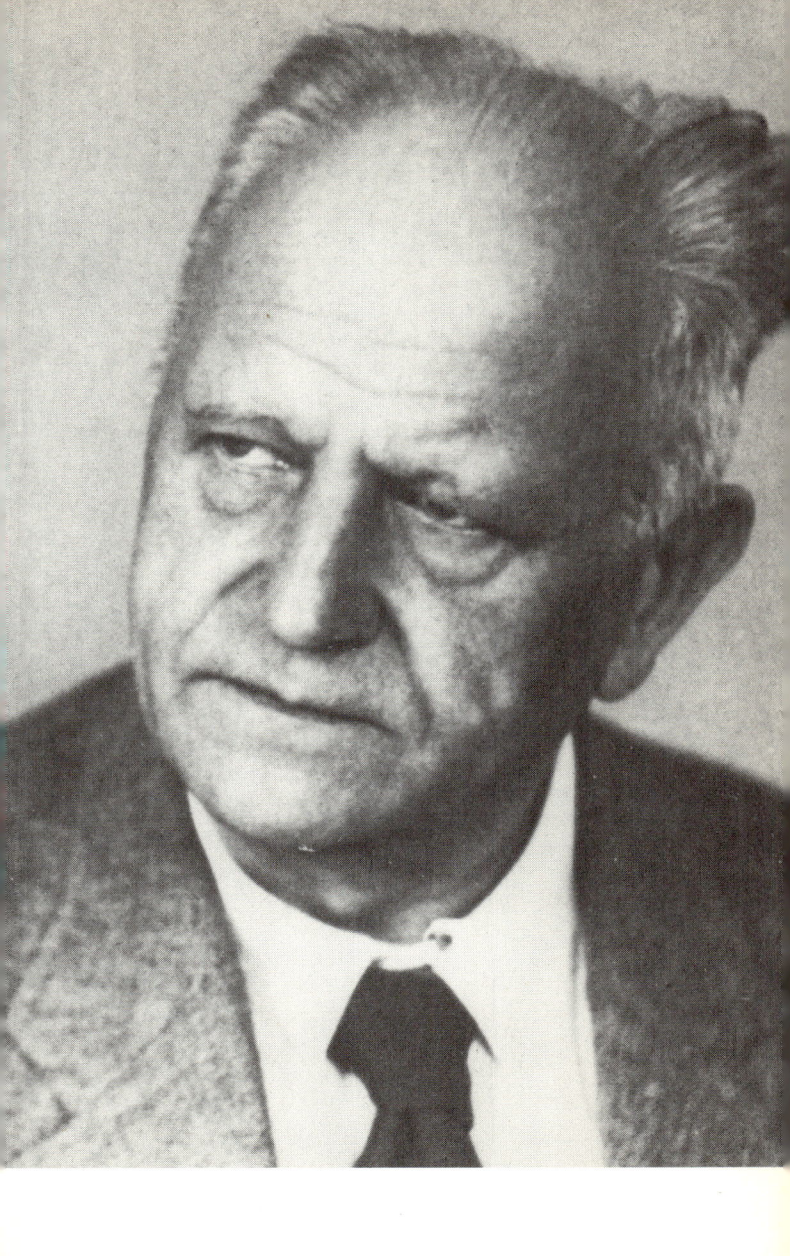

Gräfin Dr. med.
Alice Ricciardi-von Platen (1910-2008) gewidmet,
der von Viktor von Weizsäcker inspirierten
Vorkämpferin einer menschengemäßen Medizin

Viktor von Weizsäcker
Warum wird man krank?

Ein Lesebuch

Herausgegeben von
Wilhelm Rimpau
Mit einem Vorwort von
Klaus Dörner
und Wilhelm Rimpau

Suhrkamp

medizinHuman
Herausgegeben von Dr. Bernd Hontschik
Band 5

Umschlagabbildung:
Ausschnitt aus Viktor von Weizsäckers Notizen
zur Vorbereitung auf eine Vorlesung über
»Medizinische Anthropologie« 1948
© Nachlaß Viktor von Weizsäcker, Cora Penselin, Bonn
Gleiches gilt für die Abbildungen auf S. 72 und S. 190

Originalausgabe
suhrkamp taschenbuch 3936
Erste Auflage 2008
© Suhrkamp Verlag Frankfurt am Main 2008
Quellennachweise der einzelnen Texte am Schluß des Bandes
Suhrkamp Taschenbuch Verlag
Alle Rechte vorbehalten, insbesondere das
der Übersetzung, des öffentlichen Vortrags sowie der Übertragung
durch Rundfunk und Fernsehen, auch einzelner Teile.
Kein Teil des Werkes darf in irgendeiner Form
(durch Fotografie, Mikrofilm oder andere Verfahren)
ohne schriftliche Genehmigung des Verlages reproduziert
oder unter Verwendung elektronischer Systeme
verarbeitet, vervielfältigt oder verbreitet werden.
Satz: Hümmer GmbH, Waldbüttelbrunn
Druck: Druckhaus Nomos, Sinzheim
Printed in Germany
Umschlag: Göllner, Michels, Zegarzewski
ISBN 978-3-518-45936-2

1 2 3 4 5 6 – 13 12 11 10 09 08

Inhalt

Die Krise der heutigen Medizin
Ein Vorwort

Die Medizin in Deutschland steckt in einer Krise. Die Schulmedizin wird kritisch hinterfragt. Die Kosten des Gesundheitssystems explodieren angeblich. Lobbyistische Gruppen, Pharmaindustrie, Medizintechnik, Krankenkassen und
Ärzteverbände teilen sich die 10 % unseres Bruttoinland-
produkts, die für das Gesundheitssystem ausgegeben werden. Immer mehr Geld wird über steigende Beiträge der Ver-
sicherten in das System gepumpt, um den Beitragseinbruch
durch millionenfache Arbeitslosigkeit zu kompensieren. Die
Bismarcksche Sozialgesetzgebung hatte Ende des 19. Jahrhunderts Deutschland für viele Jahrzehnte ein vorbildhaftes
Sozial- und Gesundheitssystem beschert. Heute hat es aus-
gedient. Weder die eingesetzten Geldmittel noch die Methoden werden auf Effizienz und Gesundheitsgewinn über-
prüft. Nachhaltigkeit ist auf diesem Gebiet ein Fremdwort.
Es gibt keine »Götter in Weiß« mehr. Aus der »eminenz-
orientierten« ist eine evidenzbasierte Medizin geworden.
Die Erfüllung vieler rechtlicher und fachlicher Vorschriften
ist zum Ersatz für eine von Menschen verantwortete Medizin
geworden. Diagnostische Prozeduren – je teurer, desto besser – bringen den Ärzten Erlöse und der Industrie Gewinne.
Labor und apparative Untersuchungen gaukeln dem Kranken und dem, der ihn behandelt, eine Wirklichkeit vor, die
mit dem eigentlichen Problem, dem Grund, warum ein Arzt
aufgesucht wird, oft wenig zu tun hat. Hinter den Ziffern
der internationalen Klassifikation der Krankheiten bzw.
den DRGs (»Diagnosis Related Groups«) verbirgt sich eher
der Ehrgeiz, möglichst viel abrechnen zu können, als die Bemühung um lehrbuchgemäße Diagnosen, auf deren Grund-

lage dem Patienten die notwendige Therapie zuteil werden kann.

Die Entdeckungen der Naturwissenschaften seit Ende des 19. Jahrhunderts haben zu sensationellen Erfolgen auch auf dem Gebiet der Medizin beigetragen (vgl. Sudhoff 1922, Rothschuh 1965). So verwundert es nicht, wenn bis heute geglaubt wird, daß anerkannte Medizin ausschließlich eine solche sein könne, die naturwissenschaftliche Ergebnisse auf den kranken Menschen anwendet. Nur sie erhält durch Forschungsförderung die notwendige Anerkennung an Universitäten und prägt den Forscher, dessen Karriere von möglichst vielen naturwissenschaftlich orientierten Publikationen und dafür eingeworbenen Drittmitteln abhängt. Aber schon zeitgleich mit der solcherart ausgerichteten Medizin gab es im 19. Jahrhundert kritische Stimmen, die die Rückbesinnung auf eigentliche ärztliche Aufgaben forderten. Um nur das Beispiel des hervorragenden Wissenschaftlers Rudolf Virchow (1821-1902) zu nennen: Er verband die Forschung mit Hilfe des Mikroskops mit sozialem und politischem Engagement. Sein Interesse lag nicht allein in der Identifizierung der Mikroben im Labor, sondern auch in präventiven Maßnahmen, so der Reinhaltung des Trinkwassers in Schlesien.

Wie geht es dabei dem Kranken? Das Unterstützungssystem der Moderne hat sich 100 Jahre lang einigermaßen bewährt. Angesichts der in der Menschheitsgeschichte bisher größten Explosion des gesamtgesellschaftlichen Hilfebedarfs stehen wir jetzt aber vor völlig neuartigen Aufgaben. Es gilt nicht mehr, den Menschen zur Hilfe, sondern die Hilfe zum Menschen zu bringen. Dem Staatsversagen folgt das Marktversagen. Krankenhäuser werden so teuer, daß sie nicht länger bezahlbar sind und nur Akutkranken im Notfall Hilfe bieten können. Heime, ebenfalls kaum noch finanzierbar, dienen eher der Abschirmung Behinderter, Alter und Demenzkranker, die in einer dem Jugendlichkeits- und Gesundheitswahn verschriebenen Gesellschaft stören. Antworten finden sich nur, wenn die richtigen Fragen gestellt werden: Eine Studie zur Pflegesituation in Heimen kommt zu dem Ergebnis, daß über 30 % der Heimbewohner nicht einmal genug zu essen und zu trinken bekommen – wie wäre das Ergebnis, fragte man nach menschenwürdiger Betreuungsqualität? Noch fließen 90 % der Sozialhilfekosten in die Institutionen, nur 10 % in die ambulante Hilfe. Deinstitutionalisierung ist das Ziel einer neuen Bürgerbewegung, die einen kulturellen Umbruch und eine veränderte Grundhaltung anstrebt. Der Wechsel vom profi- zum bürgerzentrierten Paradigma bahnt sich an und findet seinen Ausdruck in Hunderten von Initiativen, die bereits alternative Hilfesysteme verwirklichen und Behinderte und Alte, Kranke und Gesunde in einer neuen Lebensform, geprägt von gegenseitiger Unterstützung, zusammenführen.

Inzwischen werden 30 % der Deutschen mit Psychopharmaka und Psychotherapie behandelt. Der Markt, die von ihm abhängige Wissenschaft und schließlich das Selbstverständnis vieler Menschen, die jede Varianz ihres Lebens »psychisieren«, indem sie sich eine der vielen neuen Modediagnosen überstülpen (lassen), führen zu einer Vervierfachung der Zahl der psychisch Kranken. Allerdings ist dieses Ergebnis eher als Produkt des Marktes zu sehen – eine Gefahr, vor der Viktor von Weizsäcker als erster warnte. Es gilt, den folgenschweren Irrglauben der Moderne, eine leidensfreie Gesellschaft sei herstellbar, aufzugeben. Heute glaubt kein Mensch mehr, daß wir mit dem alten Hilfesystem, das sich durch Institutionalisierung und Professionalisierung der Helfenden auszeichnete, noch auskommen. Die Hausärzte haben seit 1980 wieder an Bedeutung gewonnen und scheinen am ehesten den neuen Anforderungen gewachsen. Die medizinische Technik wird es ermöglichen, Hilfe in die eigenen vier Wände zu bringen. Der Gesetzgeber wird Pflegezeiten anerkennen und für Nachbarschaftshilfe Rentenvorteile einräumen.

Im ausgehenden 19. Jahrhundert wurden nicht nur neue Diagnose- und Therapieverfahren auf naturwissenschaftlicher Grundlage entwickelt, sondern es kam auch zu einer Rückbesinnung auf die eigentlichen ärztlichen Aufgaben. An die Stelle der alten Arzt-Patient-Beziehung, geprägt durch Beratung, Trost und Zuspruch auf der Grundlage persönlicher Teilhabe an der Biographie des Kranken, war zu dieser Zeit bereits vielfach die versachlichte Welt der zählenden, der messenden Geräte und der apparativen Verfahren getreten. Das Subjekt des Kranken war verlorengegangen, er war zum Objekt geworden. Nun ging es um die Wiederherstellung der gefährdeten oder verlorenen humanen Atmosphäre.

Während der bedeutende Physiologe Emil du Bois-Reymond 1872 »über die Grenzen des Naturerkennens« nachdachte und Seelisches als eine Sphäre auswies, die sich der naturwissenschaftlichen Erforschbarkeit prinzipiell entziehe, bilanzierte Wilhelm Wundt 1911 sein reiches Forscherleben als Psychologe und versuchte die Brücke zwischen »Naturwissenschaft und Psychologie« zu schlagen. Das Verhältnis von Körper und Seele stand erneut zur Diskussion.

So sind die ersten Ansätze einer personalen, sozialen, anthropologischen oder psychosomatischen Medizin schon Ende des 19. Jahrhunderts zu erkennen. Bereits 1902 bezog sich der renommierte Ordinarius für Innere Medizin Ludolf von Krehl auf Sigmund Freud, dessen Psychoanalyse zögerlich Eingang auch in die Medizin fand. Daran hatte Viktor von Weizsäcker wesentlichen Anteil. Ärztliches Handeln begann wieder körperliche und seelische Symptome gemeinsam zu betrachten, deren künstliche Trennung wurde nicht mehr als unumgänglich angesehen. Der Kranke stand wieder im Vordergrund, nicht mehr allein die Erforschung der Krankheiten (hierzu sei auf einen aktuellen Beitrag von Benjamin Maoz (2007) verwiesen).

Einer Studie im *New England Journal of Medicine* (2001) zufolge leiden 800 von 1000 Menschen in unserer westlichen Zivilisation an Beschwerden oder Symptomen. Die meisten von ihnen kurieren sich mit bewährten Hausmitteln. 327 von ihnen suchen fachlich-medizinische Hilfe. 217 gehen zu einem Arzt, 65 nehmen komplementäre oder alternative Heilverfahren in Anspruch. 21 Kranke werden in Polikliniken behandelt, 14 zu Hause. 13 Patienten stellen sich in einer Notfallambulanz vor, und acht werden im Krankenhaus behandelt. Nur einer von 800 Kranken wird in einem Universitätskrankenhaus versorgt. Wie könnte die ärztliche Aus- und Weiterbildung aussehen, wenn Studierende und junge Ärzte nicht nur an Universitätskliniken ausgebildet würden, wo sie besonders seltene und schwierige Krankheiten sehen, sondern dort, wo ganz überwiegend Kranke leben und behandelt werden? Wie ist ein Gesundheitssystem zu organisieren und zu finanzieren, das diesen epidemiologischen Gegebenheiten Rechnung tragen will?

Ein Patient nach einer Herzoperation bilanzierte: »[...] die Kompetenz des Patienten liegt im Konflikt mit einem weit verbreiteten Selbstbild der Heilberufe und ist im Spitalalltag nicht immer leicht umzusetzen. Was man aber ohne zusätzliche Abteilungen, Dienste und Kosten erreichen kann, ist eine Situation, in der sich ein Patient ernster genommen fühlt, als es zur Zeit der Fall ist. Dies tritt schon ein, wenn er spürt, dass auf seine Mithilfe, Selbstbeobachtung und Deutung Wert gelegt wird.« (Claussen 1999) Und der Literat Adolf Muschg (2005) faßte seine Krankenhauserfahrung so zusammen: »Ich wünsche mir als Patient nichts weiter als einen Fachmann. Zu dem würde gehören, dass er den Menschen, bevor er ihn untersucht, wahrnimmt. Zu dem würde gehören, dass er die Grenzen seines Faches so gut kennt, dass er sich getraut, den Patienten an dieser Erkenntnis zu beteiligen. Denn diese Grenzen sind es, wo der Patient für seine Gesundheit selbstverantwortlich tätig werden kann und soll. Zum ärztlichen Fachmann, den ich meine, gehört etwas scheinbar so Einfaches, dass er sehen und hören kann; und etwas offenbar so Schwieriges, dass er sprechen lernt. Idealerweise müsste eine Sprechstunde eben dies sein: eine Stunde Gespräch über die Krankheit, die dem Patienten etwas Bestimmtes sagen will. Dieses Gespräch ist indessen nicht nach Minuten, sondern an seiner Qualität zu messen. Findet es wirklich statt, kann es viele Medikamente und Konsultationen erübrigen.«

Die Zeit ist reif für eine Besinnung. Mit der durch Viktor von Weizsäcker, den großen Arzt, Forscher und Autor philosophischer Werke, begründeten anthropologischen Medizin ist es möglich, den Kranken als Individuum genauso ernst zu nehmen wie naturwissenschaftliche Erkenntnisse und Methoden. Denn es gilt nicht Krankheiten, sondern Kranke zu behandeln. Der Artikel 1 des Grundgesetzes findet seine Anwendung für die Heilung der Medizin in der Formulierung: Die Schwachen und Kranken zu schützen ist die Würde der Gesunden.

Klaus Dörner
Wilhelm Rimpau

Einführung in Leben und Werk
Viktor von Weizsäckers

Leben

Viktor von Weizsäcker (1886-1957) darf als ein »Klassiker der Medizin« bezeichnet werden, auch wenn den meisten Lesern sein Name vermutlich vertrauter ist als sein Werk: Sein Neffe Richard von Weizsäcker war deutscher Bundespräsident, dessen Bruder Carl Friedrich der große Physiker und Philosoph. Der Vater der beiden, Viktors Bruder Ernst von Weizsäcker, hatte während der Zeit des Nationalsozialismus als Staatssekretär im Auswärtigen Amt versucht, humanistische Werte zu bewahren und das Schlimmste zu verhüten. Was ist den Weizsäckers gemeinsam? Sie entstammen einer alten schwäbischen Familie, in der eine Atmosphäre von bürgerlicher Kultur, Liberalität und Rechtsbewußtsein, aber auch von Humanismus und protestantischer Gläubigkeit herrschte. Viktors Großvater Carl Heinrich von Weizsäcker (1822-1899) war prominenter Tübinger Theologe und Universitätskanzler und ist als Übersetzer der Bibel hervorgetreten; sein Vater Karl Hugo (1853-1926), von 1906 bis 1918 württembergischer Ministerpräsident, wurde 1897 in den persönlichen, 1916 in den erblichen Adelsstand erhoben.

Viktor von Weizsäcker selbst bestand 1904 ein glänzendes Abitur auf dem traditionsreichen Stuttgarter Eberhard-Ludwigs-Gymnasium. Dem Rat seines Vaters folgend, entschied er sich für das »Brotstudium« der Medizin, das er in Tübingen begann und in Freiburg fortsetzte. Dort arbeitete er im Physiologischen Institut unter Johannes von Kries über die Fortpflanzung der Erregung der Nerven. In Freiburg begann auch seine Freundschaft mit dem jüdischen Schriftsteller und Philosophen Franz Rosenzweig. Nach einer Famulatur in Berlin, bei der Viktor von Weizsäcker sich mit sozialen Fragen beschäftigte, nahm er sein Studium in Heidelberg wieder auf, wo er durch Vorlesungen bei Wilhelm Windelband in Kontakt mit der »Südwestdeutschen Schule« des Neukantianismus kam und sich mit dem Theologen Hans Ehrenberg befreundete. 1909 legte Weizsäcker das medizinische Staatsexamen ab, wurde ein Jahr später als Assistent bei Ludolf Krehl in Heidelberg mit einer Arbeit über besondere Verhältnisse bei Blutarmut promoviert und kehrte anschließend wieder ans Physiologische Institut in Freiburg zurück, wo er experimentelle Arbeiten zur Herzphysiologie durchführte. 1914 beschäftigte Weizsäcker sich bei Zsigmondy in Göttingen und A. V. Hill in Cambridge mit physikalischer Chemie; seine wissenschaftlichen Arbeiten aus dieser Zeit wurden durch den Nobelpreisträger Hill 1965 in dessen Erinnerungen gewürdigt. Während des Ersten Weltkrieges ging der Mediziner als Truppenarzt nach Frankreich und Polen und arbeitete schließlich in einem Seuchenlazarett an der Maas und in Montmédy, das unter der Leitung seines ehemaligen Doktorvaters stand. 1917 habilitierte er sich unter ihm zu Fragen der Physiologie des Herzmuskels. Nach kurzer französischer und amerikanischer Kriegsgefangenschaft wurde Weizsäcker wieder Assistent bei Krehl in Heidelberg, wo er 1920 mit der Leitung der »Nervenabteilung« betraut wurde. Im gleichen Jahr heiratete er Olympia Curtius, Tochter des Präsidenten der evangelischen Kirche Augsburgischer Konfession; aus ihrer Ehe gingen vier Kinder hervor, die beiden Söhne verloren im Zweiten Weltkrieg ihr Leben.

1926 besuchte Weizsäcker Sigmund Freud in Wien, ein Zusammentreffen, das seine weitere Arbeit prägen sollte. Gemeinsam mit dem jüdischen Philosophen Martin Buber und dem kritischen, exkommunizierten Katholiken Josef Wittig gründete er die Zeitschrift *Die Kreatur*, die zwischen 1926 und 1930 erschien. Von 1928 an beschäftigten Weizsäcker vor allem sozialmedizinische Fragen; unter seiner Leitung bemühte sich eine Arbeitsgruppe um die Reform des Sozialversicherungswesen – eine Initiative, die schließlich unter den Nazis zum Erliegen kam –, außerdem gründete er eine arbeitstherapeutische Einrichtung (vgl. Benzenhöfer 1993). 1936 erhielt er die höchste Auszeichnung der Deutschen Gesellschaft für Neurologie, die Wilhelm-Erb-Denkmünze.

Fünf Jahre später, 1941, wurde Weizsäcker auf das bedeutendste deutsche Ordinariat für Neurologie in Breslau berufen (vgl. Benzenhöfer 1994). Neben dem neurologischen Ordinariat in Nachfolge von Otfrid Foerster war er Direktor des neurologischen Forschungsinstituts und leitete ein arbeitstherapeutisches Lazarett für Hirnverletzte. Kurz vor dem Einmarsch der Russen im Januar 1945 verließ er Breslau auf militärischen Befehl (2007 erschien seine *Reisebeschreibung*, die diese »Flucht« minutiös schildert), kam in amerikanische Gefangenschaft und konnte schließlich wieder in Heidelberg arbeiten, wo er im Wintersemester 1945 die Vertretung des Lehrstuhls für Physiologie übernahm. Dort bot er den Studenten ein Novum, indem er eine Vorlesungsreihe über die Freudsche Psychoanalyse, die erste überhaupt an einer deutschen Universität, hielt. 1946 wurde Weizsäcker unter Vermittlung seines Freundes Richard Siebeck, Nachfolger Krehls, auf das eigens für ihn eingerichtete Ordinariat für Allgemeine Klinische Medizin berufen. Als im Rahmen der Nürnberger Prozesse 1947 auch die für die Euthanasie während der NS-Zeit Verantwortlichen für »Verbrechen gegen die Menschlichkeit« vor Gericht standen, waren es u. a. zwei Mitarbeiter Viktor von Weizsäckers, nämlich Alexander Mitscherlich und Alice von Platen, die den Prozeß protokollierten und publizierten. Unter Weizsäckers Ägide hatte

Mitscherlich ein Jahr zuvor die erste psychosomatische Klinik in Heidelberg gründen können (vgl. Henkelmann 1992).

1952 wurde Viktor von Weizsäcker aus gesundheitlichen Gründen emeritiert und zum Ehrenmitglied der Deutschen Gesellschaft für Neurologie ernannt. Infolge einer fortschreitenden Parkinsonschen Erkrankung starb er am 8. Januar 1957 mit 70 Jahren in Heidelberg. Im Nachruf der Universität Heidelberg, den sein Schüler und Nachfolger in der Neurologie Paul Vogel verfaßt hatte, hieß es, daß durch Weizsäckers Wirken »die Neurologie zum Wetterwinkel wurde, aus dem eine Klimaveränderung der Medizin heraufzog«.

Werk

Es sei eine erstaunliche, aber nicht zu leugnende Tatsache, daß die gegenwärtige Medizin keine eigene Lehre vom kranken Menschen besitze, schrieb Weizsäcker 1926. In der Summe ging es ihm darum, die Subjektivität sowohl des Arztes wie des Patienten nicht aus dem Auge zu verlieren; und so ist es nur folgerichtig, daß die Biographik das Zentrum seiner Lehre wurde, daß er also der Ansicht war, die individuelle Lebensgeschichte des Patienten solle zum Ausgangspunkt für Krankheitsdiagnose und -therapie gemacht werden. Unter dem Einfluß seines Mentors Ludolf Krehl und der aufkommenden Psychoanalyse Sigmund Freuds rückte für Weizsäcker zunehmend die Frage in den Vordergrund, warum und wozu ein Patient bestimmte Symptome zu einem bestimmten Zeitpunkt entwickelt. Dabei bezog Weizsäcker diese Fragestellung explizit auf organische Krankheiten, die ihm eingeflochten schienen in Wendepunkte biographischer Krisen oder in die schleichende Krise eines ganzen Lebens. Präzise biographische Anamnese und reflektiertes

Arzttum kennzeichneten seinen Umgang mit Kranken. Es gibt nur wenige Berichte ehemaliger Patienten, die Weizsäkkers Verhalten als Arzt dokumentieren, aber über seine Schüler wissen wir von seinem großen und leidenschaftlichen Einsatz für die Belange der ihm anvertrauten Kranken.

Die Ergebnisse seiner neurophysiologischen Untersuchungen zur sensorisch-motorischen Interaktion – also das Zusammenspiel von Wahrnehmen und Bewegen, die Bedingungen, die diesen beiden Aktivitäten zugrunde liegen, und ihre wechselseitige Beeinflussung – verallgemeinerte er, indem er sie auf das Verhältnis von Seele und Körper bezog. Die künstliche Trennung von Körper und Seele, die Descartes erstmals 1644 formuliert hatte, hielt Weizsäcker für überwindbar. Auch dieses Verhältnis interpretierte er als ein Zusammenspiel, in dem das eine jeweils das andere darstellt und erläutert. Mit der Erforschung des Wechselspiels von Körper und Seele – der psycho-somatischen und der somato-psychischen Interaktion – wurde er zum Pionier der psychosomatischen Medizin, deren Ziel es ist, die Bedingungen des Krankwerdens zu untersuchen, und deren Methode daher auch als »biographische Pathogenese« (wörtlich »Krankheitsentstehung«) bezeichnet wird. In letzter Konsequenz war es Weizsäckers Ziel, den Dualismus – hier Körperliches, dort Seelisches – zu überwinden.

So wie Weizsäcker das Kernstück der Medizin, die sämtlichen medizinischen Fächern gemeinsamen Grundlagen und Vorgehensweisen, aus einer angewandten Naturwissenschaft in eine Innere Medizin zu verwandeln trachtete, die »am Äußeren das Innere versteht«, so war für ihn die psychosomatische Medizin lediglich eine Durchgangsstation auf dem Weg zu einer anthropologischen Medizin. In seinen eigenen Worten: »Mein Bestreben war, die interne Klinik mit dem Anblick des Menschen von innen her zu verbinden und aus derselben Einstellung auch die theoretischen Vorstellungen vom Funktionsgeschehen neu zu bilden.« Nicht die Einführung der Psychoanalyse in die Innere Medizin war Weizsäckers Absicht, sondern seiner Ansicht nach mußte es Ziel der anthropologischen Medizin sein, daß sich der Umgang des Arztes mit dem Kranken und mit dessen Krankheit grundlegend wandelte. Die anthropologische Medizin ist insofern der Versuch einer neuen Heilkunde, als sie Schulmedizin und Psychotherapie miteinander versöhnen will. Sie kommt zum Tragen, indem man den Blick auf den *Menschen* im Kranken richtet, und nicht, indem man nur die Krankheit, die Diagnose oder das eigene medizinische Wissen betrachtet.

Anthropologische Medizin enthält drei Elemente, nämlich eine Grundlagenkritik, eine Funktionsanalyse und eine Umgangsanweisung (vgl. Janz 2001). Neben den körperlichen Vorgängen, die mit technischen Mitteln objektiv registriert werden können, gilt es auch die subjektiven Erfahrungen des Patienten zu beachten, um auf der Grundlage dieser einander ergänzenden Betrachtungen zu therapeutischen Konsequenzen zu kommen. Die *Einführung des Subjekts in die Medizin*, das ist es, was Weizsäcker wollte: den Blick auf den Menschen im Kranken nicht zu verlieren, indem man sich auf das Sammeln objektiver medizinischer Daten konzentriert, sondern diesen Blick gerade zu schärfen, weil der kranke Mensch mit seiner biographischen Erfahrung zur Krankheitserklärung und damit zu einer sinnvollen Therapie beitragen kann.

Das Weizsäckersche Werk überschreitet die Grenzen der Medizin. Die Auseinandersetzung mit Leibniz, Kant und Sartre prägte sein philosophisches Denken; in seinen beiden autobiographischen Werken, *Natur und Geist* und *Begegnungen und Entscheidungen*, stellt er sein ärztliches Handeln und sei-

ne Forschungen in einen geistesgeschichtlichen und medizin-
historischen Zusammenhang. Es wundert daher nicht, daß
differenzierte Auseinandersetzungen mit seinem Werk nicht
nur in der Medizin, sondern auch in der Philosophie, Sozio-
logie, Pädagogik und Theologie vorliegen, und das in un-
terschiedlichen Sprachräumen, da einzelne seiner Schriften
ins Französische, Englische, Spanische, Italienische, Tsche-
chische, Niederländische und Japanische übersetzt wurden.
Seine Beschäftigung mit Philosophie und Theologie führte
zu einer philosophisch konzipierten Sinndeutung des Krankseins; er wertete das Krankheitszeichen zugleich als wirklich-
keitsentsprechende Wesensäußerung und als gleichnishaften
Ausdruck der Lebensgeschichte des Menschen. Weizsäcker
hatte erkannt, welchen Einfluß seelische Vorgänge auf körperliche Symptome haben, aber seine Anschauungen gründen noch mehr im metaphysischen Wesen des Menschen
als in diesen Erkenntnissen. Sein letztes Werk, die *Pathosophie* (wörtlich die »Weisheit vom Leiden«), zeugt davon.

Die Krise der Medizin, die bereits in der ersten Hälfte des
20. Jahrhunderts virulent war, sah Weizsäcker als eine Krise
des Denkens. Mit der neuzeitlichen Wissenschaft hatte seiner Ansicht nach ein Prozeß begonnen, der den Zusammenhang unserer Wirklichkeit zerstörte und zu einer Aufspal-
tung des Menschen, eben in Körper und Seele, führte, was allein durch eine erneute Annäherung von Glaube und Wissen
wieder geheilt werden könne. Vor diesem Hintergrund kann
Weizsäckers anthropologische Medizin, auch wenn sie wenige Anweisungen zu konkretem Tun enthält, als Anregung für
eine mögliche Praxis verstanden werden (vgl. Rimpau 1987).
Weizsäckers Werk, das seit 2005 in einer Gesamtedition vorliegt, ist die Grundlage für eine gerade heute gültige Besinnung auf menschengemäße ärztliche Qualität, auf eine bestimmte Art des wissenschaftlichen Fragens und Forschens;

mit seiner Hilfe lassen sich präzise Fragen zur gesellschaftlicher Einstellung gegenüber Gesundheit und Krankheit formulieren, zu Sinn und Bestimmung des Lebens sowie den daraus abgeleiteten sozialen Konsequenzen. Wer meint, Viktor von Weizsäcker sei »veraltet« und nur noch für Medizinhistoriker von Interesse, hat die Antwort Humboldts auf die Frage des Königs, was es Neues gäbe, nicht verstanden: »Kennen Majestät schon das Alte?«

Die Ausgabe der Weizsäckerschen *Gesammelten Schriften in zehn Bänden* ist chronologisch und nach Leitbegriffen des Werkes geordnet, die sich gleichzeitig als Ansatzpunkte für die Korrektur einer veränderungsbedürftigen Medizin erweisen. Sie sind außerdem auch Leitbegriffe einer veränderten Erfahrung der Wirklichkeit und eines veränderten heilsamen Umganges mit ihr. Die beiden autobiographischen Bücher in Band 1 geben einen Überblick über Weizsäckers Leben und Werk. Band 2 beleuchtet die physiologischen und naturphilosophischen Anfänge, Band 3 die Arbeiten zur Neurologie, während Band 4 deren Konsequenzen zeigt, indem er das Konzept des *Gestaltkreises* darlegt – eines der bekanntesten Werke Weizsäckers, in dem Wahrnehmen und Bewegen als zwei Seiten einer Medaille dargestellt werden. Die folgenden drei Bände enthalten wesentliche Texte zur medizinischen Anthropologie unter den Aspekten »Arzt und Kranker« (Band 5), »psychosomatische Medizin« (Band 6) und »Allgemeine Medizin« (Band 7). Mit Band 8 folgen Schriften zur Sozialmedizin, Band 9 dokumentiert die Zusammenfassung der medizinischen Anthropologie. Den Abschluß der Gesamtausgabe bildet die *Pathosophie*, Weizsäckers letzte Arbeit, die die Summe seiner Vorstellungen und die Konsequenz seines Lebenswerkes ist.

Die vorliegende Auswahl aus Viktor von Weizsäckers Texten orientiert sich in ihrer Gliederung am Aufbau der *Gesam-*

melten Schriften. Sie will einen Leser in dieses Werk einfüh-
ren, der sich frei machen kann von Vorurteilen und dem
Wunsch nach Patentrezepten in einer sich rasant verändern-
den Gesellschaft, sich freimachen kann von dem Trugschluß,
daß lediglich Analysen und Forschungsergebnisse, die jünger als fünf Jahre sind, die Welt bewegen. Die Beschäftigung
mit Weizsäcker und seinem Werk ist aber auch dem Wissenschaftler empfohlen, etwa dem Hirnforscher, der die Deter-
miniertheit menschlichen Seins durch Hirnfunktionen für
bewiesen hält, dem Ethiker, der seine Empfehlungen von
Nützlichkeitserwägungen abhängig macht, dem Arzt, der lediglich Leitlinien »abarbeitet«, dem Politiker, der den Zustand unseres derzeitigen Gesundheitssystems verbessern
möchte – und natürlich jedem einzelnen, der, als Spezialist
für das eigene Leben, in Viktor von Weizsäckers Werk auf
Kategorien stößt, die einen Schlüssel zum Verständnis des
menschlichen Gewordenseins und Soseins bieten. Wir alle
sind einmal Patienten, wir alle suchen als Betroffene zunächst im Gespräch Rat und Hilfe. *Warum wird man krank?*
bietet dafür Maßstäbe.

I.
Erinnerungen

Den im folgenden abgedruckten Texten, Viktor von Weizsäkkers *Meines Lebens hauptsächliches Bemühen* und Dolf Sternbergers *Erinnerung an Viktor von Weizsäcker,* gelingt es auf eindrucksvolle Weise, etwas vom Zusammenhang zwischen Person und Werk zu vermitteln. Wer diesem Zusammenhang noch genauer auf die Spur kommen möchte, der sei auf die beiden großen autobiographischen Schriften verwiesen, die Weizsäcker nach dem Zweiten Weltkrieg veröffentlicht hat: *Natur und Geist* und *Begegnungen und Entscheidungen.* Die erste, 1944 in Breslau niedergeschrieben, ist eine faszinierende Darstellung der Medizin- und Geistesgeschichte in der ersten Hälfte des vergangenen Jahrhunderts. Ohne die Bedeutung der naturwissenschaftlichen Forschung in der Medizin zu schmälern, zeigt Weizsäcker am Beispiel der Existenzphilosophie, der modernen Physik und der Psychoanalyse Freuds, daß angesichts der Erschütterungen des naturwissenschaftlichen Weltbildes eine Wandlung in den Grundlagen der Medizin unausweichlich war. Es galt, das Verhältnis von naturwissenschaftlichen Wirklichkeiten – etwa den Ergebnissen technischer Untersuchungen, wie z. B. Bildgebung im Röntgen oder in der Kernspintomographie – und biographischen Wahrheiten – dem Verstehen der persönlichen Lebensverhältnisse des Kranken, seiner Wünsche, Ziele, Neigungen, Erfolge und Enttäuschungen, also seiner seelischgeistigen Verfassung – zu klären. Das letztere meint die von Weizsäcker angewandte hermeneutische Methode, die später Hans-Georg Gadamer philosophisch untermauern sollte (1972, 1978, 1993).

Nur ein Jahr später, im Sommer 1945, schrieb Weizsäcker in amerikanischer Kriegsgefangenschaft *Begegnungen und*

Entscheidungen. Hier stellt er sich als »Arzt im Irrsal der Zeiten« dar, der die Zerstörung der bürgerlichen Gesellschaft, den Untergang religiöser Normen und den Nationalsozialismus erlebt hat und nach neuen heilsamen Denk- und Lebensformen sucht. Seine Analysen verknüpft er mit der Schilderung von Schicksalen bekannter Persönlichkeiten und ihrer geistigen, wissenschaftlichen oder politischen Stellungnahmen. Beide Bücher zeichnen sich besonders dadurch aus, daß sie die ideen- und religionsgeschichtlichen Hintergründe aufzeigen, vor denen die medizinische Anthropologie entstand.

In dem 1947 gehaltenen Vortrag *Meines Lebens hauptsächliches Bemühen* sucht Weizsäcker unter Bezugnahme auf die griechische Philosophie, die jüdisch-christliche Tradition, schließlich auf das Gedankengut der Französischen Revolution und des aufkommenden Sozialismus nach Wegen, die aus dem wissenschaftlichen Materialismus herausführen können. Ein solcher Weg ist die Psychologie; was sie in der Medizin bedeuten kann, wird deutlich, wenn man akzeptiert, daß Krankheit einen lebensgeschichtlichen Wert hat. Die Kranken, »nicht eben meine Berufskollegen«, sind es, die uns Ärzte dazu zwingen, die widerstrebende Zweiheit von Körper und Seele zur Einheit zu führen. An leicht nachzuvollziehenden Denkfiguren und anschaulichen lebensnahen Beispielen erläutert Weizsäcker hier die medizinische Anthropologie.

Schon in *Natur und Geist* berichtet er von der Enttäuschung mancher Fachkollegen darüber, daß er sich nicht als »Verkünder einer antimechanistischen neuen Heilkunde« sah und sich »nicht bedingungslos dem Kampf gegen die Schulmedizin hingab«. An einem »Kampf« war Weizsäcker nicht interessiert, er konstatiert lediglich, daß »die Schulmedizin nicht mehr mitging«, als er »an den Grundlagen der Allgemeinen Pathologie selbst etwas zu ändern« suchte, indem er sein Konzept der »psychophysischen Pathogenese«, der Wechselwirkung von körperlichen und psychischen Faktoren bei der Krankheitsentstehung, entwarf. Immerhin hatte er selbst auf dem Gebiet der naturwissenschaftlichen Medizin zwei bahnbrechende Entdeckungen gemacht. Während des Ersten Weltkrieges mußte er bei Nierenkranken Aderlässe durchführen und entdeckte dabei die Blutsenkungsgeschwindigkeit. »Ich hielt die Sache nicht für einen besonders großen Fund«. Erst die Arbeit von A. D. Westergren 1924 führte die Blutsenkungsgeschwindigkeitsmessung in die Klinik ein. »So ist Westergreen und nicht Weizsäcker der Namensträger einer Methode geworden, die heute jeder Laie kennt.« Und auch Weizsäckers physiologische Arbeiten waren von Bedeutung. Unter anderem forschte er in Cambridge gemeinsam mit dem Nobelpreisträger von 1922 A. V. Hill über die Wärmebildung bei Muskelkontraktion und schuf damit die Voraussetzungen, die Otto Warburg aufgriff, als er die Atmungsfermente entdeckte und dafür 1931 den Nobelpreis bekam. »So war ich ein gläubiger Physiologe der Muskelmaschine geworden«, bekennt Weizsäcker im Rückblick auf seine Arbeiten in »Jolly Laboratory Partnership« (vgl. Hill 1965) in Cambridge.

Weizsäcker war also keineswegs ein Gegner der Schulmedizin. Er betont die »Doppelseitigkeit unserer Existenz«, wenn er in seiner Lebenserinnerung den »Zwiespalt zwischen Laboratoriumsdenken und Krankensaalhandeln« reflektiert und die Schulmedizin in ihren Grundlagen und Grenzen erweitert sehen will. Mit der Geschichte des kranken Bauern (vgl. S. 164 ff.) beschreibt er dies sehr anschaulich. Weizsäckers selbstbewußte Unangepaßtheit, sein Querdenken, seine keiner Schule zuzuordnende Originalität sind mit ein Grund für das noch lange nicht vollständig ausgeschöpfte Potential seines Werkes, das in der Medizin, aufs

Ganze gesehen, bisher kaum mehr als ein Achselzucken hervorgerufen hat (vgl. Hagener 2006). Im Mainstream der Medizin hält man noch heute naiv an der wissenschaftlich längst überholten Fiktion der Objektivität fest. Schon dies wäre Grund genug für eine Weizsäcker-Renaissance (vgl. Stein 1999).

Meines Lebens hauptsächliches Bemühen war zunächst ein Vortrag, den Weizsäcker 1947 in Hamburg und in Lübeck hielt. Im Manuskript des Vortrages lautet der Titel *Die Bedeutung der Psychologie in der Medizin*. Erstmals erschien dieser Text 1955 in *Wegweiser in der Zeitwende. Selbstzeugnisse bedeutender Menschen*. In den *Gesammelten Schriften* schließt er den siebten Band ab.

Der zweite Text des Kapitels *Erinnerungen* stammt von Dolf Sternberger (1907-1989), der bereits als Philosophiestudent mit Weizsäcker in Kontakt getreten war. Dieser bezog ihn von 1929 bis 1934 in eine Arbeitsgemeinschaft ein, »die das ehrgeizige Ziel verfolgte, die gesamte Sozialversicherung auf eine neue Grundlage zu stellen, [...] die Notgemeinschaft [heute Deutsche Forschungsgemeinschaft] unterstütte das Projekt, der Umsturz von 1933 vereitelte es« (Sternberger in einem Brief an Peter Achilles vom 20. Mai 1980). Der Politikwissenschaftler und Publizist, der unter anderem sechs Jahre lang Präsident des PEN-Zentrums der Bundesrepublik Deutschland war, trug seine *Erinnerung an Viktor von Weizsäcker* 1986 aus Anlaß von dessen 100. Geburtstag bei einer Zusammenkunft des »Deutschen Kollegiums für psychosomatische Medizin« in der Klinik Schömberg auf Einladung von deren Leiter, Friedhelm Lamprecht, vor. Sie erschien im gleichen Jahr in der *Praxis der Psychotherapie und Psychosomatik* und im Jahr darauf in der von Peter Hahn und Wolfgang Jacob besorgten Dokumentation des Heidelberger Symposiums zum 100. Geburtstag Viktor von Weizsäckers.

Meines Lebens hauptsächliches Bemühen

Meine Biographie ist sehr einfach. Ich bin am 21. April 1886 als dritter Sohn des damaligen Ministerialrates Karl WEIZSÄCKER in Stuttgart geboren. Auf den Rat meines Vaters, ein Brotstudium zu wählen, wählte ich die Medizin und glaube, den Vorschlag WINDELBANDS, an dessen Seminar über KANT ich dreimal aktiv teilgenommen hatte, zur Philosophie überzugehen, abgelehnt zu haben. Ich wurde dann Schüler von Johannes VON KRIES, Assistent von KREHL und habe erst verspätet das gemacht, was man eine akademische Karriere nennt. Nur einmal in meinem Leben habe ich ein Semester lang eine medizinische Pflichtvorlesung als kommissarischer Leiter des Physiologischen Institutes im Wintersemester 1945 in Heidelberg gehalten.

Im Jahre 1941 wurde ich als Ordinarius für Neurologie als Nachfolger Otfrid FOERSTERS nach Breslau berufen und blieb dort bis Januar 1945, zugleich als Leiter des Neurologischen Forschungsinstitutes daselbst.

Ich habe nie einer politischen Partei angehört. Trotzdem war meine Tätigkeit insofern auch politisch, als ich mich mit Wort, Schrift und Handlung an dem beteiligte, was man sozialpolitische Medizin nennt, und als Reservearzt mehrfach Reservedienst geleistet habe. Als solcher wurde ich am 11. November 1944 Oberstarzt und meldete mich deshalb bei dem damaligen garnisonsältesten Sanitätsoffizier, Doktor Hänisch, mit den Worten: »Spät kommt ihr, doch ihr kommt.«[1]

Nach 1946 wurde ich wieder an der Universität Heidelberg Ordinarius für Allgemeine Klinische Medizin bis zu meiner Emeritierung im September 1952.

Mein Leben ist also zum großen Teil an der Universität erfolglos verlaufen.

Als Student hörte ich einiges über FREUD, und ich habe seine »Vorlesungen zur Einführung in die Psychoanalyse«[2] im Jahr 1933 zum ersten Mal gelesen. Ich sagte damals zu meiner Frau: »Wenn Könige bauen, haben die Kärrner zu tun!«[3] Später ist mein Weg von FREUD zwar bestimmt, aber auch abgesondert gewesen, was ich aus Furcht, zu den Antisemiten gezählt zu werden, bis heute zu verbergen gesucht habe. Obwohl ich geneigt bin, mein persönliches Befinden mit den Worten zu charakterisieren, daß die Zunft mich und ich die Zunft getötet habe, bin ich nicht sehr sicher, daß mein Befinden nur durch die Flucht vor der Schulmedizin verursacht ist. Mit demselben Recht könnte man die Politik der Nazi oder auch persönliche Dinge dafür anklagen.

Mein Verhältnis zur Medizin hat die Welt am genauesten zu kennen, und dieses wird sich nun im Nachstehenden als meines Lebens hauptsächlichstes Bemühen ausweisen.

Wer sich gegenwärtig in wissenschaftlicher Weise über einen für alle Menschen so wichtigen Gegenstand wie die Krankheit äußern will, befindet sich in einer ebenso interessanten wie unbequemen Lage. Denn eben, wie man Wissenschaft treiben solle, welcher Wert Wissenschaft für das Leben habe, ja welche Kraft und welches Recht die Vernunft in unserer Wirklichkeit überhaupt besitze, ist nicht mehr selbstverständlich.

Und diese Ungewißheit wird nur noch fühlbarer, wenn, wie eben bei der Medizin, jeder, nicht nur der Forscher, ein gutes Recht besitzt, verläßliche Aussagen, nicht aber nur problematische Selbstgespräche der Wissenschaft anzuhören. Wenn ich also nunmehr einiges aus dem jetzigen Stande der medizinischen Forschung mitteile, so kann ich es doch nicht vermeiden, zunächst mit einiger Ausführlichkeit auf die Kritik einzugehen, welche wir an unserem ganzen Unterfangen, dem Kranken zu helfen, eben vom Standpunkte der Wissenschaft aus heute üben müssen. Müssen, weil die Tragweite und der Wert rationaler Wissenschaft sich beschränkter erwiesen hat, als unsere Väter und Großväter vermuten konnten.

Um nun diesem Thema eine vereinfachte und faßlichere Form zu geben, will ich hier versuchen, ein konkretes Beispiel herauszuheben, an dem leichter zu erkennen ist, wie sich die Grundlagen unseres Forschens und Handelns verschoben haben. Hier das Beispiel:

Die Bedeutung der Psychologie in der Medizin

Hier ist sofort klar, daß sich mit der Einführung der Psychologie in die vorher rein naturwissenschaftliche Betrachtungsweise eine bedeutende Veränderung vollziehen muß; denn Psychologie ist subjektiv, ist nicht nur verstandesmäßig, sondern auch gefühlsmäßig und kann sich nicht nur auf Sinneswahrnehmungen und Logik stützen. Denn die Seele sieht man wohl gar nicht, und sie benimmt sich nicht nur logisch.

Es soll uns dabei nicht stören, daß einige meiner ärztlichen Kollegen der Einführung der Psychologie in die Medizin abhold sind. Unser interner Streit darf – zu meiner eigenen Befriedigung – hier einmal außer Betracht bleiben.

Das Unternehmen, die Psychologie in die Medizin einzuführen, besteht nicht nur darin, daß man die kleinere Gruppe der seelischen Erkrankungen, etwa Hysterie, Zwangsneurosen oder Psychosen, als seelische studieren muß. Dies ist immer getan worden. Es handelt sich vielmehr um die Frage, ob jede Krankheit, die der Haut, der Lunge, des Herzens, der Leber und der Niere auch von seelischer Natur ist. Gesetzt, dies sei nun der Fall, dann hat die bisher nur naturwissenschaftliche Betrachtung einen Fehler enthalten, einen Fehler, der natürlich auch bestimmte Konsequenzen haben mußte. Wenn nämlich Entstehung und Verlauf der Krankheiten auch seelischer Art sind, dann kann auch bald die Vermutung folgen, der seelische Vorgang sei nicht nur nebenbei vorhanden, sondern er müsse der eigentliche, der führende, der entscheidende sein, und der körperliche sei nur ein sekundäres Produkt des seelischen. Wenn aber dies der Fall wäre, dann folgt daraus geradezu eine Revolution unseres Bildes von der Natur des Menschen und seiner Krankheit; denn nun herrschen hier die Gesetze der Psychologie – wenn es hier überhaupt Gesetze gibt.

Wir haben also ein heißes Eisen angefaßt. Es handelt sich nicht nur darum, daß man zu den verläßlichen Lehren der Physik, Chemie, Physiologie und Pathologie als weitere die Seelenkunde und die Psychiatrie hinzufügt. Keine zusätzliche Vermehrung der Fächer ist gemeint, sondern eine Veränderung der bisherigen Fächer selbst, und zwar auf Grund der Erkenntnis, die materielle Substanz des organischen menschlichen Körpers sei etwas anderes als das, was die Physiologie bisher gelehrt hatte.

Selbstverständlich wird eine so kühne Behauptung mit allen Anfechtungen zu rechnen haben: nach außen Widerspruch, Kampf; nach innen Angst vor der eigenen Courage, Zweifel, Rückzug und Kompromiß. Schließlich wird man erwarten, daß die Wahrheit durch sich selbst siegen müsse. Dies würde heißen, daß Gründe, Beweise, Erfolg und Bewährung die Wahrheit in der Geschichte an den Tag bringen – eine freilich sehr optimistische Geschichtsauffassung, die nicht auf besonders festen Füßen steht.

Verlassen wir dies eigentlich uninteressante Beschreiben der Lage, in der sich jede paradoxe Behauptung befindet, und wenden wir uns einer ganz anderen Seite unseres Themas zu: Wenn ich sage, diese Lungentuberkulose der Braut des Grafen Cavour ist die Folge einer mißglückten Verlobung, dann sage ich da nicht nur etwas, was schwer zu beweisen wäre, sondern etwas, was eigentlich jedermann glaubt. Man kann jetzt feststellen, daß wir mit lauter Einsichten leben, welche die Wissenschaft weder beweisen kann noch will. Der moderne Mensch zeigt sich hier als einer, der glaubt, was er nicht weiß, und mehr glaubt, als er weiß. Trotzdem bringt er der Wissenschaft eine Verehrung entgegen, deren Motive wir im Augenblick gar nicht übersehen. Der gebildete Lungenarzt ist, wenn er ein guter Arzt ist, wahrscheinlich am allerbereitesten zu glauben, daß viele Tuberkulosen durch Liebesschmerz entstehen. Es sieht sogar so aus: je naturwissenschaftlich gebildeter, um so fähiger, den eigentlichen, ganz anderen Zusammenhang anzuerkennen. Man sieht jetzt, die Naturwissenschaft hindert heute nicht, sie fördert sogar die psychologische Einsicht. Wie ist das möglich?

Das ist nun ein weitgespanntes Problem. Mir scheint, es ist möglich, weil sich der Sinn der Wissenschaft verändert hat. Die Wissenschaft ist eine Verhaltensweise des Menschen geworden und hat nicht mehr die Erwartung der reinen oder gar der absoluten Wahrheit in sich. Sie ist nützlich (auch gefährlich), aber sie ist darum nicht ein Ziel, sondern ein Mittel zum Ziel.

Hierzu eine historische Einschaltung! Es gibt in der Geschichte der Wissenschaft der Neuzeit, wenn ich recht sehe, nur eine einzige Wissenschaft, welche das volle Übergewicht des Glaubens über das Wissen niemals ganz abgeworfen hat, und dies ist die Theologie. In ihr also mußte Sinn und Wert des wissenschaftlichen Verhaltens des Menschen immer etwas Fragwürdiges behalten. Und wenn wir dieser Situation nun außerhalb der Theologie, etwa in der Medizin begegnen, so dürfen wir in unserer ersten Not wenigstens soviel erwarten: Alle die Erfahrungen des Zwiespalts, der Verlogenheit, des Schiffbruchs, der Scheinlösungen, in die der Mensch gerät, der mehr glaubt, als er weiß, werden dort und bei denen schon vorgekommen sein, denen das – der Himmel weiß wie entstandene – Schicksal, Theologe zu sein, auferlegt war. Nicht die Theologen nur, die Theologie nämlich befand sich immer in dem Fall, daß das menschliche Wissen nicht aus ihm selbst kommt, sondern aus dem kommt, was man nicht weiß, sondern glaubt, oder nur weiß, sofern man glaubt.

Da diese Beschreibung nur mit sehr unzulänglichen Worten möglich ist (»glauben« und »wissen« sind ja subjektive Ausdrücke), so schreiten wir vom Wissenschaftsproblem jetzt weiter. Diese sonderbare Spannung zwischen Wissenschaft und Lebenswirklichkeit, deren volles Gewicht nur ⟨*die Theologie*⟩ mit allen Fährnissen auszustehen hat, soll sich ja nicht nur ⟨*in ihrem*⟩ Schatten, sondern auch in einem anderen (im Weltlauf doch an verantwortlicher Stelle stehenden) Beruf, dem ärztlichen, offenbaren. Aber wir beginnen zu ahnen: Die Einführung der Psychologie ist zwar vielleicht im Heilberuf sehr nützlich, zeitgemäß und förderungswürdig; aber es steckt etwas mehr dahinter als nur zeitgemäße Anpassung und technische Verbesserung. Es steckt dahinter das wahrhaft tolle Unternehmen des Menschen, über sich selbst hinauszugelangen, wie etwa zu jener Zeit, als der Affe sich vornahm, ein Mensch, oder der Hund sich vornahm, ein Affe, oder die Pflanze sich vornahm, ein Tier, die Erde sich vornahm, ein Lebewesen zu werden. So würde die Rasse Mensch sich vornehmen, wie NIETZSCHE das nannte, Übermensch zu werden. So würde auch die medizinische Pathologie mit der Psychologie sich vornehmen, mehr als Natur, Übernatur zu erfassen.

In der Tat, so etwas ist dieses Vorhaben, kein Zweifel, ein Fortschritt ist gemeint. Alles soll helfen, Technik, Methode, Wissenschaft, auch List und Kunst, einen Fortschritt des Menschen über sich selbst hinaus zu bewerkstelligen. Darum soll die Psychologie in die Medizin hinein, denn sie entdeckt im Menschen nicht nur Natur, sondern mehr als Natur, ihn selbst ... Wenn sich nun hinter ihr ein solches kühnes Vorhaben verbirgt, dann würde es vielleicht klüger sein, davon zu schweigen. In der Tat bleibt es schwer verständlich, daß der so unendlich feinfühlige NIETZSCHE von dem Wahn oder Rausch fortgerissen wurde, einen Übermenschen laut auszurufen.[4] Aber in seinem Bemühen, die Kluft zwischen profaner und religiöser Haltung zu überwinden, hat auch er schon der Medizin ein Stichwort für ihre nächste Aufgabe hingeworfen, das sie nun zu begreifen beginnt: sie muß psychologisch werden. Wir erkennen jetzt noch deutlicher, um was es sich dabei handelt: »Psychologisch werden«, das heißt, den übertriebenen Vorsatz der Wissenschaft und die Befangenheit der Religion von ihrem Bann befreien, wenigstens befreien wollen.

Um dies aber deutlicher zu machen, müssen wir schon etwas mehr auf die Sache eingehen. Zuerst historisch, dann stofflich und schließlich praktisch! Jedenfalls aber nüchtern und nicht mit einem überlauten Akzent. Am Anfang steht die Kinderfrage des Warum. Warum wird man krank?

PYTHAGORAS, 540 vor Christus, in der Meinung der Alten einer der größten Ärzte, sagte (nach IAMBLICHOS): »Daß die Götter unschuldig sind an den Leiden, und daß alle Krankheiten und Schmerzen des Körpers die Erzeugnisse der Ausschweifungen sind!«[5]

Eine große Anzahl von Mäßigkeitsgeboten, besonders im Essen und Trinken, soll man einhalten, sonst stört man die Harmonie, und dies heißt: die Herrschaft der Zahl. Schönheit, körperliche und geistige Leistungsfähigkeit, Wohlbefinden, also Gesundheit, erlangen wir nur durch das Maß der

Diät, richtige Verhältnisse von Speise und Trank und durch deren richtige Zubereitung: ungekochte Speisen sind das beste. Zum Frühstück begnügte sich PYTHAGORAS mit Honig und Brot; Wein habe er bei Tage nicht genossen, seine Zukost bestand aus rohem Kohl, nur ausnahmsweise aus Seefischen. Der Wein erzeuge Raserei, Fleisch ist zu meiden.

Ich weiß es, uns wird nicht recht wohl bei dieser Diät. Es ist doch ein Unterschied zwischen einer Askese, die jemand freiwillig auf sich nimmt, weil er sich in die Tugend verliebt hat, und jemand, der hungert und friert, weil er muß. Es ist ehrenvoll, aus der Not eine Tugend zu machen; aber aus Tugend eine künstliche Not zu machen, dafür haben wir keinen rechten Sinn mehr. Aber eines will uns doch gefallen an dieser antiken Medizin: dem Leibe wird sein Recht. Nicht mit einer Politik von Zaubereien und nicht mit abergläubischen Beschwörungen wird der Kranke betrogen, sondern die Natur wird befragt, erforscht, und so entsteht eine wissenschaftliche Medizin. Und wenn wir auch nicht gerade der Diät so überwiegende Bedeutung zuerkennen, so sind wir doch noch die Schüler dieser Männer, welche die Arithmetik und die Geometrie, die Mechanik und die Medizin begründet haben. Ihr kraftvoller Materialismus bedeutet uns noch immer dies: die Überlegenheit wissenschaftlicher Naturerkenntnis über unwissenschaftliche Magie. Verjagung der Dämonen und seelenartiger Naturgeister ist aber die Voraussetzung dazu.

So scheint dieser Fall klar und abgemacht, und ich fürchte, ein größerer Teil meiner Kollegen denkt genau dies: der Fall sei klar und abgemacht. Und es gibt da noch ein sozusagen unterirdisches Bündnis: der wissenschaftliche Materialismus, die materialistische Wissenschaft, der auch der Bürger insgeheim huldigt, stehen in Kommunikation mit dem Sozialismus, der sich auch zunächst einmal für Brot und

Käse (bread and cheese), für das Wohl der Massen, für den Lebensstandard interessiert. Das ist der Grund, warum die Bürger und Sozialisten einander schließlich verstehen und seit 1789 wenigstens eine Art von Zusammenleben fertiggebracht haben. Die Frage aber ist bekanntlich, ob diese Basis sich gegen etwas anderes halten kann. Ich persönlich glaube das nicht.

Aber Medizin und Psychologie? Die Krankheit will auch, wenn sie psychologisch angesehen wird, materiell angesehen werden, das heißt hier realistisch. Ob wir uns dafür nur auf PYTHAGORAS berufen dürfen?

Nicht die Götter, sagt PYTHAGORAS, sondern die Ausschweifungen der Menschen sind schuld an den Krankheiten und Schmerzen des Körpers.[6] Also nicht nur die Natur, sondern auch der Mensch selbst! Wenn das richtig wäre! Kann denn der Mensch eine solche Verantwortung für seine Krankheit überhaupt tragen? Er schiebt sie doch lieber dem Schicksal, der Natur oder Gott zu.

Wir treffen aber zuweilen Menschen, die uns versichern, sie seien an der Existenz Gottes irre geworden, weil es undenkbar sei, daß ein Gott das Unglück, das über Unschuldige durch Krieg, Politik und Krankheit hereinbreche, zulasse. Ein solcher Atheist rettet Gottes Ehre, indem er ihn leugnet. Ich bin nicht sicher, ob das logisch ist. Besser scheint es HIOB zu halten, der im Anfang seiner Prüfungen sagt: »Der Herr hat's gegeben, der Herr hat's genommen, der Name des Herrn sei gelobt.« Diesmal ist es weder Natur noch Mensch, sondern Gott, der das Unglück bringt. Aber, wie bekannt, hat er, als die scheußlichste Krankheit seinen Leib befiel, nicht durchgehalten. Jetzt wurde auch er zum Zweifler. Er hadert mit Gott. Als es HIOB ganz schlecht ging, da wurde er zum Rebellen, der etwas zu wissen meint.[7] Da griff Gott selbst ein, er erscheint ihm und gibt ihm die Gesundheit wieder und mehr, als er je zuvor besessen. Erst als es ihm wieder gutging, da demütigte er sich, bekannte seine eigene Schuld. Nun sprach er: »Darum bekenne ich, daß ich habe unweislich geredet, das mir zu hoch ist, und ich nicht verstehe. Darum beschuldige ich mich und tue Buße in Sack und Asche.«

Wie war dies möglich? Als es ihm schlechtging, konnte er keine Schuld erkennen; aber als es ihm gutging, erkannte er sie. Er war eben ein Mensch; denn so ist der Mensch, und so steht er zu seiner Schuldfrage. Das Buch HIOB zeigt aber auch, warum.

Die Hauptursache seines Widerstandes gegen Gott wurden seine drei Freunde, als sie ihm weiszumachen suchten, er sei schuld und er müsse seine Schuld bekennen und Buße tun. Ohne diese drei Freunde wäre HIOB wohl niemals zum Haderer und Rebellen geworden. Indem sie ihn aber anklagten, belehren und erziehen wollten, reizten sie seinen Widerstand und machten ihn böse. Es war also nicht klug von ihnen, den Unglücklichen anzuklagen, zu belehren und zu erziehen; man erreicht damit das Gegenteil.

Solches nun nennen wir heute Psychologie. Durch Psychologie begreifen wir solches, und durch psychologisches Verhalten vermeiden wir es. Die drei Freunde waren keine Psychologen, und das Buch HIOB hat auch dies ausgesprochen. Es sagt noch: »Der Herr aber verurteilte die drei Freunde und gab ihnen nichts.« Die drei Freunde haben es vielleicht gut gemeint, sie waren nämlich Idealisten; aber der Herr verurteilte sie und gab ihnen nichts.

Verzichten wir auf die Verurteilung der Freunde und halten uns daran: Sie hatten keinen Erfolg. Und mehr noch daran: Es kam nicht auf ihre Beweisgründe an, sondern auf ihr Verhalten.

Es kommt beim Gang der Dinge nicht nur auf die Dinge an, sondern auf unser gegenseitiges Verhalten. In den Reden der Freunde fehlte die Gegenseitigkeit; denn sie bedachten nicht, daß es ihnen ja gutging, besser jedenfalls als Hiob, und darum hatte ihre Rede den gegenteiligen Erfolg. Es kommt darauf an, wer wen zu Buße mahnt, ärztlich »behandelt«. –

Die Psychologie ist die Frage der Gegenseitigkeit, sie ist, mit modernem Ausdruck, im Grunde ein soziales Problem. Psychologie ist eigentlich immer ein soziales Verhältnis, und man kann beides nicht trennen. Wir haben jetzt den wichtigsten Punkt erreicht, den wir bedenken müssen, wenn wir erfahren wollen, was die Psychologie in der Medizin bedeuten kann.

Es wird nötig sein, dies anschaulicher zu machen. Wir müssen nun die Mittel und die Wege betrachten, die ein Arzt dabei wählen kann. Aber wir haben schon begriffen, daß die Gründung der wissenschaftlichen Medizin durch die Griechen, das heißt die Entdeckung der naturwissenschaftlichen Objektivität in Sachen der Krankheit, eine Gefahr enthielt, nämlich die, den Menschen in seinem Kampf mit seinem Gott im Stiche zu lassen, weil ihr die menschliche Gegenseitigkeit fehlt. Das Christentum, welches die Hiobfrage aufnimmt und fortführt, hat nicht vermocht, die naturwissenschaftliche Sachlichkeit sich anzueignen und in religiöse Gegenseitigkeit aufzuschmelzen; so entstand die Tatsache einer objektiven, aber psychologielosen Medizin. Ich sage nicht, daß das Christentum oder Hiob im Grunde eine Psychologie seien. Ich sage eher: Die Psychologie ist erschienen, weil die Naturwissenschaft an sich gottlos, weil sie menschlos ist. Solange Wissenschaft und Religion von einander getrennt sind, so lange also behelfen wir uns mit der Psychologie.

Als wir vor etwa fünfzehn Jahren[8] mit der psychogenen Angina hervortraten, war nur ein Teil von uns mit der Psychoanalyse Freuds in nähere Verbindung getreten. Wir meinten nicht, alle Krankheiten psychologisch erklären zu können. Auch eine Angina bleibt eine Angina. Wenn man aber dann die Einbettung organischer Erkrankungen in die äußere und innere Lebensgeschichte erkundet, so ist man erstaunt, wie oft die Krankheit auf dem Gipfel einer dramatischen Zuspitzung auftritt, wie oft sie eine Katastrophe aufhält oder besiegelt, wie regelmäßig sie dem biographischen Verlauf eine neue Wendung gibt. Die organische Krankheit ist der Biographie als historisch-bedeutsamstes, als geistig-sinnvolles Stück eingefügt, als ob sie dazu gehöre. In der Sprache der Klinik heißt das, daß sie sich ganz ähnlich verhält wie die sogenannten Neurosen. Jetzt entsteht die Versuchung, die organischen Krankheiten einfach als materialisierte Neurosen aufzufassen. In diesem Augenblick nähern wir uns der Psychoanalyse außerordentlich an; denn deren Psychologie begreift, daß die Bildung eines Symptoms aus sinnvollem Zusammenhang, aus Konflikt, Verdrängung und Selbstentfremdung in der Auseinandersetzung eines Menschen mit anderen Menschen entsteht. Dasselbe schien sich in der Entstehung organischer Krankheiten (nicht immer, aber sehr oft) wiederzufinden. Und wir nähern uns auch dem an, was die Kranken oft selbst sagen, namentlich wenn sie nicht durch Bildung ihre Naivität verloren haben, wenn sie nämlich sagen, »ich bin durch Sorgen krank geworden« oder »meine Schwiegertochter oder meine hysterische Frau ist an meiner Krankheit schuld«. Wenn sie das verschweigen, dann sagen sie, »ich habe mich erkältet«. Das ist auch ein Ausdruck, der seinen seelischen Tiefsinn hat.

Noch eine Beobachtung drängte auf psychologische Auffassung. Vergleicht man die äußeren mit den inneren Ursachen, etwa den Bombenangriff oder den Besitzverlust mit dem Leid des vereinsamten Kindes oder dem Ehezwist, so fällt die größte Last auf die innerlich, nicht äußerlich verursachten Nöte der Seele. Ich neige zu der Ansicht, daß das äußere Unglück nicht krank macht, sondern das innere, das Mißlingen seiner seelischen Bewältigung, der Kampf der Seele mit sich selbst. Damit nähern wir uns sogar wieder PYTHAGORAS, wenn er sagt, die Ausschweifung ist es, und damit auch die innere Haltung anklagt.

Eine solche biographische Erforschung zeigt aber dann doch, daß organische und neurotische Störungen nicht dasselbe sind. Wir besitzen jetzt wenige, aber genügende psychoanalytische Untersuchungen von Organkrankheiten, um zu verstehen, warum die psychologische Herleitung oft versagt, inwiefern hier noch etwas Wichtiges anders ist. Ich will dies einmal so formulieren: Das Körpergeschehen behält immer etwas Seelenfremdes. Mein Körper kann zwar mein Feind und mein Freund sein; aber ich weiß nicht viel von ihm, er bleibt mir fremd. Dies hat übrigens auch die Psychoanalyse bemerkt, und wer sie kennt, weiß, daß sie den Begriff »Es« gebildet hat und von seiner Übermacht den tiefsten Eindruck empfing. Nun, mein Stoffwechsel, meine Zellfunktionen, mein Kreislauf und meine inneren Organe bleiben mir unbekannt, nicht wahrnehmbar, auch wenn ich Anatomie und Physiologie treibe. Ich habe ein zweifelhaftes Recht, sie als die meinigen zu betrachten. Wie ist das zu verstehen? Wir sind ein Teil der Natur, und zwar auch der organischen Natur. Der Transport des Wassers, der chemischen Elemente, der Kalorien und anderen Energieformen durch unseren Leib hindurch sind doch nur eingebettet in den großen Kreislauf des Wassers, der Substanzen, der Energien in der äußeren Natur und ein Stück davon. Seit der Relativitätstheorie ist diese unzertrennliche Einbettung noch unerbittlicher geworden. Und seitdem die Quantenphysik das Naturbild beherrscht, ist auch die Lokalisation jedes Elementarteiles und seiner Energie eine unbestimmte geworden. Noch pflegt die

Physiologie sich den Leib meistens in dem Bilde der klassischen Physik vorzustellen. Aber im Bilde der nachklassischen, der Relativitäts- und Quanten-Physik hat sie dieses Recht eigentlich verloren, und die Zeit wird kommen, in der wir auch in der Biologie das Bild von Raum und Zeit, von lokalisiertem Geschehen und lokalisierbarer Energie verlassen werden müssen. Ein solches Naturbild wird sich aber den Begriffen der Psychologie erstaunlich angenähert finden. Die so mögliche psychophysische Einheit beschreibe ich nicht naturphilosophisch oder metaphysisch, denn es handelt sich hier um Schritte, welche die speziellen Erfahrungswissenschaften ganz aus ihren eigenen Bedürfnissen heraus vollziehen müssen, ohne irgendwelche Anleihen bei einer extraterritorialen Metaphysik oder Theologie. Dabei zeigte sich aber, daß ebenso wie der methodische Unterschied von physikalischer und biologischer Forschung immer kleiner wurde, so auch der Abstand zwischen Naturwissenschaft und Psychologie immer geringer wird.

Diese Abschweifung, die eine eigene Behandlung erfordern würde, scheint nun die Hoffnungen, die wir auf die Wissenschaft setzen dürfen, wieder zu stärken. Jedoch glaube ich, daß in dem Thema Psychologie und Medizin doch noch etwas anderes steckt, was erregender und allgemeingültiger ist. Wenn es nämlich so steht, daß jede Krankheit sowohl einen lebensgeschichtlichen Wert wie Unwert enthält, wenn es so ist, daß ich meine Krankheit sowohl bekomme wie mache; daß sie eine Lösung eines Konfliktes ist, wenn auch keine gute; wenn der pathologische Vorgang ein Objekt ist, das ein Subjekt enthält; wenn, um es noch einmal im Beispiel zu sagen, eine Angina pectoris, ein Herzmuskelschaden nur eine Übersetzung und materielle Darstellung eines Versagens in der Liebe, einer Angst durch Schuld oder schuldgeborener Angst ist; wenn dies alles gilt, dann haben wir nicht nur die Psychologie in die Pathologie eingeführt, sondern mit der Psychologie auch den Gegenstand von Gefühl und Wille, die Schuld selbst, die Liebe selbst, den Haß selbst und so weiter: die Neugier, die Scham, die List, die Vernunft, das Blühen und den Untergang der Leidenschaften. Auch für die Erkenntnis der Leidenschaften hat nun die der Naivität entfremdete, die reflektierende Kultur eine Art von Wissenschaft eingeführt, und ihr Name heißt die Moral. Mit anderen Worten, der eigentliche Sinn der modernen Psychologie ist die Einführung der Moral in die Erkenntnis. Und man kann sagen, die Psychologie sei ein Abkömmling, ein Erbe der Moralwissenschaft. Es wäre ein leichtes zu zeigen, wie auch die Psychoanalyse in ihren hauptsächlichen Grundbegriffen (Verdrängung, Ich, und dann Über-Ich) eigentlich eine Moralwissenschaft ist. Warum aber dann Psychologie und nicht gleich Moral?

Wenn wir SPINOZAS[9] Ethik oder die großen Moral-Essayisten des 17. und 18. Jahrhunderts, MONTAIGNE[10], BACON[11], GRACIÁN[12] oder ROUSSEAU[13], betrachten, so begreifen wir bald, warum sie keine lebendige Macht über uns haben können. Sie sind zum Teil antikisierend an die Philosophie der Alten, etwa EPIKUR und Stoa, angelehnt; teils entbehren sie dessen, was uns besonders angeht, nämlich der Kraft und der Wirkung auf unseren Leib. Die verwandelnde vis formativa fehlt ihnen. Diese Moralen sind vernünftig, aber eben dies ist ihre Schwäche. Sie erhellen das Bewußtsein, aber sie bringen nicht den Schlaf. Wer schlaflos ist, nimmt jetzt Veronal, wer Schmerzen hat, bekommt Morphium, und wer herzkrank ist, Strophantin. Das ist dann, was wir Fortschritt der Wissenschaft nennen, und sie darf es wagen, an eine Abschaffung der Krankheiten zu denken. Seit wir neue Mittel kennen, gibt es kein Hindernis, die Besiegung der Tuberkulose schon morgen für möglich zu halten. Warum nicht auch die des Krebses? Wir wissen, daß die mittlere Lebenserwartung seit dem Altertum von fünfundzwanzig auf nahezu sechzig Jahre gestiegen ist.

Nun wollen wir ein Gedankenexperiment machen! Wir wollen uns das vorstellen, wozu wir im Verlauf der Dinge ein volles theoretisches Recht haben, nämlich eine völlige theoretische Beseitigung aller organischen Krankheiten durch die naturwissenschaftliche Medizin. Es soll uns gleich sein, ob in fünfhundert oder in fünftausend Jahren. Was wird dann für ein Zustand eintreten? Ich will es Ihnen sagen: dann wird der moralische Krieg der Menschen untereinander Dimensionen annehmen, daß sie sich nach der Zeit der Krankheiten zurücksehnen werden wie nach einem Goldenen Zeitalter.

Ob es ihre Neurosen von heute, ihre Eheunfähigkeit, ihr politischer Hader oder ihre soziale Untauglichkeit sein wird, weiß ich nicht. Aber daß sie sich nicht werden gesund preisen dürfen, wenn die organischen Krankheiten verschwunden sind, dies allerdings wage ich zu behaupten. Ihre moralische Krankheit wird eben dadurch ihre volle Wut erst erreichen. Und dieses Urteil stammt aus Beobachtungen, zu denen wir schon heute vollen Zugang haben.

Dieses Gedankenexperiment ist nun die einzige Zumutung an Ihre Phantasie, welche abzuweisen Sie aber nur ein zweifelhaftes Recht haben. Denn ich benutze es nur, um anschaulicher zu machen, um was es sich mit der neuerlichen Einmischung der Psychologie in die Medizin eigentlich handelt.

Wir sagten zuerst, daß Physik, Biologie und Psychologie anfingen, sich stark aufeinander zuzubewegen, so daß eine neue Einheit der Wissenschaft zu erwarten ist. Dann besannen wir uns darauf, daß Psychologie als Nachfolgerin der Moralwissenschaften das ethische Element der Leidenschaften in unser natürliches Menschenbild einführt. Schließlich

sollen wir einsehen, daß die Krankheit der Medizin nur Vorstufen, Materialisierungen, auch Verhinderungsmittel des
Menschenkampfes sind, den wir eben einen moralischen nennen, weil er menschlich ist, leidenschaftlich ist, uns sittlich
anrührt und sicher auch das Thema von Theologie und Religion ist. Dies letzte nun, daß Lungenentzündung, Zucker-
krankheiten, Herzleiden etwas mit unserem Menschenkampf
und Mensch-Sein zu tun haben, ihn eigentlich selbst darstellen, dies ist die Behauptung einer neueren medizinischen
Richtung, die ich Ihnen nahebringe.

Ohne Zweifel sind hier Verwechslungen mit Christian
Science, Anthroposophie und ähnlichen häretischen Richtungen möglich, die mir nicht angenehm sein würden. Auch
liegt in dem im Volk verbreiteten abergläubischen Kurpfu-
scherwesen eine Tatsache vor, die ich mißbilligen muß. Sie
alle haben doch einen Grund als Tatsache, der einen stillen
Vorwurf gegen die Medizin der Schule enthält und auch ein
gewisses Recht dadurch erhält, daß die Schulmedizin etwas
verspricht, was sie nicht hält. Es ist nämlich gerade dies,
daß die naturwissenschaftliche Medizin die Seele nicht erreicht, und daß auf der anderen Seite die Theologie, Religi-
onsübung und moralische Belehrung den Leib nicht erreichen.

Weil es in diesem Rahmen nicht möglich ist, Ihnen die Ergebnisse der neueren Forschung vorzutragen, ihre Methoden
und ihre Probleme näher zu entwickeln, so wollen wir jetzt
von der stofflichen Darlegung zu praktischen Fragen übergehen, wobei aber aus den praktischen Verhältnissen ein gewisses Licht auch auf die stofflich-theoretischen zurückfällt. Ich
kann aber die Bemerkung nicht unterdrücken, daß in den
Vereinigten Staaten heute eine sogenannte psychosomatische
Medizin entwickelt worden ist, die zwar nicht nach der Tiefe,
aber nach der Breite das in Deutschland Geleistete um ein

Vielfaches übertrifft, und auch nicht die Bemerkung, daß der Widerstand der deutschen Psychiater gegen die unerläßliche Psychoanalyse ein kräftiges Verdienst an dieser Rückständigkeit hat. Als ich als Internist mich diesen Aufgaben zuwandte, konnte ich bald bemerken, daß ich, wenn ich eine psychosomatische Medizin vertreten will, auch FREUDS Psychoanalyse verteidigen muß.

Welches also sind die praktischen Konsequenzen dieser meiner neuen Wegrichtung, dieser Krankheitsauffassung? Beginnen wir damit, sie nochmals zu charakterisieren. Scheint sich aus dem bisher Mitgeteilten nicht ein ganz einheitliches Bild zu ergeben? Die Anknüpfung an die Antike, die meist »hippokratisch« genannte Medizin, und das ist die wissenschaftliche, rationale Medizin des Körpers, behält ihre Geltung, aber nicht als eine Wahrheit, sondern als Beherrschungsinstrument, als eine Verhaltensweise des Menschen unter anderen Menschen, als Mittel zum Zweck. Als Ordnungsruf an den schweifenden oder spielenden Geist zur Disziplin und zum Realismus! Und dies ist jener »kräftige Materialismus«, den man auch dem PYTHAGORAS entnehmen kann, dessen Stellung unter den Vorsokratikern ja im übrigen in so viel verborgenem Dunkel bleibt und der über den Begriff der Zahl ins Geschichtslose der Mystik weist.

Dem gegenüber steht aber jener gegenwartsnahe Zweifel am Wert der Wissenschaft überhaupt, ja an der Kraft der Vernunft.

Wenn der homo sapiens ein vernünftiges Wesen ist, warum ist er dann so unvernünftig? Wenn wir so viel wissen, warum glauben wir dann noch viel mehr, als wir wissen? Und dies besonders, wenn wir durch Krankheit schon geschwächt und bedroht sind?

Nicht wegen ihres Wissens vertrauen wir dann der Wissenschaft, sondern weil wir in unserer Not an das glauben, von dem wir etwas erhoffen. So überschreiten wir uns selbst, der Kranke samt seinem Arzt, und in diesem Überschritt, in dieser Transzendenz besteht unser Mehr-als-Natur-Mensch-sein-Wollen, das insgeheime Vorhaben eben der Psychologie.

Denn in der Psychologie will der Mensch sich selbst erkennen und fühlen, nicht Objekt sein, sondern als Subjekt sich begreifen, und diesmal durch die Krankheit und in der Krankheit. Sie soll das Senkblei sein und der Prüfstein, an dem ich erfahre, wer eigentlich ich bin.

Und nun die praktischen Folgen! Es sind nicht eben meine Berufskollegen, sondern die Patienten, welche uns zwingen, die widerstrebende Zweiheit von körperlich und seelisch zur Einheit zu drängen. Die Kranken sind die ersten, welche ihre Krankheit aus ihren Schicksalsnöten herleiten möchten, die von ihrer Lebensgeschichte erzählen und schließlich widerstrebend folgen, wenn wir deren inneren und unbewußten Sinn aufdecken. So ist unser erstes, zuzuhören, was der Kranke von seinem Leben erinnert. Der erste methodische Akt psychologischer Medizin ist die biographische Erforschung. Dabei bereits vollzieht sich unmerklich so etwas wie eine Drehung.

Indem ich mit dem Kranken bedenke, wie seine Krankheit aus der Lebensgeschichte erwachsen ist, kehrt sich die Richtung des kausalen Denkens um: Es ist richtig, als ihn das Gallenleiden oder Lungenleiden befiel, da folgte, daß aus seiner Hoffnung nichts werden würde; daran ist die Krankheit schuld. Aber genauso richtig ist es dann zu sagen: Weil er spürte, daß nichts werden würde, oder weil er mutlos wurde, weil er eigentlich nicht recht wollte, darum wurde er krank. Jetzt sind also Ursache und Wirkung miteinander vertauscht. Als Freud die Psychoanalyse entdeckt hatte, verglich er sie mit der kopernikanischen Umkehrung[14]: die Sonne und die Sterne drehen sich nicht um die Erde, sondern die Erde dreht sich, und unsere sichere Ruhe auf ihr ist ein Schein gewesen. Dazu, sagte er, kam die Demütigung durch D a r w i n , als dieser behauptete, der Mensch stamme nicht von den Göttern, sondern vom Affen ab, eine zweite Einbuße unseres Stolzes. Die Psychoanalyse zeigt uns auch, daß wir nicht einmal in unserem Bewußtsein Herr im eigenen Hause sind, sondern von unbewußten Gewalten abhängig, weit mehr, als wir ahnten.

Und nun soll ein vierter Schritt kommen. Wird auch er eine solche Entmutigung bedeuten? Wir sollen einsehen, daß unser Leid keine lenkbare Maschine ist, sondern selbst eine Art von Seele, ein Mensch im Menschen, oft Feind, aber auch Freund, oft unbelehrbar, aber auch uns belehrend. Und oft wie dumm, dann auch wieder klug, listig, vernünftig und leidenschaftlich.

Dieser letzte Schritt ist also nicht nur eine Verkürzung, sondern diesmal eine Hoffnung. Die Drehung, die sich da vollzieht, bringt bei der Krankheit, wie der Embryo der Mutter, einen alter ego, ein Ich im Ich, ein Wesen zustande, das ich nicht bin und das ich doch bin. (Man könnte auch sagen: Verstärkung des weiblichen Prinzips.)

Man sieht jetzt, daß die Psychologie in der Medizin ein unerwartetes Ergebnis zeitigt. Sie hat nicht nur die Kenntnis der Seele zu bringen, sondern sie hat den Körper so beleuchtet, daß er in einem anderen, in einem neuen Licht erscheint. Der Körper ist jetzt nicht mehr das, was er zuvor schien und was uns Anatomie und Physiologie lehrten. Die Physiologie bleibt dann nur eine Sache, durch welche wir eine verborgene oder verschüttete Qualität des Körpers entdecken.

Auch die psychologische Medizin geht den Körper an, aber es ist dies etwas ganz anderes, so zeigt sich nun. Wir müssen ihn »Leib« nennen und meinen damit, daß seine Materie (von »mater«) das Ebenbild und der ebenbürtige Kamerad der Seele ist, mit dem sich freilich nicht immer leicht leben läßt; er ist gleichsam der Ehekamerad in einer unlösbaren Ehe.

Unterdessen hat sich unser Zwiegespräch und die Untersuchung des Kranken weiterentwickelt zur Behandlung. Wir haben Verschiedenes angeordnet, sind aus Wissern auch Täter geworden. Und dabei hat sich nun eine zweite Methode gebildet, die im Verhältnis zu der ersten, der psychobiographischen, noch stärker abweicht von der Physiologie der Schule.

Der Kranke sagt: »Hier tut es weh«, »das kann ich nicht«. Schon solches ist ein Leidgeschehen, ein Hinweis darauf, und wird berücksichtigt. Dann aber sagt der Kranke: »Mir ist, als ob sich etwas zusammenschnürte«, oder »ich fühle etwas wie einen Stein in mir«, oder »wie wenn mein Herz im Magen wäre«, oder auch »wie wenn Tropfen in mir herabfielen«.

Jetzt beginnt der psychologisch geschulte Arzt einen Tiefsinn dieser Worte zu suchen, während der nur physiologisch erzogene Arzt sich mit den Worten »Sinnestäuschung« oder »Phantasie« abwendet. Wir aber haben gefunden, daß diese Aussagen der Kranken Wahrheitswert enthalten, weil nämlich die innere Sinneswahrnehmung des Kranken eine Selbstwahrnehmung ist. Sie hat den vollen Wert einer gleichnishaften Darstellung seines Leibgeschehens. Wir also nehmen sie ernst, während der physikalistische Arzt sie nicht ernst nimmt.

Schließlich hat der Kranke auch Träume. Da haben wir wieder aus der Psychoanalyse gelernt, daß die Traumanalyse ein unersetzlicher und wirklich unvergleichlich guter Weg zur Erschließung verborgener Wahrheit dessen ist, was wir von einem Kranken wissen müssen.

Beschwerden, Sensationen und Träume also lehrten wir

als Gleichnisse verborgenen Leibgeschehens, als Übersetzungen materiellen Geschehens in mitteilbare Sprache. Und dies ist eine zweite Methode anthropologischer Medizin.

Hier will ich mit den methodischen Anmerkungen abbrechen; denn es ist richtig zu vermuten, daß neben und nach der Erkundung der Biographie und der Analyse der Selbstwahrnehmungen sich eine längere Reihe von weiteren Methoden und Problemen ergibt, die teils nicht leicht zu erläutern, teils auch noch unbearbeitet und wenig reif sind.

Nun müssen wir noch zwei Fragen berühren. Die erste lautet, ob sich auf diesem Wege eine bestimmte Lehre vom Menschen, vom Wesen des Menschen ergibt und welche? Die zweite ist die Frage der Therapie: Was hat der Kranke davon für einen Vorteil? Beides hängt aber zusammen.

Wir haben keine naturphilosophische Lehre über das Verhältnis von Körper und Seele bevorzugt. Wenn jemand einen Nervenschuß hat und gelähmt wird, oder das Auge verliert und erblindet, dann glauben wir an die psychophysische Kausalität. Wenn aber jemand rot wird oder Schwangerschaftserbrechen hat, dann glauben wir an einen psychophysischen Parallelismus. Und wenn jemand statt einer Depression ein Magengeschwür bekommt (statt einer Heldentat eine Selbstverstümmelung) oder statt eines Gelenkrheumatismus ein Gedicht schreibt, dann sprechen wir von Stellvertretung und glauben an psychophysische Verwandlung. Eine festgelegte Theorie, eine Naturphilosophie, würde uns dabei nur einengen. Die Theorie ist dabei ein dem Gegenstand folgendes Verhalten des Denkens.

Aber die Beobachtung hat uns dabei noch viel präzisere Dinge gelehrt. Geht man nämlich bei Infektions-, Stoffwechsel-, Kreislaufkrankheiten daran, Psychologie zu treiben, dann verstärkt sich immer mehr der Eindruck, daß an der Pforte der Störung ein Konflikt steht und daß der Konflikt von zwischenmenschlicher Art ist. Wir alle haben einmal bemerkt, daß uns, nachdem unser Leben die größten und furchtbarsten Konflikte, Verluste, Katastrophen gebracht hat und wir diese zufällig überlebten, auch dann noch eine lächerliche Kleinigkeit, eine vergleichsweise bedeutungslose Situation in höchstem Maße erregen kann. Das ist nun genauso, wenn statt einer gefährlichen großen Krankheit uns Zahnweh oder ein Hautausschlag schachmatt setzt. Was hat dies zu bedeuten? Es beruht darauf, daß eine kleine Störung von irgendeiner fundamentalen großen Unzulänglichkeit abstammt, als ihr Vertreter auftritt. Was aber ist die große Unzulänglichkeit, was der fundamentale Konflikt? Zunächst ergibt sich da, daß es die menschlichen Beziehungen zu Vater, Mutter, Geliebte, Kind, also die nächsten und vitalsten Familien- und Blutsbeziehungen sind, von deren ursprünglichem Gestörtsein die weiteren Störungen ausgehen.

Trotzdem haben wir erfahren, daß eine praktische Verwertung von Psychologie etwa in der inneren Medizin auf einen sehr bedeutsamen Widerstand stößt, auf den man nicht recht gefaßt war, der aber dieses ganze Unternehmen als etwas erkennen läßt, das mit einer viel größeren und viel wichtigeren Sache zusammenhängt, als die Medizin es ist.

Man könnte sich nämlich vorstellen, der Hauptwiderstand sei die naturwissenschaftliche Denkweise, an der die Ärzte nach ihrer Tradition und Erziehung nun einmal sich anklammern und die auch so tief in die Vorstellungen und Erwartungen des Publikums eingedrungen ist. Aber der viel stärkere Widerstand kommt von etwas ganz anderem; er stammt aus dem Idealismus, nicht aus dem Materialismus. Und damit verhält es sich nun so:

Ich hole ein wenig aus. Wenn wir uns im allgemeinen darüber unterhalten, daß Aufregungen uns schwächen können, so daß wir für eine Krankheit anfälliger werden, dann erhebt sich kein Widerspruch. Solche psychischen Einflüsse will jeder zugestehen. Wenn ich aber einem bestimmten Kranken vorschlage, seine Angina oder sein Magengeschwür mit seinem höchst eigenen Versagen vor einem Konflikt in Zusammenhang zu bringen, dann widerspricht er energisch.

Wir sind nicht bereit, den Balken im eigenen Auge zu sehen, und verhalten uns wie Hiob. Und unsere Ideen, wenn sie Überzeugungen sind, verteidigen wir erst recht als unsere heiligsten Güter. Es ist schon schwer, eine eigene Schuld anzuerkennen, aber es ist noch viel schwerer zuzugeben, durch eigene Mitwirkung eine Krankheit bekommen zu haben, zumal von einer Krankheit, der sich der Mensch nicht bewußt ist.

Und nun hat uns die Beobachtung noch viel präzisere Dinge gelehrt, nämlich daß an der Pforte der Krankheiten nicht nur die persönlichen Konflikte mit den nächsten und blutsverwandten Personen stehen, sondern auch die Konflikte der Ideen, der Gebote, der Treue zu ihnen, der Hingabe an sie. Zeugung und Tod, aber auch Glaube und Gebot, Kirche und Staat bringen die Konflikte, in denen und durch die der Mensch seine Krankheit bekommt.

Unterfängt sich nun die Psychologie, diesen Bereich anzurühren, dann stößt sie auf Leib und Geist. Nun mutet sie uns zu, auch unsere Überzeugungen, unsere Ideen unter Beweis zu stellen. Sie sollen auch teilhaben an unserer Angina, unserem Magengeschwür oder Herzleiden, und diesmal wird die Psychologie zum Kritiker persönlich verkörperter Ideen. Und sie geht auch so weit, zu behaupten, die Ideen hätten uns krank gemacht, ja sie seien es, die destruktiv gewirkt hätten. Ideen sind jetzt destruktive Ideen, und der idealistische Mensch sei ein destruktiver Mensch.

So etwas gibt es in der Tat. Wenn der Arzt etwas zu der Frage des destruktiven Menschen sagen darf, dann dieses und aus gut begründeter Erfahrung: Der destruktive Mensch ist in den schlimmsten Fällen ein Idealist.

Die Psychologie kann nicht alles tun, und so kann sie wohl auch am wenigsten dem Anspruch auf Wahrheit der Ideen Genüge tun. Daß aber auch Ideen es sind, welche den Menschen besessen machen, entzweien, spalten, zerfleischen und töten, soviel kann sie von Fall zu Fall mit aller Gewißheit erkennen. Denn hier muß sie sagen: worum ihr zu streiten glaubt, ist nicht das, worum ihr wirklich streitet. Ihr glaubt, ihr streitet für euer Recht, um euren Glauben, für die Wahrheit. Aber so, wie ihr streitet, tut ihr's nur, um zu streiten.

Die Psychologie kann ganz gewiß nicht abstrakt erklären, was der Streit an sich ist; aber die Selbsttäuschung der Streitenden kann sie aufdecken, und sie darf auch von sich sagen, daß sie manchen Streit aus der Welt schaffte, der es wert war zu verschwinden. Darin wird sie, will mir scheinen, eines Tages die objektive Naturwissenschaft in den Schatten stellen, deren menschen- und völkerverbindende Funktion mehr als fraglich ist. Warum aber? Nun, ich meine, die Psychologie sei doch wärmer, liebender und anerkennender in ihrem Verhältnis zum Menschen. Ich meine natürlich eine Psychologie, die nicht erklärt, sondern begreift. Und wenn wir mit der Ansicht recht behalten, daß auch die organische Krankheit eigentlich ein Streit, ein leidenschaftliches Gegeneinander, diesmal der Zellen, Gewebe, Organe und Funktionen ist, dann kann die Psychologie auch hier diese heilsame Wirkung erreichen.

Dies wäre dann das Beste, dessen eine psychologisch gewonnene Medizin sich rühmen könnte, und rühmen möchte sie sich nicht. Dazu wird man ihr auch weder die Zeit noch die Ruhe, noch vor allem die Macht lassen, die zum Selbstlob nötig ist. Auch ist ihr Kampf gegen die destruktive Idee oder – wenn man PLATOS gefeiertes Wort schonen will – gegen die destruktiven Ideologien nicht der einzige ihr auferlegte Kampf.

Eine psychologische Medizin gerät natürlich auch in Konflikt mit dem technischen Ausbau der Medizin, die schon vielfach eine Übertechnik wurde. Diese Erscheinungsform aber ist wieder eng verknüpft mit der modernen Wirtschaftsform, mit der Industrie, mit den Einkommensquellen der Ärzte, mit dem riesigen Täuschungsbedürfnis der Patienten und manchem anderen mehr.

Das sind nun Zusammenhänge, die uns überhaupt an das Krankenlager der sogenannten modernen Kultur führen. Und hier sind wir Ärzte nicht mehr allein, nicht mehr die einzigen, sondern in der großen Gesellschaft aller derer, die dieses Riesenkrankenlager umstehen, nicht wegen ihres sogenannten Materialismus, sondern weil dieser ihr Materialismus die Züge eines destruktiven Idealismus bzw. einer destruktiven Ideologie angenommen hat.

Abschließend sei noch ein Wort für den Menschen eingelegt. Die Anklagen gegen ihn lauten oft so: Die Vernunft ist gut, aber die Menschen setzen sie falsch oder gar nicht ein. Oder: die Wissenschaft ist wahr; aber der Mensch mißbraucht sie. Nur edelmütigen Menschen dürfen wir sie in die Hand geben, oder wir müssen solche Menschen erziehen, die sie nur zum Wohle der Menschheit anwenden. Oder auch: Die Religion ist gut, aber die Menschen sind von ihr abgefallen (als ob die Menschen früher religiös gewesen wären!).

Dies alles klingt, als verhielten sich die Menschen als Untermenschen, als hätten sie die Wahl, Übermenschen zu werden. Woher aber wissen wir, daß Vernunft, Wissenschaft, Religion und Gebote an sich gut sind, der Mensch an sich ungut ist? Hat er sie doch selbst geschaffen oder mindestens gefunden und aufgenommen. Von Mensch zu Mensch aber wissen wir nichts davon. Da finden wir die Ideen gleichsam im Menschen vor und merken nun: nachdem er sie einmal hat, kann er, der Mensch, nicht mehr zur Naivität zurückfinden, am allerwenigsten durch Befehl und Gewalt.

Wir wissen als Ärzte, auch in dem erweiterten Sinn von Ärzten der großen Krankheit dieser Zeit, nichts davon, daß der Mensch von Natur böse oder ursprünglich gut sei. Dagegen sehen wir aber, daß es einen Rückzug zur Naivität wirklich gibt, und dies ist eben die Krankheit.

Wenn wir in die Klinik aufgenommen werden, so werden wir gleichnishaft wieder Kinder. Wir haben Ruhe und Wärme im Bett wie einst im Mutterleib. Und eine Schwester beugt sich über uns wie eine Mutter. Die Schonkost, die sie bringt, ist so wie damals, als wir Milch und Brei bekamen. Nun geht die Tür auf, und ein Vater erscheint in Gestalt des Arztes. Dieser Infantilismus des klinischen Rituals ist gleich einer Kindheitsszene, die der Naivität genau entspricht, mit der Krankheit und Krankheitsbedürfnis uns begaben. Dies aber ist das Gegenteil von Vergeistigung und sagt uns: Du kannst neu anfangen, du bist von einer zerstörenden Ideologie befreit. So etwas meint auch die Psychologie.

So werden wir also weder den Menschen schelten noch die Krankheit nur mißbilligen. Die Psychologie in der Medizin gibt der Versuchung nicht nach, eine »Idee des Menschen« zu kreieren. Die Therapie ist überhaupt kein endlicher Vorgang. Ihr praktischer Realismus bedeutet, daß sie das Unzulängliche annimmt und die ewige Naivität der Krankheit, als ihr eigentliches Geheimnis, respektiert.

Erinnerung an Viktor von Weizsäcker
Von Dolf Sternberger

Viktor von Weizsäcker lebte von 1886 bis 1957. Am 21. April 1986 gedachte man der hundertsten Wiederkehr seines Geburtstages, doch ist auch ohne solchen chronologischen Anlaß Grund genug vorhanden, seine Gestalt, seine geistige Leistung, seine Bedeutung in der Wissenschaftsgeschichte ins Gedächtnis zu rufen. Es scheint, er ist weithin vergessen, und wo nicht geradezu vergessen, so doch nur unbestimmt erinnert, mit einer Aura scheuer Achtung, die wenig Folgen zeitigt. Er steht gleichsam in einer abgelegenen Nische. Eine feste Schule hat er nicht gebildet, seine Nachfolge stellte sich in wenigen einzelnen dar, scheint sich bald zu verlieren.

Er war Arzt, Mediziner, Naturphilosoph, ein durchaus eigentümlicher, eigenwüchsiger Denker. Wenn von irgendeinem Geist der Epoche der ersten Jahrhunderthälfte ohne Rückhalt gesagt werden kann, daß er durch Tiefsinn ausgezeichnet sei, so gewiß von ihm. Die meiste Zeit war er Professor in Heidelberg, einige Jahre während des Krieges in Breslau, dann wieder in Heidelberg. Erst in diesen letzten Jahren seiner akademischen Wirksamkeit wurde ihm ein angemessen bezeichneter Lehrstuhl zuteil – für Allgemeine Klinische Medizin –, bis dahin war er auf das Fach der Neurologie eingeschränkt geblieben. Wenngleich seine »klinischen Vorstellungen«[1] im großen Hörsaal der Heidelberger Ludolf-Krehl-Klinik einen einzigartigen Zauber ausübten und vielen Hörern unvergeßlich geblieben sind, so war es für ihn doch ein später Lebensaugenblick, seine Attitüde hatte etwas Schmerzliches. Immerhin liest man heute im Brockhaus, er habe eine »allgemeine anthropologische Medizin begründet«. Der Name ist gewiß zutreffend, er hat eine solche Lehre, eine solche Leib und Seele umgreifende Wissenschaft entworfen, erdacht, erprobt, umkreist: Aber wo ist sie seither geblieben? Zuletzt war es doch eine recht einsame Bemühung, und ein Element von Melancholie ist ihr auch aus diesem Grunde eigen. Oder täuscht uns nur der vergleichende Blick? Ist am Ende inmitten der rastlos und unwiderstehlich fortschreitenden naturwissenschaftlichen Medizin mit ihren erdrückenden Erfolgen, mit ihren Apparaten und Medikamenten, ihrer übermächtigen diagnostischen und therapeutischen Technik der Mann, der die »Einführung des Subjekts« gelehrt, die biographische Bedeutung der Krankheit ergründet, das Geheimnis der Dialektik von Leib und Seele in immer neuen Versuchen, Untersuchungen, Deutungen, Versenkungen berührt hat, ist sein Genie am Ende notwendig einsam geblieben?

Erste Bekanntschaft

Man wird nach meiner Legitimation fragen, ein Porträt Viktor von Weizsäckers zu zeichnen. Ich habe nicht Medizin studiert, sondern Philosophie. Dennoch rechne ich ihn zu meinen Lehrern, sogar zu den geliebten. Die erste Bekanntschaft war eigentlich literarischer Art: Im studentischen Zeitungslesesaal in der Augustinergasse fand man die wunderbare Zeitschrift, die Viktor von Weizsäcker zusammen mit Martin Buber und Joseph Wittig herausgab und die Lambert Schneider in Berlin mit opulenter Einfachheit herstellte, »Die Kreatur«. Sie hat nur drei Jahrgänge erlebt, 1927-1929. Es war eine ungewöhnliche Unternehmung, ein Protestant, ein Jude und ein Katholik hatten sich zusammengetan. »Das Gemeinsame war«, schrieb Weizsäcker später (1945) im Rückblick, »daß wir die Gemeinschaft in unserer religiösen oder kirchlichen Gemeinde alle verloren hatten: die Gemeinschaft der Gemeinschaftslosen und darum Wissenden.«[2] Gleichwohl war ein religiöser Grundton in den Beiträgen zu vernehmen, die in mehrere, auch entlegene Disziplinen reichten, ohne je spezialistisch zu werden oder die wissenschaftliche Zugehörigkeit und Kompetenz auch nur kenntlich zu machen.

Als ich meinen ersten größeren Essay geschrieben hatte, brachte ich das Manuskript kurzerhand zu Professor von Weizsäcker, er wohnte in der Plöck, schräg gegenüber der Bibliothek und dicht neben Karl Jaspers, der indessen in gewisser Weise sein Antipode gewesen ist. Jaspers' philosophische Grundformel von der »Existenz« war entschieden ethischer Natur, das Reich der Kreatur, der Geschöpflichkeit, zumal das Dunkel des Leibes und der Krankheit war ihm mehr ein Gegenstand des ordnenden Verstandes als ein Mysterium, mehr ein Stoff der Disziplinierung als ein Strudel der Versenkung.

Mein Aufsatz wurde in der »Kreatur« veröffentlicht.[3] Wichtiger wurde die vertrauensvolle Freundschaft, deren Weizsäcker den jungen Mann in der Folge gewürdigt hat. Vier Jahre später, nach meiner Promotion, zog er mich mit einigen anderen heran, sein Projekt einer Analyse des Systems der Sozialversicherung mit dem Ziel ihrer Reform auszuführen. Diese Arbeitsgemeinschaft bestand unter seiner Leitung von 1932-1934. Ihr Schicksal läßt sich aus diesen Daten erahnen. Sie ist gescheitert, die Gruppe wie das Vorhaben wurden durch die nationalsozialistische Machtergreifung zerschlagen. Viktor von Weizsäcker hat von diesen Bemühungen und von seinen sozialpolitischen Intentionen in dem Buch Rechenschaft gegeben, das er in den Monaten seiner Kriegsgefangenschaft, nach der Flucht aus Breslau, im Frühjahr und Sommer 1945, geschrieben hat; es heißt »Begegnungen und

Entscheidungen« und hat teils autobiographischen, teils meditativen Charakter. Es ist ein sehr schönes Buch.[4]

Soziale Medizin

Ihren Ausgang nahmen diese sozialpolitischen Interessen Weizsäckers von der Beobachtung gewisser Neurosen. Diese Erscheinungen, sagte er, hätten in den ersten Jahrzehnten des Jahrhunderts und zumal in den 20er Jahren geradezu »den Eindruck einer neuen Volksseuche« gemacht, und »die von der Schulmedizin erzogenen Ärzte« hätten dem Phänomen einigermaßen ratlos gegenübergestanden. Er fand, daß die kausal denkende Medizin das Übel verschlimmere, indem sie die Patienten in ihrer Krankheit festzuhalten tendiere. Namentlich war es die sog. Rentenneurose bei Arbeitern und Angestellten, die Weizsäckers Denken und Forschen in Anspruch nahm; er wehrte sich gegen den vorgeschriebenen Schematismus, an den der akademische Kliniker als Gutachter und Obergutachter gefesselt war. Er prägte den Begriff der Rechtsneurose, denn er fand, daß nicht so sehr das »Begehren« der Rente als das Beharren auf dem Rechtsanspruch die Krankheit förderte, die dessen Grundlage bildete.[5] In einer besonderen Baracke mit 20 Betten untersuchte er mit Assistenten solche Kranken. Trotz seines Mißtrauens gegen den Rechtscharakter des Versicherungssystems – das er später übrigens korrigiert hat[6] – formulierte er seine Grundforderung wiederum in rechtsförmiger Weise: an die Stelle des Rechts auf Rente solle ein Recht auf Behandlung treten. Diese Behandlung wich von der konventionellen Klinik dadurch entscheidend ab, daß das ärztliche Gespräch, die Gemeinschaft unter den Patienten, Therapie durch Bewegung und Arbeit in den Vordergrund rückten. Auch erkannte er das merkwürdig archaische Moment des Versicherungssystems, die »Beschränkung der Erwerbsfähigkeit« in Prozenten auszudrücken, obgleich doch solcher Aufrechnung physischer Mängel nach Art des Talionsprinzips der Vorzeit – da man abgehauene Gliedmaßen, um den Verletzten zu »entschädigen«, mit Münzen oder Barren aufwog – im Berufs- und Arbeitsleben keinerlei qualitative Wirklichkeit entspricht. Überhaupt, meinte er, solle es nicht auf Versicherung, sondern auf Sicherung ankommen, vor allem und zunächst der Gesundheit. In der Baracke gab es eindrucksvolle Heilerfolge. Die maßgebliche Publikation war seine Schrift »Soziale Krankheit und soziale Gesundung«, die 1930 erschien.[7] Sie stellt wohl den Anfang und ein Grundbuch dessen dar, was nachmals Sozialmedizin genannt wurde, und diese Pionierleistung sollte jeder kennen und anerkennen, der sich in diesem Felde betätigt oder an der Ausbildung des Faches ein Verdienst in Anspruch nimmt. In dieser Schrift steht der Satz, daß die Neurose ein Verhalten nicht nur der Person, sondern auch der Gesellschaft ausdrücke, und eben aus dieser Einsicht sind jene Bestrebungen zum Umbau des Systems der Sozialversicherung erwachsen, denn diese Einrichtung war es, auf welche der Satz vom Verhalten der Gesellschaft zielte.

Die Einführung des Subjekts

Aber schon hier griff der Gedanke tiefer ein. Es ist nicht nur die Entdeckung der sozialen und institutionellen, sondern auch die der intimeren Krankheitsbedingungen von Ehe, Familie, Beruf, Arbeitsplatz oder Mangel eines Arbeitsplatzes, was diese Schrift auszeichnet. Überhaupt erschöpft sich Weizsäckers Bedeutung bei weitem nicht an diesem seinem energischen, wiewohl zuletzt vergeblichen praktischen Zugriff. Ein einziger Satz aus der eben erwähnten Schrift mag die weitere und tiefere Perspektive anzeigen, die sich schon hier eröffnete:

>Es ist nicht wahr, daß ich objektiv feststellen kann, ob ein Mensch Kopfweh hat oder nicht, es ist nicht wahr, daß ich objektiv urteilen kann, ob er deswegen arbeiten kann oder nicht, und es ist nicht wahr, daß ich objektiv wissen kann, ob das Trauma die Ursache dieses Zustandes ist oder nicht.«

Das ist nicht nur ein Zweifel, das ist eine Absage, und in der gleichsam ketzerhaften Aufrichtigkeit dieses öffentlichen Bekenntnisses kündigt sich an, was er nachmals der Objektivitätsfiktion entgegengesetzt hat: die »Einführung des Subjekts in die Methode der Forschung« (wie es in den »Studien zur Pathogenese« von 1935 heißt[8]).

Das war eine grundstürzende Parole. Aber es war noch nicht alles. Von Weizsäckers bohrender, doch durchaus sinnlicher Gedanke zielte in das Wesen der Krankheit selbst. Er sah vor sich »eine umfassende Krankheitslehre, die einmal die Trennung in leibliche und seelische Entstehungsweisen überwinden wird«. In der Schrift »Ärztliche Fragen« (von 1934[9]) hat er die fundamentale Einsicht, die den Kern einer solchen neuen Krankheitslehre ausmacht, in eine unvergeßliche dialektische Formel gebracht: »Nichts Organisches hat keinen Sinn, nichts Psychisches hat keinen Leib.« Und es gebe nicht zwei oder drei unterschiedliche Sorten von Krankheitsfällen, organisch Kranke, psychisch Kranke und womöglich sozial Kranke, vielmehr träfen diese Momente in der konkreten Krankheit, im konkreten Kranken stets zusammen.

>Denn der Mensch in seiner Gemeinschaft und der Mensch mit seinem Ich ist kein anderer wie der Mensch mit seinem Leibe: man kann ihn nicht aufteilen.«

Daher forderte er eine Medizin nicht der fachlichen Absonderung, sondern der Zusammenarbeit. Und daraus folgten
auch die weisen und übrigens tief christlich geprägten Maximen, die er für das ärztliche Verhalten, für das Verhältnis
zwischen Arzt und Krankem aufgestellt – und nach seinen
Kräften praktiziert – hat:

> »Ich kann also den Schmerz dessen, der ihn hat, nicht ei-
> gentlich wissen und erkennen.« – »Nicht ergreifen, aber
> von ihm ergriffen werden!« – »Hinwendung zum Schmerz
> des anderen ist die Sachlichkeit des ärztlichen Berufes.«

So steht es in dem Bande »Arzt und Kranker« (von 1941[10]).
Und so stand es ihm wahrhaft ins Gesicht geschrieben, seine
Miene war wie geprägt von der Anstrengung einer grübeln-
den Teilnahme.

Über Freud hinaus

So bedeutsam gewiß das Werk Sigmund Freuds (mit dem
er noch in Korrespondenz gestanden hat[11]) für Viktor von
Weizsäcker gewesen ist – er hat das nie verleugnet –, so hat
er, wie mir scheinen will, doch einen bedeutenden Schritt
über Freud hinaus getan, und das ist ein weiterer Grund,
an ihn zu erinnern – heute, da der Freudianismus (neben
und mit dem Marxismus) weithin zu einer beherrschenden
oder doch jedenfalls unbezweifelten Weltanschauung geworden ist. Es ist der Schritt von der Psychoanalyse zur »psychophysischen Forschung«, wie Weizsäcker seine Intention in
einer glänzenden Akademierede von 1934 bezeichnet hat,[12]
oder auch zur »psychosomatischen« oder schließlich zur
»anthropologischen« Medizin. Es ist der Schritt von der kausalen zur dialektischen Betrachtung des Verhältnisses von
Leib und Seele, Seele und Leib; denn auch Freud dachte kau-

64

sal, wenngleich in umgekehrter Richtung als die konventio-
nelle Klinik, eben psychoanalytisch statt physioanalytisch.
Von Weizsäckers Postulat, das Subjekt in die Methode der
Forschung – und in die ärztliche Praxis – einzuführen, mag
von der Psychoanalyse angeregt oder ermutigt worden sein,
aber er ging darauf aus, dieses Prinzip, das aus dem Studium
der Neurosen gewonnen war, der ganzen Klinik mitzuteilen
und einzuimpfen. In seinen »Studien zur Pathogenese« findet man Beschreibungen von Mandelentzündungen, von Diabetes insipidus und von Herzjagen, und es sind ebenso viele
Bemühungen, die psychologische oder, besser gesagt, die le-
bensgeschichtliche, biographische Bedeutung solcher individuellen Erkrankungen zu ermitteln. Und man findet andererseits die meisterhafte Darstellung einer hysterischen Lähmung, an der umgekehrt gerade das entschieden physische,
organische, leibliche Element hervorgekehrt und ernst genommen ist.

»Nichts Organisches hat keinen Sinn, nichts Psychisches
hat keinen Leib.«

System und Antisystem

Durchgängig scheint Weizsäckers Denken, seinem Diagnostizieren und Experimentieren ein Trieb innezuwohnen, Dif-
ferenzen, die die Wissenschaft aus- und festgemacht hat, aufzuheben und gleichsam einzuschmelzen, die Widersprüche
etwa zwischen Physiologie und Psychologie, ja zwischen dem
Subjekt und seiner Umwelt nicht zwar aufzuheben, wohl
aber in die lebendige Einheit zurückzuführen, aus der sie her-
rühren und in der sie auch wiederum als Widersprüche ange-
legt sind. So hat er in demjenigen Buch, das als sein systema-
tisches Hauptwerk gilt, im »Gestaltkreis« (zuerst 1940), eine

»Theorie der Einheit von Wahrnehmen und Bewegen« entwickelt,[13] welche abermals, nun aber nicht so sehr aus klinischer Beobachtung, vielmehr vorwiegend aus präzisen Laboratoriumsversuchen hergeleitet, das geheimnisvolle Verhältnis von Leib und Seele zu ergründen bestimmt war. Der Titelbegriff ist eine Metapher, das Bild des Kreises will an die Stelle der einsinnigen Kausalität, der Wirkung entweder des Leibes auf die Seele oder der Seele auf den Leib, und zugleich der Vorstellung vom psychophysischen Parallelismus treten: es meint »eine kreisförmige Ordnung, bei der jedes der beiden Glieder aufs andere wirkt«. Von Weizsäckers Phantasie in der Prägung neuer und immer sinnenhafter Begriffe mutet fast unerschöpflich an, seine Darstellungsweise, sein Stil ist immer kräftig und durchsichtig, ja wie aus geselliger Mündlichkeit hervorgehend, dabei niemals trivial, die Schwierigkeiten des Gegenstandes nie verleugnend. Kein Zweifel, er war ein großer und originaler Schriftsteller, seine Sprache, sein Vokabular hat alle fachterminologische Routine weit hinter sich gelassen, während andererseits manche philosophische Überlieferung – Leibniz, Schelling – darin eingegangen zu sein scheint.

Es war in ihm aber auch ein heimlicher Widerstand gegen systematische Festlegung überhaupt am Werke, ein Widerhaken inmitten großartiger Produktivität. »Ich freue mich immer, wenn etwas nicht zur Theorie stimmt«, schrieb er in seinem Beitrag zu einer privaten Festschrift für Karl Jaspers; er handelt über »das Antilogische« und entstand 1942[14]: es ist ein leise koboldhafter Zug darin, eine untergründige Freude, geistige Sicherheiten einzureißen, auch die eigenen. Und nicht nur die systematischen, sogar die sprachlichen Endgültigkeiten wurden ihm, dem Sprachmeister, zuzeiten unzulänglich, verdächtig und lästig. Immer wieder taucht er in die Beschreibung und Ergründung des einzelnen Krankheitsfalles ein; dann wollte er es als wichtigste Aufgabe klinischer Forschung ansehen, »eine bestimmte Art Krankengeschichten zu schreiben«, nämlich Krankengeschichten als Berichte von Lebenskrisen oder von Ereignissen, die »in die schleichende Krise eines ganzen Lebens eingeflochten« sind (so in den »Studien zur Pathogenese«).

Der Weg führte zur Erforschung des Leidens selber, von der naturwissenschaftlichen Pathologie zur naturphilosophischen »Pathosophie« – das ist der Titel seines letzten großen Buches (1956).[15] Darin klingt es partienweise wie ein versunkenes Murmeln oder wie Zungenreden. Es scheint nun, als wäre Krankheit das eigentliche Wesensmerkmal, ja die Bestimmung des Menschen.

»Die Vorstellung, daß die Mehrzahl von uns Menschen die längste Zeit ihres Lebens gesund sei, und daß wir nur da und dort und dann und wann krank würden – diese Vorstellung ist leider ganz unzutreffend.« – »Man versteht das kranke Wesen am besten, wenn man sich das ganze Leben als einen unablässigen Krieg mit der Krankheit vorstellt.« Freud erscheint ihm in diesen seinen späten Tagen – »bei großer Wahlverwandtschaft und Verehrung« – doch als ein Sadduzäer, nur und allzusehr auf Erkenntnis und Wissen bedacht. Aber wie sollen wir dann seine, Weizsäckers, eigene Haltung benennen, die auf das Wissen verzichten, doch der Wahrheit des Leidens und des Lebens nur um so näher kommen möchte? Ich glaube nicht, ihm unrecht zu tun, wenn ich ihn – um ebenfalls ein religiöses Urbild anzuführen – im letzten Grunde für einen Mystiker ansehe.

Der so sehr christlichen These von der durchgängigen Krankheit des Menschenwesens korrespondiert sein wissenschaftlich explizierter Glaube, alle Krankheit habe einen Sinn. Ich gestehe, daß mir diese Zuversicht schon damals, um 1930, nicht ganz geheuer war: daß der Zufall, das Zufallende und

Zustoßende des Daseins so gar keinen Platz haben, daß alle Kontingenz derart sich auflösen oder einordnen sollte? In der »Pathosophie« finden sich Sätze, die wie Blitze in der Dunkelheit sind. So spricht er von seiner »Lehre, daß der Tod nicht nur etwas schicksalsmäßig Empfangenes, sondern noch mehr etwas Gemachtes, also durch dieses Machen seinen Sinn Empfangendes sei«. Das ist so kühn, daß es über die Möglichkeiten der Mystik noch hinausgeht, es ist ganz ketzerisch, aufsässig gegen Gott, adamitisch, doch ohne die mindeste Hoffnung auf menschliche Vollkommenheit.

Amor fati als Melancholie

Eine heimliche, merkwürdig versonnene Aufsässigkeit gegen das jeweils Geltende machte sich auch bemerkbar, als er nach dem Kriege in seiner abgetragenen, der Abzeichen beraubten Uniform nach Heidelberg zurückgekehrt war. Der Sohn Eckhard war gefallen, der andere, Robert, vermißt – auch er ist verschollen geblieben. Sein Haus, ehedem das Inbild einer glücklichen Familie, war verstümmelt. Ich weiß nicht, ob er auch hier nach einem Sinn geforscht hat, aber ich weiß, daß er tief verletzt war, in der Rede, die Karl Jaspers zur Wiedereröffnung der Medizinischen Fakultät in der Ludolf-Krehl-Klinik hielt,[16] kein Wort über die Gefallenen zu vernehmen. Der Sohn und Enkel von Staatsbeamten und Geistlichen lebte wohl so fest in patriotischer Tradition, daß er auch solche Opfer für pflichtgemäß ansah. Es scheint, er sonderte den Bereich des Kriegsdienstes von demjenigen der Hitler-Diktatur in seinem Inneren völlig ab oder bemühte sich doch, es zu tun. Wie er von dieser dachte, zeigt ein Wort, das ich gleich zu Anfang Dreiunddreißig im Familienkreis aus seinem Mund gehört habe: »Die Farbwahl ist bezeichnend.« Er meinte die Braunhemden, niemand lachte, es war auch dies eine »psychophysische« Einsicht.

Das Verdikt der Kollektivschuldthese hat er für sich in gewissem Sinn angenommen, aber auch verwandelt: er entsann sich des paradoxen theologischen Begriffs der *felix culpa*, der glücklichen Schuld, und brauchte ihn mehrfach in Gesprächen. Es war kein Spiel und keine bloße Reminiszenz. Weizsäcker hat von der Erfahrung des *amor fati* die merkwürdige Behauptung aufgestellt, sie könne vom »Gewinner« im Lebensspiel niemals gemacht werden; es ist dies das gerade Gegenteil von Nietzsches Deutung. Und er hat das folgendermaßen erläutert (in einer Schrift mit dem geheimnisvollen Titel »Anonyma«, die 1946 in einem Schweizer Verlag herauskam; sie gibt auf 65 Seiten, in aphoristischer Dichte, eine Essenz seines Forschens und Meditierens)[17]:

> »Die Erfahrung lautet etwa so, daß mein Unglück, mein Schmerz, Schwäche, Schwindel, Schmach, Entbehrung, Krankheit, Tod, Verlust mit Eifersucht als mir gehörig, zu mir gehörend, mit Stolz als Eigentum und Besitz, mit Verachtung als Probe eigener Kraft und Behauptung erlebt werden. Der Fromme erfährt solches als Gottes Wille und Gnade, der Unfromme als große eigene Leidenschaft.«

Ob er sich selbst auf die Seite der Frommen oder Unfrommen gerechnet hat, ist schwer zu sagen, sicher aber auf die der Verlierer. Es war etwas in ihm, das ihn trieb, ein Verlierer sein zu wollen. Dahin konnte oder mochte ihm wohl kaum jemand folgen.

Es war um diese selbe Zeit, daß er mir einmal den Satz entgegenwarf: »Ach, Sie gehören auch zu den *scientes bonum et malum*!« Es war in seiner Wohnung, die Situation ist mir genau vor Augen geblieben, wie es bei dergleichen Äußerungen geht, die uns betreffen und doch etwas Dunkles behalten, nicht völlig begriffen werden. Auch höre ich noch den Tonfall seiner Stimme, sie war eher leise, zugleich trist und abweisend. Daß er auf meine damalige politisch-publizistische Wirksamkeit anspielte, auf die Gewißheit, eine gerechte und gute Sache zu fördern, war zwar ganz deutlich. Aber was sollte das Zitat aus der lateinischen Version der Geschichte vom Sündenfall eigentlich besagen? Soll die Verführung der Schlange, kann der Sündenfall, wenn es denn einer war, rückgängig gemacht, widerrufen werden? Haben wir denn als Adams Kinder nicht alle vom Baum der Erkenntnis gegessen? Könnten wir ohnedem, ohne Gut und Böse zu unterscheiden, irgend etwas in dieser Welt ordnen?

Nach diesem Gespräch trat eine Entfremdung ein, die mir schmerzlich ist. Viktor von Weizsäcker ist in Gram und Krankheit gestorben. Er war ein großer Gelehrter, ein teilnehmender Arzt, ein originaler Denker, ein Denker des Widersprüchlichen, Ergründer des Leidens, und ein Dichter in Begriffen der Sprache, zuweilen am Rande der Sprachlosigkeit. Es ist sehr zu beklagen, daß sein Gedächtnis so blaß geworden ist.

II.
Krankengeschichten

Fallzettel und Exploration im Hörsaal.
Viktor von Weizsäckers Stichworte
zu einem den Studenten vorgestellten Patienten
und zum Duktus der Vorlesung

Berühmte Vorlesungen, in denen Kranke und ihre Geschichten vorgestellt werden, begründen seit den *Dienstagsvorlesungen* des französischen Neurologen Jean Martin Charcot, die 1886 von Freud ins Deutsche übersetzt wurden, die nosographische Methode, d. h. die systematische Beschreibung von Krankheiten. Seitdem nehmen Krankengeschichten einen wichtigen Platz in der Neurologie ein; sie galten prominenten Neurologen wie Alexander Luria, Kurt Goldstein und Sigmund Freud als methodische Stütze von neurologischen, ja insgesamt von modernen medizinischen Konzepten (vgl. Henningsen 1999). Mit den zahlreichen Fallschilderungen in Büchern wie z. B. von Oliver Sacks und Harold Klawans hat eine populäre Renaissance der Krankengeschichte eingesetzt, die jetzt zum literarischen Sujet geworden ist.

Viktor von Weizsäcker selbst hat in 94 Vorlesungen Patienten vorgestellt. Seine Krankengeschichten liegen in drei Sammlungen vor: *Ärztliche Fragen*, *Klinische Vorstellungen* und *Fälle und Probleme. Ärztliche Fragen. Vorlesungen über Allgemeine Therapie* wurde im Sommer 1933 vorgetragen und in der *Deutschen Medizinischen Wochenschrift* veröffentlicht (vgl. Band 5 der *Gesammelten Schriften*). Die *Klinischen Vorstellungen* erschienen zunächst, in den Jahren 1938 bis 1943, in der Zeitschrift *Hippokrates* und erlebten später als Monographie mehrere Auflagen und eine spanische Übersetzung (vgl. Band 3 der *Gesammelten Schriften*). In *Fälle und Probleme. Anthropologische Vorlesungen in der Medizinischen Klinik* macht Weizsäcker seinen Ansatz einer »Allgemeinen Medizin« deutlich, der 1947 mit dem neu eingerichteten Ordinariat in Heidelberg verbunden war. Die Vorlesungen (vgl. Band 9 der *Gesammelten Schriften*) wurden in den von Weizsäcker begründeten *Beiträgen aus einer Allgemeinen Medizin* und 1947 in der *Psyche* abgedruckt, dem von Alexander Mitscherlich ins Leben gerufenen Organ, das eine Vorreiterrolle in der Entwicklung der »Psychosomatischen Medizin« in Deutschland einnehmen sollte (vgl. Dehli 2007). Hier erschien auch Weizsäckers Aufsatz ›*Euthanasie*‹ *und Menschenversuche*, der – ausgehend von Mitscherlichs und von Platens Dokumentation des Nürnberger Ärzte-Prozesses – ethische Fragen der Medizin reflektiert. *Fälle und Probleme* war und ist bis heute für zahllose Studierende und junge Ärztinnen und Ärzte der erste Einstieg in die Medizin Weizsäckers, wenn Studium und Beruf zu ernsthafter Ernüchterung und Kritik an den bestehenden Verhältnissen geführt haben.

Die Vorlesungen hinterließen bei ihren Hörern einen außerordentlich nachhaltigen Eindruck. Weizsäcker improvisierte sie meist aus wenigen Notizen. Die Texte haben den Charakter des gesprochenen Wortes behalten, da sie ohne eingreifende Bearbeitung mit ihren sprachlichen Eigentümlichkeiten wiedergegeben sind. Von der Vorstellung eines Patienten und seiner Geschichte ausgehend, führen sie zu Grundproblemen der medizinischen Anthropologie. Sie zeigen Weizsäckers Art, mit dem Kranken umzugehen, seine Haltung und Methode.

Am Anfang eines jeden Kontakts zwischen Arzt und Patient steht die Anamnese, die medizinische Vorgeschichte einer Erkrankung; in seiner ursprünglichen, auf das Griechische zurückreichenden Definition bedeutet der Begriff aber mehr, nämlich »die Rückbesinnung auf den früheren Zustand der Seele«. Mit der Anamnese beginnt ein Gespräch zwischen einem Laien und einem Fachmann, einem Menschen in Not und einem Helfer, der diese Not lindern soll. Schließlich ist es auch ein Gespräch zwischen zwei Subjekten, dem Kranken, in seinem Lebensschicksal, seiner Biogra-

phie Betroffenen, und seinem Gegenüber, dem mit Vertrau-
en begegnet wird, der Sympathie entgegenbringt, in gewissem Maße mitleidet und neben seiner fachkundigen Distanz
auch Gefühle zeigt und wahrnimmt (vgl. Rimpau 1998). In
Weizsäckers Worten läßt sich das Ziel des Anamnesegesprächs
so zusammenfassen: »Krankheit ist wirklich die von Fall zu
Fall geschehende Anerbietung eines Wissens um die Wahrheit. [...] Krankheit ist erfahrbar als dies, daß durch ein Körpergeschehen eine Bewußtseinsentwicklung geschaffen wird.«
(vgl. Kapitel III, »Krankengeschichte«, S. 187) Für das methodische Vorgehen in diesem Gespräch hat Weizsäcker in
seinem fünften Beitrag der *Ärztlichen Fragen*, *Über die ärztliche Grundhaltung* (1933), gewissermaßen eine Leitlinie skiz-
ziert: »Wir wollen hier eine Orientierung über die wichtigsten Prinzipien und eine Anleitung zum praktischen Verhalten eines jeden Arztes gegenüber jedem Kranken, der sein
Sprechzimmer betritt, versuchen. Wir haben es hier mit
den so wichtigen ersten Unterredungen zu tun, welche vor
der Entscheidung über die einzuschlagende Behandlung
stattfinden müssen. Lassen Sie mich damit beginnen zu sagen, daß Sie sich von dem in unseren Kliniken gebräuch-
lichen *Schema der Anamnese* völlig abwenden müssen. Dieses Schema, welches mit der Frage nach den Sterbefällen
der Verwandten beginnt, zu den Kinderkrankheiten und
den späteren Krankheiten fortgeht und mit dem Verhör über
sexuelle Infektion, Nikotin und Alkoholabusus endet, ist geeignet, aus einer Krankengeschichte ein statistisches Formu-
lar zu machen und die freie Erschließung des Kranken zu vernichten. [...] Die Krankheit soll dem Arzt zuerst so erscheinen, wie sie dem Kranken selbst erscheint, nicht wie sie nach
bekannten klinischen Bildern und nach Gesetzen der Pathologie vermutlich ›ist‹.«
Vier der Weizsäckerschen Krankengeschichten, bei deren

Lektüre sich der Leser in die Rolle des Zuhörers versetzen kann, sind hier ausgewählt worden. Sie zeigen paradigmatisch, worauf Weizsäcker – in Variationen – immer wieder eingeht, so etwa auf sein Verdikt, daß Begriffe wie Ganzheit, Ganzheitsmedizin oder »der ganze Mensch« zu meiden seien. Es sei Hochmut und Anmaßung zu behaupten, man behandle den ganzen Menschen; das Ganze könne man nicht denken und nicht erkennen, was der ganze Mensch sei, das wisse man nicht (vgl. Rimpau 1987, Janz 2007). Die hin und wieder vertretene Auffassung, nach der Weizsäckers Denken die »Ganzheitsmedizin« begründet habe, ist also schlicht falsch.

Der erste Fall schildert etwas scheinbar Banales aus der Sprechstunde. Es ist keine Kunst, die großen Krankheiten nach dem Lehrbuch zu erkennen, aber das »Kleinzeug« des Alltages, das weitaus häufiger auftritt, ist schwierig zu diagnostizieren. So finden wir noch heute in herkömmlichen Lehrbüchern fast nichts über eine Empfindung, die jedem Menschen vertraut ist und die sich zu einer Krankheit entwickeln kann: die Angst, die sich in diesem von Weizsäcker vorgestellten Fall eines jungen Mannes als Herzneurose darstellt. Es wird deutlich, daß bereits ein biographische Gegebenheiten aufdeckendes Gespräch helfen, Anamnese also Therapie bedeuten kann. *Angst* erschien zuerst 1941 in *Hippokrates* und innerhalb der *Klinischen Vorstellungen* als Fall V unter dem Titel *Psychogenie (Herzneurose)*, wobei man unter Psychogenie die seelische Verursachung einer Krankheit versteht (vgl. Band 3 der *Gesammelten Schriften*).

In der zweiten Krankengeschichte, dem Fall einer Frau mit plötzlicher einseitiger Gesichtslähmung, wird der Zusammenhang zwischen dem Auftreten eines Körpersymptoms bzw. einer Erkrankung und einer Lebenskrise verdeutlicht. Weizsäckers Kernfragen – »warum gerade jetzt«, zu diesem

Zeitpunkt, und »warum gerade hier«, an diesem Teil des Körpers – werden zum Schlüssel im Verständnis für den Kranken und seine Krankheit. Auch die *Gesichtslähmung* erschien zunächst 1938 als Fall XIV unter dem Titel *Leib und Seele (Facialislähmung)* in *Hippokrates* und 1941 in den *Klinischen Vorstellungen* (vgl. Band 3 der *Gesammelten Schriften*).

Im dritten Fall geht es um einen Kranken mit Lungenblähung und Herzmuskelschwäche, dem von anderen Ärzten Arbeitsfähigkeit attestiert worden war, was in ihm Angst und Ärger auslöste. Hier stehen die sozialen Konsequenzen von Krankheit im Mittelpunkt. Diese Patientenvorstellung überschrieb Weizsäcker mit *Das pathische Pentagramm*. Als »pathisch« bezeichnet er diejenige Seite unserer biologischen Existenz, die nicht als Daseiendes vorgegeben ist, sondern von der Entscheidung des einzelnen bestimmt wird. Die fünf »pathischen Kategorien« – daher der Begriff des Pentagramms –, die sich in den modalen Hilfsverben »wollen«, »können«, »dürfen«, »sollen« und »müssen« ausdrücken, zeigen sowohl die Freiheit als auch die Begrenztheit des Menschen und spielen als dynamische Faktoren bei jedem Ereignis, also auch bei jedem Krankheitssymptom, eine Rolle. Wenn der Kranke den Satz: »Ich will arbeiten« äußert, so ist dies *ein* Faktor, der als Kraft in einem Feld wirksam ist, in dem weitere Faktoren eine Rolle spielen können wie »ich soll«, »ich kann«, »ich muß« oder »ich darf« und ihr jeweiliges Gegenteil, »ich will/soll/kann/muß/darf nicht«. Diese Kategorien sind nicht meßbar, haben mit dem Seienden (»ontisch«) nichts zu tun, aber sie sind einflußreich; sie werden insofern passiv erfahren, erlitten (»pathisch«), als sie nicht einem Selbstgestaltungsvermögen unterliegen. Zwischen diesen pathischen Kategorien läßt sich eine Beziehung erkennen, die auch für den Fortgang der hier geschilderten Krankengeschichte wesentlich ist. Unter dem Titel *XXVI. Das pathische Pentagramm (Lungenblähung, Herzinsuffizienz)* ist sie erstmals 1947 erschienen (vgl. Band 9 der *Gesammelten Schriften*).

Die letzte hier vorgestellte Kranke, eine Diabetespatientin, ist für Weizsäcker Anlaß, ein abschließendes Fazit aus der Vorlesungsreihe eines Semesters zur »Anthropologischen Medizin« zu ziehen, die er jetzt schlicht in wörtlicher Übersetzung »menschenkundliche Form der Medizin« nennt. Er begründet, warum Psychosomatische Medizin das Anthropologische in der Lehre von der Krankheit nicht ersetzen kann. Die mit *Krankengeschichte* überschriebene Fallvorstellung erschien zuerst 1928 in *Die Kreatur* und seit 1941 in mehreren Auflagen als *Stücke einer medizinischen Anthropologie* zusammen mit anderen Beiträgen in *Arzt und Kranker* (vgl. Band 5 der *Gesammelten Schriften*).

Angst

W: Erzählen Sie, wie es Ihnen geht.

K: Ein bißchen Herzklopfen habe ich noch.

W: Wann sind Sie denn zum Arbeitsdienst gekommen?

K: Anfang April.

W: Das sind jetzt 4 Wochen. War es anstrengend im Arbeitsdienst?

K: Die ersten Wochen waren gerade nicht so anstrengend.

W: Wann hat es denn angefangen?

K: Anfang dieses Jahres hat es angefangen.

W: Also schon ehe Sie in den Arbeitsdienst kamen. Wie war denn der Anfang?

K: Ich habe plötzlich Herzklopfen bekommen und dann auch Angstgefühle.

W: War das Herzklopfen zuerst da?

K: Manchmal auch die Angst.

W: Wo sitzt denn die Angst?

K: Ich weiß nicht.

W: Haben Sie auch Atemnot?

K: Ja, das ist manchmal auch da.

W: Kann man gegen das Herzklopfen und die Angst nichts tun?

K: Eigentlich nicht.

W: Darum also mußten Sie aussetzen und schließlich sich krank melden. (Es ist nicht so gewesen, daß er völlig versagt hätte; aber eine große unangenehme Belästigung war es doch.)

W: Kam das Herzklopfen auch im Schlaf, so daß Sie deswegen aufwachten?

K: Ja, einmal, aber sonst habe ich immer gut geschlafen.

W: Das Herzklopfen ist nicht abhängig von Anstrengungen?

K: Eigentlich nicht. –

W: Hatten Sie sonst noch Beschwerden?

K: Schwindelgefühl und Kopfschmerzen. Es geht mir aber besser.

W: Sie gehen gerne wieder zum Arbeitsdienst?

K: Ja.

W: Kennen Sie aus früheren Jahren etwas Ähnliches, oder haben Sie das jetzt zum ersten Male?

K: Zum ersten Male.

W: Haben Sie andere Krankheiten gehabt?

K: Lungenentzündung und Halsentzündung.

W: Rauchen Sie auch?

K: Ja, ziemlich, vielleicht ist das die Ursache.

W: Und Alkohol?

K: Alkohol trinke ich ganz wenig.

W: Und wo das Herzklopfen herkommen könnte, das wissen Sie wohl nicht so genau?

K: Ich glaube, von dem starken Rauchen.

M. H.! Wir haben zuletzt seltene, bemerkenswerte Fälle gesehen; heute zeige ich Ihnen etwas Banales aus der Alltagssprechstunde. Aber damit wird etwas nicht leichter, sondern schwerer. Es ist keine Kunst, die großen Krankheiten aus den Lehrbüchern zu erkennen. Aber das »Kleinzeug« des Alltags, das praktisch eine sehr große Bedeutung hat, ist schwierig.

Der Kranke gibt Ihnen fast nur Herzbeschwerden an. Sie entstehen nicht unmittelbar mit der Körperarbeit, und doch mußte er sich krankmelden. Er ist 21 Jahre, kräftig, intelligent, aufrichtig und besten Willens. Liegt eine Überanstrengung seines Herzens vor? Am Röntgenschirm ist das Herz weder größer noch kleiner als normal. Das Elektrokardiogramm ist, auch nach Belastung, normal. Und doch konnte er nicht arbeiten. Ist das die Folge des Rauchens, einer Gift-wirkung? Läßt sich eine organische Störung durch die nega-tiven Ergebnisse der Klinik sicher ausschließen? Was heißt hier sicher? Könnten nicht die früheren Infektionskrank-heiten einen Schaden hinterlassen haben? Dürfen wir eine Herzneurose annehmen, nur weil wir keinen objektiven Or-ganbefund haben? Dürfen wir eine Neurose annehmen, ob-wohl jemand so wenig nervös auf uns wirkt wie dieser Mann? – Das sind die Fragen, die Sie in der Sprechstunde be-stürmen werden und die nun auch nach der internistischen Untersuchung der Klinik *nicht* gelöst waren. Aber eine kleine vertrauensvolle Unterhaltung hat uns doch zum Ziele ge-führt.

Der Junge hat ein Mädchen, das er später heiraten will. Vorerst scheint er aber noch mehr an der Mutter und deren Führung zu hängen, zumal vor drei Jahren der Vater starb. Das alles ist nichts Besonderes. Aber es drängte ihn, ein son-derbares Geständnis zu machen. Beim überraschenden Tod des Vaters wurde ihm zuerst nur gesagt, es sei »jemand in der Familie« gestorben. Er stürzt nach Hause und erfährt: der Vater ist es. Da entfuhr ihm die Äußerung: »Ach, dann ist ja alles gut!« – – Warum ist dann alles gut? Hier stimmt etwas nicht, und wenn man so etwas denkt, wird man es nicht sagen. – – Er mußte das beichten. Diese Erinnerung ist noch wach in ihm, aber sie kommt auch im Schlafe zu ihm zurück. Ihm träumte nämlich auch, daß die Mutter einen Sarg im Arm trug und damit johlend auf der Straße herumlief. Der Sarg war der des Vaters. Hier, im Traume, be-nimmt sich die Mutter nicht besser als er, der Träumer; sie scheinen da gemeinsame Front zu haben. – Der Traum ist noch entsetzlicher als jener Ausruf. Die Hauptsache aber kommt jetzt: er wurde in *der* Nacht geträumt, nach der das *Herzklopfen zum ersten Male* auftrat.

Damit, m. H., schließt sich für uns doch der Ring einer Erkenntnis. Diese erste Entstehung des Herzklopfens belehrt uns über den Sinn dieser Beschwerde; sie ist der Ausdruck schwerer seelischer Kämpfe, die aber nicht voll im Bewußtsein ausgetragen waren. Denn es sind die schmerzlichsten, die man sich denken kann, und sie gehören zugleich zu den ältesten, die die Menschheit kennt, die zwischen Vater und Sohn. In dieser Region der Seele haben sich die Erschütterungen abgespielt, deren Schwingung sich auf das empfindende Organ dann übertrug. – Die fatale Äußerung beim Tode des Vaters war kein Zufall, wir nennen sie daher eine Fehlleistung. Der Traum von der Mutter enthüllt das Grauen, das so zweideutige, zerrissene Gefühle erweckt. Die Herzneurose, die wir danach feststellen müssen, ist nur ein Denkstein dieser angsterregenden Vorgänge; er besagt: noch ist nicht alles überwunden. Das übermäßige Rauchen ist nicht die Ursache des Leidens, sondern selbst nur eine Folge psychisch verhaltener Spannung und Flucht. Der Schwindel, der Kopfschmerz, die Einschränkung der Arbeitsfähigkeit sind Folgen jener Ausbreitungstendenz der Neurose auf immer größere Funktionsgebiete; wir sehen diese Tendenz bei jeder Neurose, die zur Heilung drängt, und man darf sie einer anwachsenden Streikbewegung vergleichen.

Es geht unserem Arbeitsmann jetzt gut. Er ist wieder arbeitsfähig. Wir haben seine Vernunft mit der unbewußten Leidenschaft in Berührung gebracht; dazu genügten hier einige lösende Aussprachen. Der Arzt mußte hier behutsam vorgehen, mit vorsichtig ordnender Hand die Zusammenhänge des körperlichen und des seelischen Bereichs ihm sichtbar machen und damit den Zauber der Neurose brechen. Der unbelehrte Wille allein hat das nicht vermocht. Ein so Veranlagter wird auch später vielleicht Verwicklungen solcher Art erfahren müssen; aber wir hoffen, daß er nach dieser Behandlung die Wegrichtung leichter findet und auch geschützter gegen die Ungeschicklichkeit von Ärzten ist, die ihm mit Elektrizität und Tabletten helfen wollen.

Gesichtslähmung

W: Ich möchte Ihnen zwei Frauen zeigen.

Zuerst ein Mädchen. – Sie sind jetzt 15 Jahre alt. Was ist denn passiert?

K: Es ist so gekommen. Vom Mittwoch auf Donnerstag.

W: Was haben Sie denn gemerkt?

K: Am Hals habe ich was gespürt. (Sie zeigt in die Gegend der Tonsillen.)

W: Hat es beim Schlucken auch weh getan?

K: Nein.

W: Was haben Sie denn gemerkt?

K: Der Mund ist schief geworden, wenn ich gelacht habe.

W: Haben Sie das gespürt?

K: Nein, die Mutter hat es gesehen.

W: Haben Sie auch in den Spiegel geguckt?

K: Ja, der Mund war halt schief.

W: Zeigen Sie mal die Zähne. Gut. Sehen Sie nach oben. Da sieht man auch sehr deutlich, daß nur die rechte Mundhälfte und die rechte Stirnhaut bewegt wird. – Machen Sie die Augen zu! Da ist besonders deutlich, daß sich das linke Auge nicht schließt, daß also Lagophthalmus, zu deutsch: ein Hasenauge besteht. Glauben Sie mir, daß die Hasen mit offenen Augen schlafen? – Nur die Sklera bleibt sichtbar. Der Bulbus bewegt sich beim Schließversuch nach oben. Diese Koordination ist normal. Beim Schlaf sind die Augen immer nach oben gewendet. Wir bezeichnen das nach dem berühmten englischen Forscher als BELLsches Phänomen.

Tut Ihnen auch noch was weh?

K: Nein.

W: Wenn ich darüber streiche, fühlen Sie das?

K: Ja.

W: Das Gefühl ist rechts und links gleich. Es besteht keine Störung der Sensibilität.

Sie können auch schlucken?

K: Ja.

W: Wie ist denn das Ohr?

K: Im Ohr spüre ich nichts.

W: Sie haben kein Ohrensausen oder Schwindel?

K: Nein.

W: Wir müssen alle Hirnnerven genau prüfen; denn im Felsenbein sich abspielende Prozesse, z. B. akute und chronische Entzündungen, Tumoren können nicht nur den Fazialis treffen, sondern auch den Acusticus und Vestibularis. Geschieht ähnliches im Innern des Schädels, an der Basis des Gehirns, so können noch weitere Nerven, der Trigeminus oder die Augenmuskelnerven erkranken.

All dies ist hier nicht der Fall. –

Wir betrachten sogleich eine zweite Kranke.

Bei Ihnen ist es schon das zweitemal?

K: Ja, vor 1½ Jahren war es das erstemal.

W: Kam es so plötzlich?

K: Ich habe auf dem linken Ohr Ohrenweh gehabt zuerst. Dann habe ich so ein Spannungsgefühl links gehabt und habe dann in dem Spiegel gesehen, daß der Mund schief ist.

W: Alles ist hier viel deutlicher als bei dem Mädchen. Sie sehen, auch wenn die Kranke nicht spricht oder lacht, doch einen deutlichen Unterschied. Auch der Mundwinkel hängt. Beim Lidschluß macht das linke Auge nicht mit. Das linke Auge ist entzündet.

War das Auge im Schlaf nicht zu?

K: Nein.

W: Haben Sie das Auge nicht zugedrückt?

K: Es ist nicht zugeblieben.

W: Es besteht die Gefahr, daß das Auge austrocknet, wenn der Lidschluß unvollkommen ist und wenn der Lidschlag fehlt. Wir müssen deshalb eine Augenschutzkappe auflegen. Kam dann noch was dazu?

K: Nur die linke Nase ist nicht gelaufen, die war so trocken.

W: Haben Sie denn den Schnupfen?

K: Ein kleines bißchen.

W: Wie ist das zu verstehen, daß da ein Gefühl der Trockenheit besteht?

Stud: Durch die Lähmung ...

W: Durch die Tränen; die pflegen ja durch den Tränenkanal in die Nase herunterzulaufen, und die fließen hier nicht. Die Befeuchtung in der Nase fehlt und dies bewirkt das Eintrocknungsgefühl. Denn hier hängt das Unterlid herab und die Tränen fließen auf die Wange, anstatt in den Tränenkanal einzutreten – Sie hören gut?

K: Ja.

W: Sie haben keine unangenehmen Empfindungen am Ohr?

K: Wenn ich hinlange, ist es ein bißchen empfindlich. Wenn was gefallen ist, z. B. ein Schlüsselbund, habe ich das Gefühl gehabt, als höre ichs noch mal so stark.

W: Es besteht eine Hyperakusis, eine Geräuschüberempfindlichkeit am linken Ohr.

Wie ist es denn beim Essen?

K: Der Geschmack auf der linken Seite war nicht so gut.

W: Haben Sie denn eine Aufregung gehabt? Kann man das erzählen?

K: Dieses Mal ist es so gekommen, aber das erstemal durch das Geschäft.

W: Zeigen Sie noch mal die Zähne! Und Stirnrunzeln! Die Lähmung ist vollkommen. Auch hier besteht sehr starker

Lagophthalmus. Wie ist es denn mit dem Essen, mit dem Kauen?

K: Die Speisen bleiben halt immer zwischen den Zähnen hängen.

W: In der linken Backentasche bleiben die Speisen liegen, weil der Musc. buccinator, der die Wange strafft, versagt, und deswegen kaut sie von vornherein auf der rechten Seite. Es bestehen manchmal blitzartige Zuckungen im rechten Gesicht. Sie hängen zusammen mit der Fazialislähmung, die die Kranke vor 1½ Jahren gehabt hat. Links besteht eine frische Fazialislähmung, rechts die Residuen einer früheren abgeheilten.

Sie haben schon gehört, daß wir vor allem sorgsam prüfen müssen, ob die Fazialislähmung das einzige neurologische Symptom ist; denn die Hirnsyphilis, der Hirntumor, die Meningitis, die multiple Sklerose können ebenfalls sehr früh den Fazialis ergreifen, aber sie schreiten noch weiter. – Hier nun sahen Sie zwei reine Fazialislähmungen (Prosopoplegie). Schon der plötzliche Beginn ist sehr charakteristisch. Freilich ist da einiges Beiwerk, worauf ich kurz eingehen muß. Zuerst die Geschmacksstörung. Die Anatomie hat Sie aber unterrichtet, daß den Fazialis der Nervus intermedius, später Chorda Tympani genannt, ein Stück begleitet, ehe er zusammen mit dem N. lingualis als Geschmacksnerv die vorderen Partien der Zunge innerviert. Überdies befördert er die Speichelsekretion. Dann das Tränen. Da kommt zu dem schlechten Tonus des Orbicularis oculi oft ein verstärkter Tränenfluß; er beruht wahrscheinlich auf den vom Fazialis abzweigenden Fasern des N. petrosus superficialis major, die zur Tränendrüse gehen. Weiter die Hyperakusis. Wir verstehen sie, wenn wir erinnern, daß der Fazialis auch den Musc. stapedius, den Anspanner des Steigbügels und des Trommelfells innerviert. Seine Lähmung mindert die Anpassung des Mittelohrs an die Lautstärke. – Alles dies ist also nachbarschaftlich mit dem Fazialis verbunden, und alles übrige verstehen wir aus seiner Lähmung selbst.

Diese sog. rheumatische Fazialislähmung sehen wir öfters, besonders im Frühjahr, gehäuft auftreten. Ich glaube, daß ein Infekt mitspielt. Die meisten Fälle heilen ganz aus. Einige lassen eine Neigung zu tic-ähnlichen Zuckungen und eine gewisse Schwäche zurück. Einige endlich heilen niemals aus, es bleibt bei der Lähmung. Das ist, besonders für ein blühendes Mädchen, ein sehr ernster Mißklang im Leben. Eine Art von Selbsthilfe vollbringt die Natur, indem der gelähmte Muskel in eine gewisse Kontraktur gerät, wodurch die zuerst abgeflachte und hängende Modellierung der Gesichtshälfte wiederhergestellt wird. Aber nur bei mimischer Ruhe sehen wir dann nichts davon; bei jedem Lachen kommt es zu einer häßlichen Verzerrung des Ausdrucks.

Wir müssen alles tun, um diesem Ausgang entgegenzuwirken. In den ersten 14 Tagen legen wir die Kranken ins Bett, lassen sie Natr. salicylicum (3-4 g) nehmen und 1-2tägig schwitzen. Während dieser Zeit kann sich die elektrische Entartungsreaktion entwickeln. Dann kann man nach der Tradition vorsichtige Anodengalvanisierung vornehmen. Etwas später ist eine behutsame tägliche Gesichtsmassage wohl das bedeutendste Hilfsmittel, das wir neuerdings eingeführt haben. Ich weiß, daß völlige Lähmungen auch noch nach 6 und 10 Monaten zurückgingen und ausheilten. Aber nach einem Jahr schwindet die Hoffnung allmählich dahin. Die operative Nervenüberpflanzung vom Accessorius-Hypoglossus her ist ein heikles und selten erfolgreiches Experiment.

Zuletzt noch ein interessanter Punkt. Ist Ihnen aufgefallen, daß die Kranke, die vor 1½ Jahren die Lähmung schon einmal auf der andern Seite hatte, sie damals »vom Geschäft«

bekommen haben will? Gibt es eine Entstehung durch Aufregung? Ich halte die Mitwirkung einer solchen in vielen Fällen für ganz gewiß. Ich sah eine hochbedeutende Frau, die am Tage vor einer dringlichen, aber unerwünschten Reise befallen wurde. Bereits CHARCOT[1] sah und erzählte seinen Hörern in der Salpêtrière in Paris einen solchen Fall eines Knaben. Ich sah bei einem empfindsamen Mädchen, das ihren Verlobten besuchten sollte, die Krankheit entstehen. Ich weiß bestimmt, daß sie starke Bedenken gegen ihn in sich verbarg. Ein anderes Mädchen bekam die Gesichtslähmung zur gleichen Zeit, als ihr Verlobter an ernster Lungentuberkulose erkrankte. Ich erinnere mich einer tüchtigen und guten Frau, die eine Fazialislähmung bekam, welche recht übel war. Gewissermaßen war ihr roher Mann schuld, daß auch die andere Seite erkrankte. Er sagte im Streit (der nicht der erste war) zu ihr: »Wenn du jetzt nicht augenblicklich still bist, bekommst du eine runtergehauen, daß die andere Seite auch lahm wird.« Er tat das nicht, aber am anderen Tage war die andere Seite lahm. – Wir haben auch einen Kranken gesehen, der einen Bekannten mit Fazialislähmung hatte. Nun träumte ihm, daß er selbst dasselbe hätte. Am folgenden Tage hatte er diese Lähmung.

Gibt es also eine »psychogene« Fazialislähmung? Sicher nicht, wenn wir damit eine hysterische Gesichtslähmung meinen. Schon CHARCOT hob hervor, daß er nie eine solche gesehen hat. Die Prosopoplegie ist organisch. Aber deren Begünstigung, Auslösung durch seelische Erschütterungen und Spannungen steht für mich außer Zweifel. Warum sträuben sich eigentlich manche Leute gegen diese Ansicht? Körper und Seele sind doch eine einheitliche Zweiheit; an ihrem wichtigsten Punkte hängen sie zusammen. Das Mittelalter hat gewiß die Seele höher gestellt, aber es hatte keine Angst vor ihrer körperlichen Verknüpfung. Am Straßburger Münster sehen Sie die Fratze eines Elenden, die nichts anderes als eine Fazialislähmung zeigt. Er macht ein schiefes Gesicht, aber die Gotik fragt nicht, ob das »nur« ein körperliches Übel sei; sie sieht beides als eines; sie kennt zwar den Unterschied von Leib und Seele; aber wichtiger ist ihr der von gut und böse. Ein schiefes Gesicht ist immer ein böses Ding.

Das pathische Pentagramm
(Lungenblähung, Herzinsuffizienz)

Meine Damen und Herren! Sie erinnern sich, daß wir das letztemal uns etwas in die Psychologie der Angst zu vertiefen versuchten. Daß der Mensch das fürchtet, was er wünscht, und das wünscht, was er fürchtet. – Dies ist am Beispiel der Geschlechtlichkeit noch ziemlich leicht zu verstehen. Es wäre nicht nötig, sich für solche Einsichten auf große Denker zu berufen, wenn uns die großen Ereignisse des Herzens vertrauter und nicht so übermalt von banalen Vorstellungen wären, als sie es sind. KIERKEGAARD[1], der FREUD voranging, hat in einer seiner größten Abhandlungen dargelegt, daß das Böse die Angst vor dem Guten ist. Und das Gute ist doch, was wir wünschen? Aber ist das Gute denn so leicht, so ungefährlich, daß wir es nicht zu fürchten brauchen? Ich meine, auch dies ist zu begreifen. KIERKEGAARD greift noch tiefer als FREUD, denn er zeigt, *was* das eigentlich ist, was wir fürchten, wenn wir es wünschen.

Das Nachsinnen, die Versenkung des Geistes in solche Erkenntnisse ist jedem Menschen zu raten, der die nötige Ruhe, die geistige Fähigkeit dazu besitzt. Aber sie hat eine Gefahr bei sich, nämlich die, daß man solche Meditation als eine Art von Beschäftigung für sich nimmt und dies dann Moralphilosophie nennt. Das übrige Tun und Treiben kann dabei seinen alten Gang weitergehen, als ob uns das in den anderen Beschäftigungen nichts anginge. Und hier hat die Klinik, der ärztliche Beruf einen Vorsprung, nämlich dann, wenn sie solche Erkenntnisse im Alltag und überall wiederbestätigt, wenn sie erkennt, daß es sich um etwas handelt, was wie ein Naturgesetz immer und überall gilt und wirksam ist. Das zu erkennen, bedarf es aber einer eigenen und neuen

Anstrengung. Eine solche wollen wir jetzt machen, indem wir uns den heutigen Kranken genauer ansehen. Es wird sich zeigen, daß wir da einen weiten Weg vor uns haben, der erst nach langen Umwegen zum Ziel führt. Mit der moralphilosophischen Meditation ist es da nichts. Die Sache führt uns ins Gestrüpp von scheinbar recht ungeistigen Realitäten.

Sie sahen, daß der Kranke, der etwa vierzig Jahre alt ist, blaue Lippen und cyanotische Schleimhäute im Munde und an den Augen hat. Am Herzen ist nichts Pathologisches zu finden, aber die Leber ist etwas vergrößert. Seine Klagen sind seit einem halben Jahre eine zunehmende Ermüdbarkeit bei der Körperarbeit, Atembeschwerden beim Treppensteigen. Die Lungengrenzen stehen zu tief und die Durchleuchtung zeigt ein gewisses Emphysem. Auch mit dem Spirometer wurde eine verminderte Vitalkapazität gefunden. Diese Befunde lassen mehrere Diagnosen zu. Ein Herzmuskelschaden, besonders des rechten Herzens, würde einiges, aber nicht die Lungenblähung erklären. Der Kranke erinnert an die »Blausucht«, welche man bei der Pulmonalstenose findet. Neuerdings sind auch Fälle von pulmonaler Arteriolitis obliterans beschrieben; diese Diagnose ist intra vitam schwer zu sichern. Wir kennen auch Fälle von Bronchiolitis obliterans, und dies würde mit der emphysemähnlichen Veränderung stimmen. Keine dieser drei Diagnosen ist ganz sicher. Wir bleiben, ich sage es offen, auf der Stufe des Hypothetischen, und nur daß hier eine Kreislaufstörung vorliegt, kann als gut gesichert gelten. Insoweit ist unser Fall lehrreich, aber auch problematisch. *Daß* er aber problematisch ist und die Beurteilung unsicher, dies eben hat gewisse Konsequenzen für ihn gehabt, die uns jetzt interessieren sollen.

Ehe er zu uns kam, hat er bereits mehrere andere Ärzte gehabt, und als ich ihn danach frug, erfuhren Sie: er war auch schon vor dem Kontrollarzt. Auf die Frage, was dieser gesagt habe, antwortete er: der sagte: »Wenn Sie gesunde Lungen haben, sind Sie arbeitsfähig.« Also mußte er wieder arbeiten, denn er bekam kein Krankengeld mehr. Aber es ging eben nicht. So schickte ihn ein anderer Arzt in die Klinik.

»Arbeitsfähig« sagte der Kontrollarzt, nicht »gesund« sagte er. Warum sagte er nicht »gesund«, warum sagte er »arbeitsfähig«? Weil die Sozialversicherung sich für die Arbeitsfähigkeit interessieren muß, also für einen wirtschaftlichen, keinen medizinischen Begriff. Es ist nun offenkundig, daß unser Kranker sich verdrossen hat, und wenn es diesmal nicht die Angst war, so war es der *Ärger*, ein anderer Affekt, der ihn in seiner Krankengeschichte begleitet hat. Unserem Vorsatz getreu, auch die psychische Seite des Kranken zu studieren, werden wir nun diesem Affekte nachgehen. Ich tue dies teils nach den Aussagen unseres Kranken, teils mit gewissen konstruktiven Ergänzungen, welche ich mir aus zahlreichen anderen Krankengeschichten hole, und ich bringe das Ganze, der Übersichtlichkeit halber, in einen Dialog, an dem sich mehrere Personen beteiligen werden. Was jetzt kommt, ist etwas Typisches:

Kranker: Ich kann nicht arbeiten.

Kontrollarzt: Sie müssen aber arbeiten.

Kranker: Ich will schon, aber ich kann nicht.

Kontrollarzt: Wenn Sie wollen, können Sie auch.

Grammatikalisch betrachtet, handelt es sich hier um eine Anzahl von Zeitwörtern, die so in der Physik nicht vorkommen. Will, kann und muß sind sozusagen moralische Kategorien, und sie drücken hier eine Meinungsverschiedenheit aus. Kann man, wenn man nur richtig will? Diese Frage wird nicht nur von diesen zwei Personen verschieden beantwortet; der Kundige hört hinter ihrem Gespräch auch schon den Disput der Philosophen:

1. Philosoph: Du kannst, wenn Du willst; wollen macht frei.
2. Philosoph: Wollen heißt können; man muß wollen können.
1. Philosoph: Der Mensch sei heroisch!
2. Philosoph: Das ist Ausbeutung des Schwächeren!

Diese beiden Philosophen können sich im Hintergrunde als auf ihre Meister auf zwei größere berufen; auf NIETZSCHE der erste, auf MARX der zweite. Und alsbald mischen sich Politiker ins Gespräch, die nicht zur Beruhigung beitragen.

1. Politiker: Der Mann ist ja Faschist; das ist Terror.
2. Politiker: Und Sie sind ein Bolschewik, überhaupt ein Revolutionär.

Den Ärzten dieses Patienten wird der Boden jetzt zu heiß. In eiliger Flucht ziehen sie sich auf das Gebiet der Medizin zurück und schicken den Kranken in verschiedene Kliniken. So ist es hier auch wirklich geschehen. Auch hier sind die Ansichten verschieden.

1. Arzt: Der Mann hat eine Neurose.
2. Arzt: Es liegt eine Myocarditis vor.
1. Arzt: Gut, dann eine nervös überlagerte Herzinsuffizienz.
2. Arzt: Die nervöse Überlagerung ist aber nur der Ärger über die falsche Beurteilung.
3. Arzt: Aus einer Herzneurose wird schließlich ein Muskelschaden.
4. Arzt: Solche Fälle sind ursprünglich immer organisch.
   Kranker: Wer hilft mir jetzt?
5. Arzt: Wir werden Sie behandeln, Ihnen eine geeignete Arbeitsstelle verschaffen, dann werden Sie sich beruhigen. Das kann kein Mensch wissen, ob das Organische oder das Psychische zuerst war.

Der Streit um ein Scheinproblem hat dem Arbeiter bestimmt geschadet. Aber es ist nicht mehr unverständlich, daß er das Opfer eines Streites war, der die Welt zu bewegen noch nicht aufgehört hat. Die soziale Gesetzgebung hat seine Gesundheitsfrage zu einer der Arbeitsfähigkeit gemacht. An dieser entzündet sich ein philosophisches und ein politisches Problem: dann landet er wieder auf dem Boden der Medizin, in der aber Psychogenie und Somatogenie kämpfen. Schließlich müssen wir einsehen, daß dieser Kampf um die Grundlagen der Medizin, um das Wesen des Menschen geht. Und hier gehen wir nun noch einen Schritt weiter.

Es ist zu sehen, daß der Kranke jetzt wirklich einen organischen Schaden hat. Und ärgern mußte er sich, als man ihm den nicht zugestand und unbillig Selbstüberwindung von ihm verlangte. Diese Krankheit war zuerst; dann mußte er sich ärgern. Hat er aber vor der Krankheit sich nicht auch schon, nur über etwas anderes, verdrossen, geärgert oder in anderer Weise sich seelisch abgenutzt, gekränkt, geängstet oder verdrängt? Dies können wir jetzt nicht beweisen, aber auch nicht widerlegen. Sie sehen, die Hypothese der Psychogenie ist dehnbar wie ein Kautschuk, man kann fast alles mit ihr machen und sie nie ganz loswerden. Bleiben wir nüchtern und kritisch und sagen wir nichts, was wir nicht wissen, dann bleibt ein fester Punkt in unserer Hand: dem Kranken kann nicht geholfen werden, wenn ihm sein Recht nicht wird, und »Recht« heißt hier auch richtige klinische Beurteilung.

Ich behaupte nun, daß eine richtige klinische Beurteilung nur möglich ist, wenn wir ihn somatisch *und* psychisch richtig beurteilen. Das ist nun ein Satz, der von der anatomischen und physiologischen Pathologie aus nicht zu begründen, ja sogar falsch ist. Die Geschichte lehrt, daß es nicht die Entwicklung der Pathologie selbst, sondern die der Sozialpolitik war, welche offenbart hat, daß man die Arbeitsfähigkeit eines Menschen niemals nach dem körperlichen Befunde al-

lein und immer nach einem psychologischen Urteil einschät-
zen muß. Und weil nun dieses letztere leicht gegensätzlich
ausfallen kann, darum wird es auch leicht kontrovers und sogenannten weltanschaulichen und politischen Einflüssen preis-
gegeben. – Aber nicht dies ist der Punkt, auf den es hier an-
kam. Die Bemessung einer Arbeitsfähigkeit zwingt ja nur
indirekt zur Anerkennung einer seelischen Kraft, die in natur-
wissenschaftlichem Inventar der Medizin nicht vorkommt,
nämlich des *Willens* und im vorliegenden Falle der Regung,
die wir *Ärger* genannt haben.

Was ist das? Ich ärgere mich, wenn ich etwas will, was ich
nicht kann, wenn ich etwas soll, was ich nicht will, und am
meisten, wenn ich etwas wollen soll, was ich nicht kann oder
nicht darf. Ich ärgere mich über wirkliches oder vermeintes
Unrecht, und dann geht der Weg leicht über den Ärger zur
Kränkung und von der Kränkung zur Krankheit. Daß der
heutige Patient diesen Weg gegangen sei, läßt sich nicht beweisen; daß er aber von der Krankheit zur Gesundheit nicht
finden wird, solange er sich über Unrecht ärgert, das ist leicht
zu erweisen.

Ich meine nun, wir sollten diese Einsicht so schlicht und
verständlich lassen, wie sie ist und sie uns durch künstliche
Probleme nicht verstellen. Wie Wille und Affekte eigentlich
mit zirkulatorischen und respiratorischen Funktionen zusammenhängen, brauchen wir nicht zu wissen, um jetzt therapeutisch richtig vorzugehen. Der Kranke hat sich ganz wesentlich gebessert, seitdem er mit Bettruhe, Strophantin und
Atemgymnastik behandelt wird und weiß, daß wir ihn gegen
unbillige Anforderungen an sein Arbeitsvermögen künftig
schützen werden. Etwas anderes ist, ob wir nicht für die Erkenntnis dessen, was man so leichthin »den Willen« nennt,
etwas zulernen können. Wir haben den Willen hier als eine
soziale Funktion in einer sozialen Situation kennengelernt.

Diese soziale Auseinandersetzung offenbart dann etwas über die Struktur des Willens *in einem Menschen*. Sein »ich will« ist gleichsam eine gerichtete Kraft (ein Vektor) in einem Felde, in dem noch anders benannte und gerichtete Kräfte wirken. Der Name dieser anderen ist: »ich soll« oder: »ich kann« oder: »ich muß« oder: »ich darf«. Will, kann, soll, darf und muß – das sind fünf Kategorien, unter denen ein Kampf oder eine nach Gleichgewicht suchende Verstrebung zu denken ist, auf die es hier in dieser Krankengeschichte ankommt. Bei keiner dieser Kategorien aber könnte man mit Hilfe irgendeines objektiv messenden Verfahrens angeben, wie groß oder wie schwer oder wie stark sie »*ist*«. Der Ausdruck »Kraft« oder »Vektor« ist daher zu verwerfen. Diese Kategorien haben mit meßbar Seiendem nichts zu tun; man erleidet sie, man hat sie nicht, und ich nenne sie deshalb die *pathischen* Kategorien. Trotzdem läßt sich zwischen diesen fünf Arten des Pathischen eine strenge Beziehung erkennen, welche auch für den Fortgang der Krankengeschichte wesentlich ist. Denken wir uns jene fünf pathischen Bestimmungen in fünf Punkten konzentriert, dann entsteht ein übersichtliches Schema, an dem sich manches Spezielle verdeutlichen läßt. Wir können es das pathische Pentagramm nennen.

Diabetes

W: Wie geht's denn?

P: Gut.

W: Was hat Sie ins Krankenhaus geführt? Sie sind doch schon oft bei uns gewesen.

P: Ja, zum fünften Mal.

W: Was ist denn nun diesmal passiert?

P: Ich bin ins Koma gekommen.

W: Was heißt das, wie ist das gekommen?

P: Ich weiß ja nichts mehr.

W: Haben Sie denn vorher etwas gemerkt? Daß etwas kam?

P: Ich habe vorher erbrechen müssen.

W: Wie lange ist das her?

P: Drei Wochen.

W: Und dann?

P: Es war mir übel.

W: Und dann wurden Sie bewußtlos?

P: Ja.

W: Und wann sind Sie wieder zu sich gekommen?

P: In der Klinik.

W: Nun bitte erzählen Sie mir etwas weiter. Es war Ihnen nicht so unbekannt, daß Sie vom Koma bedroht sind?

P: Ich habe nicht ans Koma geglaubt.

W: Aber Sie wußten, daß Sie zuckerkrank sind?

P: Ja.

W: Wann ist das entdeckt worden?

P: Vor drei Jahren.

W: Wie ist das entdeckt worden?

P: Ich habe dicke Füße bekommen, hatte Wasser in den Füßen, ich bin erst von Dr. W. mit Spritzen behandelt worden, dann bin ich zu Dr. N. gegangen, es wurde Zucker im Harn festgestellt.

W: Also sie ist vor drei Jahren entdeckt worden, die Zuckerkrankheit. Haben Sie noch andere Erscheinungen gehabt?

P: Ja, ich war müde und hatte sehr viel Durst. Ich bin dann hier eingestellt worden, dann war es besser.

W: Dann sind Sie aber noch dreimal in die Klinik gekommen, was war da los?

P: Ich hab' ein paar Tage nicht gespritzt, und da ist es schlechter geworden.

W: Was ist schlechter geworden?

P: Ich hab mich schlechter gefühlt.

W: Haben Sie nichts gehabt?

P: Doch, aber ich hab nicht gespritzt.

W: Hören Sie, ich hab da aber noch etwas gelesen, einmal sind Sie gegen ärztlichen Rat aus der Klinik.

P: Ja, das letzte Mal.

W: Warum haben Sie das gemacht?

P: Ich wollte wieder zur Arbeit.

W: Und diesmal, wie war denn das, daß Sie reingerutscht sind ins Koma? Haben Sie nicht selber den Urin untersucht?

P: Doch, aber es war nichts drin.

W: Es war so, daß Sie den negativen Urinbefund so gedeutet haben, daß keine Gefahr ist, ins Koma zu kommen?

P: Ja.

W: Hatten Sie an den Beinen nicht auch noch etwas anderes?

P: Ja, eine Neuritis.

W: Schwitzen Sie eigentlich immer so stark?

P: Manchmal.

W: (Untersuchung – zu den Hörern) Ich kann heute den Achillesreflex nicht ohne besonderen Kunstgriff auslösen.

(zu der Patientin) An ein paar Stellen haben Sie doch Dellen.

P: Ja, wo Insulin eingespritzt wurde.

W: (zu den Hörern) Schwund des Fettpolsters, kommt zuweilen vor, worüber wir gar nichts Wissenschaftliches wissen. Wenn einer von Ihnen das herausbekommt, wird er vielleicht auch ein berühmter Mann.

(zur Patientin) Haben Sie auch sonst noch Störungen?

P: Nein.

W: (zu den Hörern) Die Ansammlungen von Wasser in den Beinen sind offenbar Zeichen, die dafür sprechen, daß eine Generalveränderung des Organismus da ist, die sich an ganz anderen Stellen ausdrücken kann.

(zur Patientin) Geht's besser jetzt?

P: Ja.

W: Sie sagten vorhin, es ginge Ihnen gut.

P: Ja.

W: Haben Sie noch Beschwerden?

P: Nur müde bin ich.

W: Haben Sie viel Hunger gehabt?

P: Ja, früher, in letzter Zeit weniger.

W: Haben Sie noch andere Krankheiten gehabt?

P: Nein, außer den Gelenkschmerzen keine.

W: Sonst nichts?

P: Nein.

W: Danke, jetzt können Sie wieder runter.

Meine Damen und Herren, heute ist also die letzte Vorlesung in diesem Semester. Ich habe ein paarmal schon in meinem Leben Gelegenheit genommen, an den bekannten Ausdruck des HIPPOKRATES anzuknüpfen: Kurz ist das Leben und lang ist die Kunst. Gut: aber wie lange dauert eine Kunst? Als ich vor etwa 20 Jahren Sigmund FREUD zum letzten Mal gesprochen habe, da meinte er, die Psychoanalyse werde noch so ungefähr 50 Jahre lang interessant bleiben. Wir sprachen damals über Anwendungen. Er freute sich über das durch die Psychoanalyse ermöglichte Verständnis gewisser Riten und Ordnungen in der sogenannten primitiven Welt der Afrikaner, wo das Recht gelte, daß der Bruder der Mutter die Autorität in der Familie ist. Ich glaube, man sollte diese Sache überhaupt nicht kurz formulieren: so und so lange dauere eine Bewegung und dann sei sie aus.

Was wir hier betrieben haben, ist ja auch nicht eine Anwendung der Analyse auf die Medizin, es ist mehr ein Versuch, zu sehen, was herauskommt, wenn man auch diese neuen Erkenntnisse berücksichtigt, und ich habe ja auch einen anderen Namen dafür gewählt. Im Vorlesungsverzeichnis finden Sie »Anthropologische Medizin« angeführt. Das würde also heißen: menschenkundliche Form der Medizin. In diesem Semester haben wir uns besonders darum bemüht, zu erfahren, warum ein Mensch gerade diese Krankheit bekommt. Dann stellte sich ein Ausdruck her, der jetzt von Amerika zurückkommt, nämlich die »psychosomatische« Medizin. Der Ausdruck hat viele Vorteile und viele Nachteile. Er bezeichnet ein Verhältnis von Körper und Seele. Es gibt ja auch grüblerische Menschen, die wissen wollen, was denn nun eigentlich das sei.

Die Kranke, die ich Ihnen das letzte Mal zeigen konnte, werden wir heute unter diesem Gesichtspunkt besprechen müssen. Sie ist sehr für die Frage geeignet, ob diese psychosomatische Medizin etwas zutage fördert, und da möchte ich Ihnen zeigen: es geht weiter. Es geht Schritt um Schritt, aber man kommt immer ein Schrittchen weiter.

Aber vielleicht darf ich Ihnen, ehe wir damit anfangen, einen Rat geben. Ich habe eine ganze Reihe von Fällen gesehen, daß jüngere Ärzte sich dieser Erkenntnismöglichkeit mit der breiten Brust zuwendeten und dann kehrtmachten und davonliefen. Dies ist eine Reaktion, eine Umkehr auch von der anthropologischen zur naturwissenschaftlichen Betrachtungsweise. Und Sie können sich denken, daß diese Weggenossen mir nicht so viel Freude machten wie andere, die bei der Stange geblieben sind. Es ist das auch eine Frage des Charakters. Es ist eine Charakterfrage, ob man im Leben einer schwierigen Situation ausweicht. Mein Rat lautet also: nicht abspringen; nicht auf einen Mißerfolg hin die Kehrtwendung machen.

Nun der Fall. Das war eine jetzt bald achtundzwanzigjährige junge Frau, die keinen Beruf angibt und die in die Klinik eingeliefert worden war wegen eines Coma diabeticum. Ich habe sie damals nicht gesehen. Sie ist bewußtlos gewesen, ist dann mit Mühe mit hohen Insulindosen wieder zurückgebracht worden, und jetzt geht es ihr eigentlich ganz ordentlich. Ich habe sie heute gesehen. Sie liegt ganz munter im Bett, hat auch die Temperaturen, die sie damals hatte, nicht mehr. Diese Patientin geht also unter dem Namen des Diabetes mellitus in die Klinik, und die ganze Behandlung war zunächst darauf gerichtet, dieser Stoffwechselkrankheit Herr zu werden. Nun, in diesem Falle ist es so gewesen, daß die Exploration, die Erzählung, das Biographische – Träume habe sie nicht gehabt – eigentlich nichts Rechtes ergeben hat. Das soll uns willkommen sein, weil ja diese Krankheit lange Jahre nicht von der psychologischen Seite her betrachtet worden ist, weil sie auch hier nicht etwas Besonderes darzubieten scheint. Sie war Kind einer Familie, deren Beschreibung, wie das so oft ist, lautet: »Wir hatten es gut, wir haben uns gern gehabt.« Der Vater ist Maschinist geworden, sie hat ihn nicht oft gesehen, und da glaubt sie, daß es daran liege, daß sie ihm nicht so nahegekommen ist. Die Mutter liebt sie mehr. »Das Schlimmste, was ich mir vorstellen kann, wenn meine Mutter sterben würde.« Ich sagte, daß sie einen Beruf nicht angegeben hat, aber vielerlei gemacht hat; sie war Zahnarztassistentin, dann ist sie auf den Gedanken gekommen, Säuglingsschwester zu werden, war auch Straßenbahnschaffnerin; 1942 verlobte sie sich mit einem Stukaflieger, der aber bald abgestürzt ist und von dem man nichts mehr gehört hat. Das ist acht Jahre her, daß sie das erlebt hat. Jetzt ist sie in einer amerikanischen Familie, zuletzt aber zu Hause tätig gewesen, weil die Mutter sehr krank war. Nun ist es merkwürdig gekommen, daß diese Krankheit als Diabetes zunächst nicht erkannt wurde. Sie ist müde gewesen, sie hatte Amenorrhoe, Durst, Schmerzen in den Beinen (1947). Da waren also zwischen den Krankheitserscheinungen und dem Tode des Verlobten vier Jahre. Der Krankheit gegenüber ist sie völlig ruhig, wie sie sich überhaupt durch nichts aus der Ruhe bringen läßt. Auch die Möglichkeit, aus dem Koma nicht mehr herauszukommen, läßt sie unberührt, sie sagt: »Das kann man ja doch nicht ändern.« Sie ist mit der Fassade eines Gleichmuts ausgestattet; das ist oder wurde schon eine Haltung und nicht bloß eine gelegentliche Äußerung.

Nun, meine Damen und Herren, möchte ich über das diabetische Problem ein paar Sachen sagen, um an diesem Beispiel zu zeigen, daß die psychosomatische Medizin das Anthropologische nicht ersetzen kann in der Lehre von der Krankheit. Ich habe heute nachgelesen, was ich vor zwei oder drei Jahren über Diabetes gesagt habe. Eine Patientin fiel mir auf, die in den Keller geflüchtet war, als gleich die zweite Granate in ihr Zimmer fiel, in dem sie gerade saß und ihr Kind säugte. Sie blieb in dem Keller mehrere Tage versteckt, hat dort furchtbaren Durst bekommen. Dann ist auch sehr bald der Zucker entdeckt worden. Eine seelische Erschütterung ist unmittelbar vorausgegangen. Ich habe bei GRAFE[1] gesucht, er zitiert eine Erzählung von UMBER[2], in der ein Bruder ei-

103

nes im russischen Gefängnis umgebrachten Mannes einen Diabetes bekam. Ich habe dann von anderen Kollegen gehört, daß die Fälle, bei denen ein psychisches Trauma am Anfang der klinischen Erscheinungen des Diabetes steht, nicht so selten sind. Anders, wenn man als Trauma die körperliche Erschütterung in die Ätiologie des Diabetes einzuführen suchte. Da haben kritische Beobachter gesagt, daß es nicht angehe, den Ausbruch eines Diabetes auf ein Kopftrauma zu beziehen, und man hat dann auch im Versicherungswesen zugrunde gelegt, das Trauma sei als Ursache des Diabetes abzulehnen. Ich habe unter Tausenden von Hirnverletzten im Kriege nicht einen einzigen Fall gesehen, wo nach einer Hirnverletzung ein Diabetes aufgetreten wäre. Aber die psychotraumatische Auslösung der Krankheit muß man wohl in einigen Fällen zugeben. Der nächste Schritt ist dann eigentlich älter, nämlich, daß, wenn man einen Diabetiker behandelt, man beobachten kann, daß seine Zuckerausscheidungsverhältnisse und auch sein Befinden sehr abhängig sein können von der Stimmungslage. – Sie haben KREHL nicht mehr gekannt, aber ich sehr gut. Mit manchen Patienten war er höchst charmant und mit manchen ziemlich ruppig, und ich erinnere mich, daß ein Patient auf der KREHLschen Privatabteilung nicht zuckerfrei wurde, der aber zuckerfrei wurde, als ich KREHL vertreten habe, weil er verreist war. Ein psychosomatisches Moment im Verlauf einer solchen Behandlung ist also nicht zu bestreiten. Von amerikanischer Seite war schon damals die Frage aufgetaucht, ob denn die Diabetiker vielleicht ganz besondere Leute sind, was das eigentlich für menschliche Typen sind, und man hat versucht, herauszubekommen, ob das nicht ein besonderer Menschentypus ist. F. DUNBAR[3] schrieb, das seien zurückhaltende, hilflose Typen.

Sofort sieht man etwas vor sich; es fielen mir auch einige

Leute ein, auf die das Bild paßt, bei denen offensichtlich war, daß sie sehr stimmungsabhängig waren, bald kolossal explosiv, bald außerordentlich gehemmt und unbeweglich sind, so daß also ein Alles-oder-nichts-Gesetz des psychologischen Verhaltens auffällt. Das ist der dritte Schritt. Ich muß sagen, daß mir diese dritte Sache besonders mißfällt, weil immer Menschen da sind, die ganz anders sind. Das Mädchen, das ich eben schilderte, ist z. B. gar kein solcher Typus. Die Ausnahmen bestimmen die Regel in diesem Fall in solchem Maße, daß die Regel gar nicht mehr gültig ist. Überhaupt ist der Weg, Charaktertypen zu bestimmten Krankheiten in Beziehung zu setzen, die charakterologische Methode an sich und in Anwendung auf bestimmte Krankheiten in eine Sackgasse gelangt und verdient, kritisiert zu werden. Also da ist eine Entwicklung, da sind auch positive Dinge, und man hat den Eindruck, daß man sich in einem Wald bewegt, wo eben der Weg sich mal spaltet und man nicht weiß, ob es richtig ist, daß man sich rechts oder links hält. Aber man muß den richtigen Weg suchen. So ist es auch hier in der Medizin.

Jetzt kommt die vierte Form, das ist wohl die interessanteste und wohl auch am wenigsten bekannte. Das ist, daß man überhaupt nicht von der Psychologie, sondern von der Physiologie ausgeht.

Ich erinnere Sie an den Pankreas-Diabetes. Der Zuckerstich wurde vorher von Claude Bernard[4] gefunden; am ältesten und bekanntesten ist, daß im Urin Zucker ist. Das war schon früh bekannt. Wenn wir uns das alles genau ansehen, ist ja auch der Zucker nur ein Symptom, ein Endprodukt. Was liegt dem zugrunde? Zwei Dinge müssen unter allen Umständen berücksichtigt werden, nämlich, daß die Zellen den Zucker schlechter verwerten, und daß die Produktion von Zucker besonders stark ist (Grafe[5] und Noorden[6]), ja, daß auch von Eiweiß und Fett Zucker hervorgebracht wird. Eine Unordnung im Stoffwechsel entsteht, so daß die Zuckerproduktion besonders stark, zugleich aber die Zuckerverwertung schlechter wird. Wie kommt es, daß beide Dinge zu gleicher Zeit auftreten, und wie kommt es, daß die Anwesenheit des Insulins heilsam für den Verbrauch und hemmend für die Bildung ist? Wollen wir vielleicht dabei bleiben, daß also die Zellen ein ganz eigentümliches besonderes Verhalten, ein besonderes Benehmen zeigen. Die Gefahr besteht darin, daß bei diesem qualitativen und quantitativen Anderswerden des Stoffwechsels es zu einer Selbstvergiftung kommen kann. Sie haben ja gesehen, daß die Kranke beinah gestorben ist an einer solchen Selbstvergiftung.

Beschwerden und Selbstvergiftung. Ja, meine Damen und Herren, jetzt muß ich darauf hinweisen, das ist ja ein Wort, das wir auch in der Umgangssprache immer zu verwenden geneigt sind. Auch das, was dieses Mädchen hier am Schluß äußert – sie zuckt mit den Schultern und sagt: »Das kann man ja doch nicht ändern« – gehört dazu: die Resignation. Es sieht jetzt so aus, darauf möchte ich eigentlich hinaus, daß, wenn man den Stoffwechsel pathologisch betrachtet, man dann zu eigenartigen Worten und Charakteristiken kommt, die in einem ganz anderen Sinn anwendbar und sinnvoll sind. Man kann das nicht an die Tafel in einer chemischen Formel schreiben, man kann nur sagen, diese Menschen gehen sehr verschwenderisch um mit dem Zucker, die Zellen sind Verschwender, nicht Geizige, und sie setzen sich durch dieses Benehmen noch in Gefahr; nicht geizig, im Gegenteil großartig, verschwenderisch sind sie und dabei ihrer Zukunft nicht achtend. Das hat Ihnen die Patientin gesagt, das haben auch andere Patienten gesagt. Die Patientin sagte: »Lieber heut' als morgen.« Das ist die verschwenderische, nicht geizige, ich möchte sagen, positive Resignation. Also das ist jetzt ein Weg gewesen; nur eine Andeutung, ein spekulativer Versuch, den wir in anderen Fällen viel besser durchführen können, daß man nämlich vom Chemismus, von Zellen, von der Analyse des körperlichen Organismus zu einer Schilderung kommt, die mehr hinführt auf dieses Menschliche des Daseins. Der Psychoanalyse ist es ja auch so gegangen, daß sie von Emotionen, Typen, Archetypen aus des Menschen Werdegang in seinem Bewußten und Unbewußten klarzumachen versucht und schließlich auf Bilder kommt, die aus der Physik stammen.

Nun sind wir fertig damit, daß auch in der genauen Überlegung und Kenntnisnahme der Literatur des Diabetes zu beweisen wäre, daß die sogenannte psychosomatische Medizin eine junge Wissenschaft ist, die aber weitergeht und über Irrtümer zu Erkenntnissen kommt. Das emotionelle Ausbrechen, die Abhängigkeit von der Stimmung, die Charaktereigentümlichkeiten, der Stoffwechsel, die gehören alle zusammen, um ein solches Bild auszufüllen. Das ist, wie wenn man einen kleinen Fleck mal anmalt und im übrigen noch nicht sehr viel sieht auf dieser Leinwand.

Das sieht doch jetzt etwas anders aus, als ich es mir auch noch vor fünf Jahren vorgestellt habe, daß man sehr überrascht ist, und wie häufig und wie beinah regelmäßig man findet, daß eine Angina oder ein Asthma-Anfall usw. anfängt wie eine Neurose, daß also die Symptombildung, die Materialisierung, wie sie auch bei den Neurosen (besonders bei der Hysterie) vorkommt, erfolgt. So sieht es aus, als ob auch die organischen Krankheiten einen eigenartigen, eigentümlichen Eindruck der Pathogenese geben, als ob die dieselbe wäre wie bei der Neurose. Also das war das erste, daß die Pathogenese sich doch so merkwürdig leicht dem Schema und den Erfahrungen bei der Psychoneurose anschließt, so daß man fragen könnte: ja ist vielleicht die organische Krankheit auch eine Art von Neurose? Dann kommt aber eine ganz deutliche Störung dieser Betrachtung insofern, als man eben nun nicht versteht – das habe ich schon so oft gesagt –, warum der eine Mensch ein Asthma bronchiale bekommt und keinen Diabetes. Also da würde die Psychoneurosebetrachtungsform in der Inneren Medizin versagen, wenn ich auch frage: »Warum gerade hier?«

Was ist denn nun Besonderes an den organischen Krankheiten? Da darf ich vielleicht anknüpfen an das, was ich in früheren Jahren neurologisch zugelernt zu haben glaube, nämlich daß im Reflexvorgang der Gegenstand nicht dargestellt werden kann. Man kann darum herumgehen, es zerschlagen, in es hineinsehen. FREUD sagt, es gibt ein Bewußtes und ein Unbewußtes. Die Wirkungen würden nicht sein, wenn nicht die Ursache da wäre. Diese Verdrängung, diese Spaltung in der biologischen, der tierischen und menschlichen Existenz muß in Betracht gezogen werden. Zwischen dem, was ein Mensch erlebt, und dem, was er nicht erlebt, ist eine gegenseitige Verborgenheit. Da herrscht jenes »Drehtürprinzip«, man muß entweder reingehen, da sieht man das Innere, oder man muß rausgehen, da sieht man das Äußere, man kann also in einem Akt nicht gleichzeitig wahrnehmen, was innen und außen ist.

Und nun ist die nächste Frage, wie ist es denn eigentlich bei den Krankheiten; ist es da so, daß wir die gegenseitige Verborgenheit zwischen Körper und Seele aufgeben müssen, und dann wird der Mensch gesund? Bedeutet Therapie diese Aufgabe oder nur eine Verschiebung derselben, weil ja die gegenseitige Verborgenheit eine unübersehbare Struktur unseres Daseins ist?

Das ist ungefähr das, was diesmal herausgekommen ist, was wir dann sehr genau ansehen müssen, wenn wir weiterkommen wollen. Noch eins gibt es zu bedenken zum Schluß. Diese wissenschaftlichen Analysen, diese wissenschaftlichen

Klärungen scheinen ja immer davon auszugehen, daß diese Klärungen logisch zu erfahren und zu erfassen sind. Ich glaube nicht, daß wir, wenn wir mit einem kranken Menschen oder mit einer Krankheit umgehen, erwarten dürfen, daß das, was da vorgeht, logisch sei, und immer stehen wir vor etwas noch nicht Rationalisiertem.

Lassen Sie mich dafür ein Beispiel aus der Psychoanalyse nennen: den Sadismus. Das ist doch ein Verhalten, ein menschliches, sittliches, körperliches, geistiges Verhalten, das auf Quälen ausgeht. Der Sadismus ist eine Haltung, bei der die Lust nur auf dem Wege der Qual zu erreichen ist, so als ob der Sadist die Qual, die er bereitet, genießen müßte und er eigentlich schon zum höchsten Genuß käme, wenn er quält. So etwas gibt es, und vielleicht gibt es das sehr oft. Nehmen Sie den Liebestod von Tristan und Isolde; es ist so, daß in der höchsten Liebesnot die Zerstörung mit drinnen steckt, darin, daß man liebend auch sterben und töten darf.

Diesen letzten Hinweis brauchen wir, um zu verdeutlichen, daß es nicht so sein kann, daß wir annehmen dürfen, die Physiologie habe deswegen schließlich und endlich immer mehr recht, weil sie ja vernünftig ist, weil der Gegenstand vernünftig wäre und ein Kampf zwischen Vernunft und Unvernunft bestände.

Diese Patientin, vermutlich ein verlorener Fall, wird wahrscheinlich sterben, weil sie eine Tendenz zur Selbstvernichtung hat; sie geht darum leichtsinnig mit ihrem Diabetes um. »Da kann man ja doch nichts ändern«, das ist ihre Auffassung.

Ich möchte damit schließen und wünschen, daß Sie Ihre Ferien ordentlich benutzen können, und vielleicht auch der eine und der andere im nächsten Semester wiederkommt.

III.
Grundfragen
medizinischer Anthropologie

In den Jahren 1926 bis 1928 veröffentlichte Weizsäcker in der Zeitschrift *Die Kreatur* drei Aufsätze, die er als *Stücke einer medizinischen Anthropologie* zusammenfaßte. Ihr gemeinsames Thema, die Beziehung zwischen Arzt und Patient, ist zum Leitthema der medizinischen Anthropologie geworden. In dieser Beziehung, also dem durch die Anamnese geprägten Kontakt zwischen Arzt und Krankem, sieht Weizsäcker das »Ärztlich-Eigentümliche«, den Ursprung des ärztlichen Erkennens und das Zentrum ärztlichen Handelns. Mit einer solchen Formulierung deutet er einen Zusammenhang zwischen Krankheit und Unwahrheit bzw. Gesundheit und Wahrheit an. Die erste Frage des Kranken richtet sich zwar in der Regel nicht auf Erkenntnisse dieser Art: Er will, daß ihm geholfen wird. Krankheit ist aber auch eine Chance, etwas zu lernen und zu erkennen; beides ist in der rein objektiven Behandlung nicht zu haben. Während ein »Liebesverlust und damit Wirklichkeitsverlust in der objektiven Denkform« stattfindet, kann die Krankheit in einer guten Beziehung zwischen Arzt und Patient endlich erscheinen als das, was sie ist, nämlich als »Anerbietung eines Wissens um die Wahrheit«. »Solche Auffassungen möchte ich am liebsten weder philosophische noch psychologische noch biologische, sondern *anthropologische* nennen.« (*Gesammelte Schriften*, Band 5, S. 239 f)

Medizinische Anthropologie will also das Wesen des Menschen unter der Bedingung seines Krankseins verstehen. Die Einführung des Subjekts in die Medizin und die daraus abgeleitete biographische Methode bewirken eine »Reformation der Medizin an Haupt und Gliedern«; das Ergebnis ist eine anthropologisch neu begründete Krankheitslehre, deren Kern darin besteht, den Sinn der jeweiligen Erkrankung zu verstehen. Die biographische Methode versucht die Pathogenese von Krankheit – also die Wege, auf denen sich Störungen im Körper ausbreiten – hinsichtlich ihrer leiblich-seelischen, moralischen und geistigen Dimensionen zu deuten. Der Konflikt mit der molekularbiologisch ausgewiesenen Biomedizin (früher Schulmedizin genannt), der sich daraus ergibt, muß nach Walter Schindler (2005) kein unauflösliches Dilemma bedeuten, wenn molekularbiologisches Wissen und biotechnologische Methoden so eingesetzt werden, daß sie die biographisch-hermeneutische Aufklärung der Pathogenese ergänzen.

Im Vorwort zur ersten Ausgabe von *Arzt und Kranker*, der Buchpublikation, in der die *Stücke einer medizinischen Anthropologie* 1941 erschienen, schrieb Weizsäcker: »[...] mancher jüngere Leser mag sich wundern, warum meine Generation sich die Dinge so schwer gemacht hat. Zur Erklärung müßte ich auf Persönliches eingehen, wie etwa eine mir aus der schwäbischen Heimat angeborene Veranlagung zu Rückfragen an philosophisch denkende Selbstbestimmung; auf eine geschichtlich bestimmte Gärung im geistigen Erbe des 19. Jahrhunderts; auf eine dem früheren Akademiker unbekannte Kreuzung von vita contemplativa und vita activa – und vieles andere. [...] Wenn so eine gewisse gedankliche Umständlichkeit oder Vielverflochtenheit einiger dieser Stücke erklärbar ist, so soll das keineswegs eine Entschuldigung bedeuten. Ich bestehe auf der Pflicht, das Schwierige genau ebenso schwierig zu zeigen, wie es ist. [...] Und da steht im Mittelpunkt ein jeder Anstrengung würdiges Problem: wie sich Wahrheit und Gesundheit verhalten.«

Die drei *Stücke einer medizinischen Anthropologie*, neben den hier abgedruckten *Der Arzt und der Kranke* (1926) und *Krankengeschichte* (1928) auch *Die Schmerzen* (1926), wurden nach ihrer Erstveröffentlichung in der Zeitschrift *Die Kreatur* 1941 unter dem Titel *Arzt und Kranker* in einer Buchpublikation zusammengefaßt. Sie finden sich in Band 5 der *Gesammelten Schriften*, in dem auch der Briefwechsel zwischen Martin Buber und Weizsäcker und damit die Entstehungsgeschichte der *Kreatur* nachzulesen ist. Das beispielhafte Konzept Weizsäckers, das er unter dem Titel *Über medizinische Anthropologie* 1927 vor der Kölner Kant-Gesellschaft vortrug, erfuhr später immer wieder Vertiefung und Ausarbeitung und wird erneut in seinem letzten Werk, *Pathosophie*, erläutert.

Der Arzt und der Kranke

In dem Wortkampfe zwischen Sokrates und Thrasymachos, mit dem PLATON seine Politeia eröffnet,[1] zeigt sich, wie das Wesen eines bestimmten Berufes durch eine Definition nicht zu fixieren, nicht zu erschöpfen ist. Es gelingt zum Beispiel nicht, die Heilkunst und die Erwerbskunst anders als nur rein abstrakt zu sondern, und die Dialektik der konkreten ärztlichen Situation reißt das, was definitionsgemäß klar gesondert scheint, doch in dem Wirbel der menschlich-gesellschaftlichen Beziehungen und Verstrickungen wieder zusammen. Solange man nur das Einzelne, den Einzelnen betrachtet, und von ihm aus zur Norm kommen möchte, gelingt es nicht festzustellen, was Rechtens ist; und der Begriff der Dikaiosyne scheitert von Stufe zu Stufe des Gesprächs an solcher Partikularität der Betrachtungsform und drängt zum Kollektivwesen als dem allein rechten Grundbegriff. Nur von einem Gemeinwohl aus läßt sich ein einzelnes Gutes bestimmen, und damit ist auch die Richtschnur für den einzelnen, etwa den ärztlichen Beruf gegeben: ein jedes Privatverhältnis ist ausgeschlossen, und nicht von der kleinsten, sondern von der größten Zahl der vereinigten Personen her ist das Wesen und das Maß des Einzelnen zu bestimmen.

Indem wir dieses Bild einer antiken Auflösung des Problems voranstellen, gewinnen wir einen Hintergrund, auf dem sich die Verinnerlichung und die Intimität alles modernen ärztlichen Berufslebens deutlich und gegensätzlich abhebt. Arzt sein heißt jetzt und ist hier nicht Staatsdienst, sondern Privatdienst, und zwar auch im Sinne einer normativen Betrachtung des Seinsollenden, nicht nur des leider Tatsächlichen. Die ärztliche Diskretion, gesetzlich geboten und geschützt, psychologisch geradezu eine Existenzfrage des modernen Menschen, hüllt die Krankheit, ihre Erscheinungen, ihr Bekenntnis ein und schließt sie ab gegen die Schaulust und Wißlust, schützt sie gegen den Trieb der Neugierde, der eben das notwendige psychische Korrelat der so ganz individuell gewordenen Schamgefühle wurde. Schon die Zurückverlegung aber der Berufsantinomien aus der politisch-sozialen in die persönlich-*psychologische* Sphäre ist ein weiteres Kennzeichen dafür, daß das Verhältnis von Arzt und Patient nicht allein ein nur mehr privates, sondern überdies ein »freies« wurde (Psychologie setzt jedenfalls die freie Beweglichkeit des Psychischen gegenüber dem materiellen Umweltgeschehen voraus): als Vertreter eines »freien Berufs« bleiben die Ärzte ohne Kontrolle berufsständischer oder bürokratischer Art (bis auf die allgemein-bürgerliche Schranke des Strafgesetzbuches), wie auch umgekehrt die »freie Arztwahl« dem Patienten als einem völlig Einzelnen die Entschließung zu einem Arzt in die Hand gibt. Man wird kaum bestreiten, daß dies jedenfalls die moderne Idee des Arztes ist und daß diese Idee des privaten und überdies freien Arztes durch Institute wie Krankenhaus, Krankenkasse, Impfzwang nur praktisch gehemmt, nicht aufgehoben oder relativiert ist. Die soziologische Auswirkung in Konkurrenzkampf, Preisbildung, Haftpflicht, Boykott usw. rückt denn auch die ärztliche Berufsübung in die nächste Nähe der freien Güterproduktion und des freien Handels – nicht trotz des ärztlichen Ideals als eines nur-persönlichen, sondern *wegen* desselben. Alle Versuche zu »ständischer« Organisation in unserer Zeit haben immer den Zweck, diesen privatpersönlichen Charakter der Berufsfreiheit zu schützen, nicht ihn durch ein institutionelles Organ aufzuheben. So kommt es auch, daß die moderne Kritik des Arztes nicht in der Politik oder in dem Hervortreten öffentlicher Instanzen sich vollzieht, sondern in der – selbst wiederum freiberuflich dastehenden – Literatur oder, und dies eben nur im extremen Fall, vor dem Zivil- oder Strafrichter. Diesen beiden Regulativen gegenüber fallen jedenfalls die ganz unbedeutenden Kurpfuschereigesetze gar nicht ins Gewicht. Die Kritik des Arztes und die Deutung der Krankheit im Roman und auf der Bühne müssen es ja sein, welche die Aufgabe lösen, da die Berufshandlung, wie eben auseinandergesetzt wurde, den Schutz der Freiheit, nämlich der Freiheit *gegen* eine institutionell-öffentliche Normierung und Kritik, genießt.

Materiell also durch den Konkurrenzkampf, geistig durch die Literatur kritisiert, werden die Ärzte als Gattung von außen begrenzt und geformt, ohne dadurch aber organisiert, geschweige denn zu einem wirklichen *Stand* zu werden. Jene negativen Kräfte sind dazu unvermögend. So bleiben hier die entscheidenden und geistig jedenfalls immer viel interessanteren Bildungskräfte diejenigen, welche im Werkzeug, in der τέχνη (Kunst) des Arztes selbst liegen.

Und so weist die zeitgeschichtlich ganz reale Unmöglichkeit, den Begriff und die Kritik der Medizin von einem staatlichen, ständischen oder soziologischen Oberbegriff, vom Wesen einer Gesellschaft oder Gemeinschaft aus näher zu bestimmen, ganz von selbst auf andere Seinsschichten oder -sphären hin, wenn es sich nämlich darum handelt, zu gültigen und verbindlichen Sätzen über die Berufsaufgabe des Arztes zu gelangen. Die hier in der Regel verfolgten Möglichkeiten sind im wesentlichen nur drei: die Idee einer Wissenschaft, die Idee einer Humanität und die Idee der Caritas. Als Kulturwerk, als Ausdruck allgemeinen Menschentums und als religiös verpflichtendes Hilfs- und Heilswerk kann Sinn und Pflicht der ärztlichen Handlung bestimmt, Mittel und Weg zu ihrer Erfüllung aufgezeigt werden. Aber diese drei Kategorien sind doch zunächst von außen herangebrachte. Sie klären uns nicht auf über die Frage, ob ohne sie und vor ihnen es eine rein und nur ärztliche Sache, ein ursprüngliches Wesen der ärztlichen Situation gibt, welches selbst Quelle einer eigentümlichen Erkenntnis werden kann; eine Sache, welche nicht durch die Kultur, durch das Menschentum, durch eine religiöse Botschaft erst erzeugt wird, sondern von der aus vielmehr Antrieb und Hinweis zur Tätigkeit von Kultur, Humanität und Religion erst erfolgen. So gewendet wird die Frage nach dem Ärztlich-Eigentümlichen zugleich eine Frage nach dem Wesen der Krankheit, nach dem Wesen des Krank-Seienden. Also nicht nach Anwendung und Folge einer jener drei genannten Sphären soll gefragt werden, sondern nach einem ursprünglichen, eigentümlichen, selbständigen Sein, von dem eine sachliche und eigentliche Wesenhaftigkeit und Ordnung der ärztlichen Dinge ausstrahle. Hier darf nicht übersehen werden, daß in einem solchen Suchen etwas Originelles liegt; wenn es zu einem Finden führen sollte, so läge darin ein Beispiel, dessen Wirkung nicht auf die ärztliche Sache beschränkt bliebe. Hier wird ja versucht, über die Sache des Arztes ursprünglich zu sprechen. Gelingt ein solches Unternehmen, so wird vielleicht dem Bäcker billig sein, was dem Arzte recht war. Noch brauchen wir einem solchen Verfahren keinen eigenen methodischen Namen beizulegen. Der Ort der »Kreatur« soll ja wohl mehr als ein anderer bedeuten, daß uns die »Beherrschung der Methode«, wie man sie von einem ernsten Arbeiter mit Recht zu fordern pflegt, nicht zur Knechtschaft werde. Es werden im folgenden die aus Wissenschaft, Humanität und Glaube abzuleitenden Kriterien oder Normen der Medizin und ihres Gegenstandes keineswegs außer Betracht bleiben können. Aber nur so weit wird dies geschehen, als wir unserem soeben angedeuteten Ziele damit dienen. Der Versuch, das Ziel unter dem Titel einer »medizinischen Anthropologie« zu verfolgen, darf danach nicht das Mißverständnis aufkommen lassen, als ob »das Menschliche«, »Humanitas«, der Leitgedanke dabei sei oder als ob die medizinische Wissenschaft, deren methodische Beherrschung uns allein zu Herren des Stoffes macht, darum auch die methodische Leitlinie in das Thema »Arzt und Kranker« sei. Sind wir Herren der Methode einer Wissenschaft, so sind wir darum noch nicht Herren der Schöpfung – diesen Ehrennamen kann uns eine Approbationsurkunde nicht verschaffen. Arzt sein heißt aber in einem bestimmten und hier erst aufzuspürenden Sinne der Welt des Geschaffenen als Herr gegenübertreten, und dazu bedarf es denn wohl noch einer zweiten, einer nicht papierenen Approbation; sonst bleibt die erste Nur-Papier.

Es ist eine erstaunliche, aber nicht zu leugnende Tatsache, daß die gegenwärtige Medizin eine eigene Lehre vom kranken Menschen nicht besitzt. Sie lehrt Erscheinungen des Krankseins, Unterscheidung von Ursachen, Folgen, Heilmitteln der Krankheiten, aber sie lehrt nicht den kranken Menschen. Ihr wissenschaftliches Gewissen erlaubt ihr nicht, über ein so ungeheures Geheimnis zu sprechen, und so wäre es unter der Würde oder über der Demut dieses Gewissens, vom kranken Menschen etwas Wissenschaftliches sagen und lehren zu wollen. – Der Arzt am Krankenbett freilich spricht zum, redet vom kranken Menschen. Aber dann ist er ja aus der Sphäre der Wissenschaft in die der »Praxis« (herauf- oder hinab-?)gestiegen, und dort ist alles wieder ganz anders. Gerade dieser Übergang ist interessant. Er ist mehr als dies: er ist für den Jünger der Kunst, für den Arzt der Ort der Spannungen, der Notzustände, der Bildungsprobleme, der Ursprung einer spezifischen Kette von Lebens- und Denkbewegungen, die hier zu betrachten sind.

Ein zweiter Punkt, an dem jener Mangel klar wird, tritt nun eben bei der Betonung: kranker *Mensch* ins Licht. Denn für die pathologische Wissenschaft hat dieser Mensch nur Spezifität gegenüber dem Tier, gegenüber dem Lebendigen, gegenüber der Natur überhaupt: er ist Objekt unter Objekten. Auch dort, wo von der »Pathologie der Person« (Kraus[2]) die Rede ist, hat der Mensch diese indifferente Objektqualität, d. h. er ist Gegenstand einer Anwendung von Erkenntnissen naturwissenschaftlicher, psychologischer Art, seine Personalität ist hier aufgefaßt als eine individuelle Ganzheit, als ein Gefüge von »Vitalreihen«, Merkmalen und Kräften; er ist hier Spezies, nicht Persona; er ist eine Besonderheit der Erscheinungswelt, nicht der Träger des Per-sonare, d. h. nicht der, *in* dem ja diese Welt erscheint, durch den, zu dem sie spricht. Krank ist hier etwas, was man erkennen kann, nicht das, was man auch selbst *sein* kann. Auch hier wird der Mensch kritisch und anschaulich gewußt, d. h. nicht sein Sein, sondern das, was man im Verlauf kritischer Wissenschaft von ihm erfahren, demonstrieren, beurteilen kann, nur das, was diese Wissenschaft *objektiv* nennt.

Und das gerade ist nicht das Kranksein dieses Menschen. Die Physik (und Psychologie = Physik der Seele) des Kranken ist nicht seine Metaphysik, seine Erscheinung ist noch nicht sein Wesen. Wo ist es faßbar? Es liegt so *nah*, daß die mikroskopisch oder makroskopisch zu ferne Optik es übersehen läßt, daß die objektive Optik das Auge anstrengt, wo es auf das Gehör ankommt: *es tönt in der Bitte um Hilfe.*

Das wirkliche Wesen des Krankseins ist eine *Not* und äußert sich als eine Bitte um Hilfe. Ich nenne den krank, der mich als Arzt anruft und in dem ich als Arzt die Not anerkenne. Für die Urteilsaussage: »dieser ist krank« ist die bestimmende »Kategorie«: der Arzt. Sind diese Thesen Pragmatismus? Dies wird davon abhängen, ob Not, Hilfe, Arzt,

Kranker nur pragmatische Instanzen oder echte und ganze Wirklichkeiten sind. Denn unsere Thesen behaupten, das Urphänomen einer medizinischen Anthropologie und der Hauptgegenstand ihres Wissens sei dies: der kranke Mensch, der eine Not hat, der Hilfe bedarf und dafür den Arzt ruft. Und, um es zu wiederholen, die Bestandteile dieses Phänomens (in dem also ein Urphänomen stecke), nämlich kranker Mensch, Not, Hilfe und Arzt, sollen, erkennbar oder nicht, ebenso viele wahrhafte Wirklichkeiten sein. Leicht bemerkt man die einfache, aus zwei Arten der Entsprechung gewobene Doppelstruktur unseres Phänomens: eine personale Entsprechung: Mensch in Not und Mensch als Helfer, und eine sachliche Entsprechung: Krankheit und Medizin. Trotz dieser Verschiedenheit der Entsprechungen liegt hier nicht gleichsam ein Aggregat, ein Molekül aus vier Atomen vor, sondern eine völlig eindeutige und unverrückbare Struktur: nur im schlichten und konkreten Urphänomen hat das einzelne Bestand, nur in ihm kann sein Wesen erkannt werden. Trotzdem ist zu erwarten, daß eine medizinische Anthropologie mindestens vier Hauptstücke im Sinne jener Gliederung enthalten wird, und der erste Gewinn, den wir aus dieser Betrachtung ziehen, ist, daß diese Wissenschaft im Gegensatz zur »Medizin« mit ihrer Pathologie und Therapie *auch* eine Lehre vom Arzt und eine Lehre von der Not enthält. Diese beiden können jedenfalls auch dem Namen nach nicht mit etwas verwechselt werden, was die medizinische Wissenschaft etwa entgegen unserer Behauptung schon zu besitzen vorgibt.

Wir werden aber diese Aufstellungen nunmehr dazu benutzen, einige aufgegriffene, aber sachlich wichtige Grundfragen der medizinischen Anthropologie zu bearbeiten. Die erste betrifft die Art und Form des ärztlichen Wissens. Wir sahen schon: die medizinische Wissenschaft von den objektiven Erscheinungen und Vorgängen wagt nicht oder verschmäht es, die Grenze des sinnlich Gewissen oder des daraus beweismäßig Erschließbaren zu überschreiten. Sie steht unter dem Gesetz der kritischen Wissenschaft, und für diese ist Wissen soviel wie ein Gewissen: sie hat eine spezifische Sittlichkeit, der zufolge es (sittlich) weniger darauf ankommt, welche Wirklichkeit ich weiß, als wie ich zu diesem Wissen komme (es »erfahre«). Die Moral der Sache ist aus dem Inhalt in die *Produktionshandlung* des Wissens übergegangen, ja man kann sagen: Wissen ist eine Sache der Moral geworden, und der hierin liegende Primat des praktischen Verhaltens ist hier eigentlich nur eine andere Ausdrucksweise für den allgemeinen Primat der praktischen Vernunft. Im Begriff: »kritische« Wissenschaft, oder wiederum dem anderen: »Objektivität« des Erkennens liegt ein solcher praktischer Primat bereits enthalten. Eben dadurch wird die Sache selbst, der Inhalt des Wissens – amoralisch, moralisch denaturiert. Nicht die Handlungen, nur die Gesinnungen sind gut und böse, nicht die Schafe sind weiß und schwarz – am Sehen liegt es, nicht die Menschen sind gesund und krank, sondern bei der Beurteilungsart steht es, was ich gesund oder krank nenne.

Aber diese Moralität des objektiven Wissens schlägt sich selbst ins Gesicht: der Primat der praktischen Vernunft wird im Praktischen allzu praktisch; im Handeln tue ich so, als wüßte ich, was gut und böse, schwarz und weiß, gesund oder krank ist. Ich dekretiere – durch mein Handeln – einfach Inhalte, wo mir doch nur Beurteilungsweisen vergönnt sind. Ich gehe in der Handlung weiter, als ich in der Erkenntnis darf, und strafe so die Moral meiner Erkenntnis Lügen. Ich operiere, wiewohl ich doch nicht objektiv weiß, nein, objektiv *nicht* weiß, ob die Operation glücken wird. Statt in der Kategorie der Objektivität bewege ich mich in der des Glücks oder vielmehr des Risikos. Ich stütze mich dabei auf Erfahrung; aber auf was für eine Erfahrung! Gerade das Entscheidende, nämlich den Ausgang der Operation, habe ich nicht, kann ich ja nicht erfahren haben, nämlich in diesem konkreten Fall. Meine ärztliche Erfahrung besitzt für den konkreten Fall gerade das entscheidende Merkmal: durch die Sinnlichkeit empfangen und mit dem Verstande gedacht zu sein, *nicht*, und ich bewege mich also nicht in *dieser* Erfahrung, sondern in der – Vermutung, also in der Kategorie des Möglichen, nicht des Wirklichen. Ich sinke also als Handelnder unter das Niveau meiner Erkenntnis, und ich muß vorziehen – Gelehrter zu bleiben, wenn ich nämlich an mein theoretisches Ich denke. Und je mehr ich an mein theoretisches Ich denke, um so reiner bleibe ich, um so mehr kann ich das Niveau halten; meine Reinheit und meine theoretische Autonomie sind parallel geordnet. Man sage nicht, daß diese Struktur nicht die eines verbreiteten Lebenstypus sei; ja man muß sagen, daß dieser Typus in jedem ist und in solchem Betrage sein muß, als die Moralität der kritischen Wissenschaft in ihm ist. –

Der Fehler aber dieser Struktur ist, daß sie glaubt, auf ein reales Weltbild verzichten zu können, daß sie statt wirklichen Menschen, die in einer wirklichen Welt stehen und diese auch erkennen, den Unterschied von Theorie und Praxis hypostasiert: in der Theorie sollen wir erkennen können, aber nichts so, wie es an sich ist, in der Praxis sollen wir zwar handeln, aber nichts erkennen können: die Theorie sieht zwar, aber nicht das Ding selbst, die Praxis erreicht dies, aber sie ist blind. Da aber dies Tappen im dunkeln dem Gemüte mehr zumutet, als mit dem Leben verträglich ist (»ungemütlich« ist), so entsteht die Fiktion, unser Wissen sei eine Fiktion. Der Fiktionalismus ist in diesem Betracht ein Versuch, das Leben gegen eine Philosophie zu retten, die Ungemütlichkeit der praktischen Nacht, der die Sonne fehlt, durch ein künstliches Licht zu beseitigen. Es ist ein romantisches Korrelat zu einer über unser Vermögen gehenden Härte einer Philosophie. Damit wird dann freilich diese Härte selbst wieder allzuleicht ein romantisches Vergnügen.

Der bloße Hinweis auf die Existenz des mit der »Praxis« sich vermischenden Menschen (Arztes) würde also, wie sich hier zuletzt zeigt, nicht genügen, um jene falsche Struktur zu widerlegen; denn als bloße Existenz, d. h. als Vitalexistenz, ist sie möglich, ja verwirklicht, wenn auch als Kompromittierung, als Abschwächung einer zu harten Forderung. Der Fehler muß vielmehr nicht an der Vitalexistenz, sondern am Wesen der Sache, die gewußt wird, gezeigt werden: am Wesen der Welt, die der Mensch, der Welt z. B., die der Arzt wissen soll. Und hier zeigt sich, daß es eben eine theoretische Welt, eine Welt der Theorie im Gegensatz zur praktischen, überhaupt nicht gibt und daß es auch nicht (wie NIETZSCHE gezeigt hat) moralisch ist, die sog. Objektivität der Welt, nämlich »sofern sie nach Gesetzen bestimmt ist«, rein zu erkennen. Wir werden das bloße Objektivitätsgewissen als ein mißleitetes Gewissen einsehen. Es wird sich als ein Irrtum erweisen, in *dieser* Wahrheitsliebe zum bloßen Objektiven überhaupt irgendeinen für *jedermann* wahren und wirklichen Wert zu erblicken, denn das Objektive ist noch nicht das Wirkliche, und die reine Vernunft ist eine bloße Vernunft, ist Nur-Vernunft. Die wirkliche Welt, in der wir leben, ist nun von der Fiktion der objektiven Naturwissenschaft in der Tat grundverschieden. Sie hat die Eigenschaften nicht, welche die logisch-naturwissenschaftliche Weltanschauung diktierte, aber darum hat sie nicht – keine anderen Eigenschaften. Auch ist sie, wie sich zeigt, nicht irrational nur darum, weil sie nicht überall rational ist. In ihr herrscht nicht die Logik, sondern in ihr kämpft Logik mit Antilogik. Die

Natur der objektiven Naturwissenschaften läuft nach Gesetzen, und dies ist befriedigend. Ein kranker Mensch ist aber nicht befriedigend, und gerade das an ihm, was wissenschaftlich begreifen zu lernen den Mediziner befriedigt, ist dasselbe, was ihm als Arzt das Unbefriedigende sein muß; er müßte wünschen, das Verlaufsgesetz der Krebserkrankung brechen zu können. Daß ein Mensch in seinem Zustande unbefriedigend ist, obwohl das Naturgesetz diesen Zustand vorschreibt und beherrscht – darin entspringt offenbar ein Widerstreit zwischen unserem wissenschaftlichen Erkenntnistrieb, welcher die Bestätigung *seiner* Geltung sucht, und unserem ärztlichen Heiltrieb, welcher eine Beseitigung jenes Zustandes sucht. Dieser Widerstreit ist aber nicht nur ein begriffsdialektischer, kein Spiel mit Definitionen. Die wissenschaftlichen Ärzte wissen alle um die Berufsgefahr, daß das Forschen und Wissenwollen zum Raub am Wohl des Kranken wird. Alle kennen den gefährlichen Doppelsinn des Wortes »verstehen«. Wir verstehen die Krankheiten, aber wir verstehen *dadurch* nicht die Not der Krankheit und nicht, was dem Kranken not tut. Es bleibt in der Pathologie völlig unverständlich, warum es eine Not wird, wenn ein Schmerznerv in physiologischen Erregungszustand versetzt wird. Wir gehen also weiter und versuchen, ob man ein Verständnis der Not gewinnen kann.

Freilich wird jetzt zuweilen ein kindlicher Kampf gegen die naturwissenschaftliche und verstandesobjektive Medizin geführt. Apollon soll abtreten und Dionysos oder Magus die Stunde regieren. Man übersieht leicht, daß gegenwärtig zwar die naturwissenschaftliche Weltanschauung zusammengebrochen ist, daß aber die naturwissenschaftlich geleitete Technik auch dem dionysischen Kritiker einleuchtet, wenn er am eigenen Leibe einmal die Segnung einer schmerzlosen Operation oder einer methodischen Hypnose erfährt. Das Naturwissenschaftliche bedeutet in diesem Sinne nicht mehr Wahrheit, sondern Technik, nicht einen Inhalt, sondern einen Weg (Methodos). Wir wissen, daß wir mit einer Substanz des Fingerhutblattes wirken können, obwohl wir noch immer nicht *eigentlich* wissen, wie dies vor sich geht. Die Naturwissenschaft*lichkeit* der klinischen Pathologie bedeutet etwas anderes für uns als für ein 17. und 18. Jahrhundert, dem Natur*wissenschaft* ein Weltbild wurde. Auch die Unüberschaubarkeit der Wissensmassen und die endgültige Etablierung des Spezialismus, die Umwandlung der emphatischen Wahrheitsforschung in eine organisierte Betriebsgemeinschaft der Forschenden sind nicht mißzuverstehende Zeichen einer Entwicklung der Wissenschaften, derzufolge sie zu einem Bestandteil einer weniger auf schöpferischer geistiger Freiheit als viel mehr auf vitalen Notwendigkeiten beruhenden *Ökonomie* modernen Lebens werden. In dieser Ökonomie ist weder elektrische Beleuchtung noch Insulin, noch Psychoanalyse zu verwechseln mit der in enthusiastischer Gleichsetzung von Wissenschaft und Wahrheit erlebten Entdeckungsfahrt der bedeutenden Ärzte des 19. Jahrhunderts, welchen die Auffindung des Tuberkelbazillus, der Asepsis, der Narkose beschieden war. Dieser Wandel nicht der Methoden, aber der Deutung der medizinischen Naturwissenschaft ist kein Rückschritt, er hat die Schlichtheit und Legitimität einer geschichtlichen Tatsache, einer Notwendigkeit. –

Was also bedeutet jene auch von uns aufgenommene Redeweise von der so wünschenswerten Hinwendung zum »kranken Menschen«? Jedenfalls nicht den Abbau der in einem sehr ernsten und wertenden Sinne zur Technik gewordenen Naturwissenschaftlichkeit der Medizin. Aber wo alles Instrument wird, was vorher zugleich Ziel war, da muß eben dies Ziel fragwürdig werden. Hier liegt die Aufgabe. Die Undurchdringlichkeit, die Undurchschaubarkeit des kranken Menschen mit den rationalen Mitteln jener Wissenschaften ist kein Wunder, aber auch kein Schaden mehr, wenn wir einsehen gelernt, daß es zum *Wesen* der ärztlichen Sache gehört, die Grenze des rational Wißbaren und Voraussehbaren praktisch zu überschreiten, wesenhaft immer mehr zu unternehmen, als man objektiv wissenschaftlich verantworten kann, am Bett in dieser Hinsicht ein anderer zu sein als im Laboratorium. Ist dies der Fall, dann liegt hier eine *neue* Wirklichkeit vor, die wir zu kennen wünschen. Aber als Kinder einer Zeit, als Ergebnisse einer Tradition, Bildung und Schulung haben wir geistige Gewohnheiten und Prägungen, welche den Blick auf diese unsere Wirklichkeit erschweren. Hier liegt die Schwierigkeit.

Wir erlernten die Zusammensetzung des menschlichen Körpers aus Geweben, die der Gewebe aus chemischen Substanzen. Wir lernten, daß all dieses bei Krankheiten sich ändert, nach Form und nach Zusammensetzung. Wir können jetzt urteilen: dieses ist krank. – Aber der Kranke kann sagen: ich bin krank. Kann eine Zelle »ich« sagen? Kann ein Molekül, ein Atom, ein Elektron »ich« sagen? Wer ist der, welcher »ich« sagt? Wir lernten nur von Dingen, die »etwas« sind, wir lernten nichts von Dingen, die »jemand« sind. Aber die Sprechstunde beginnt damit, daß jemand sagt: ich bin krank, und wir wundern uns, daß wir nicht sogleich ratlos werden, da wir davon nichts gelernt haben; wenn wir ehrlich wären, müßten wir ratlos werden. Denn dies erste, was der Patient uns vorbringt, können wir wissenschaftlich nicht verstehen; ist es selbstverständlich? Dies wäre eine leere Auskunft; mancher sagt, er sei krank, aber er irrt sich oder er lügt.

So oder ähnlich kommt ein Gewissenhafter oder ein Nachdenkender dazu, Ausschau nach anderen Wissenschaften als den im medizinischen Hörsaal vorgetragenen zu halten. Er sucht wissenschaftliche Erkenntnisse von jenem Ich, und er findet sie: »Ich denke, also bin ich.«[3] Ist dies richtig, vereinbar mit dem früher Gelernten? Zuerst: jemand hatte gesagt, das Gehirn denke, nicht ich. Indes wurde hinzugefügt, dies sei Materialismus und der sei überwunden. Und doch; die Paralyse des Gehirns wird erklärt als eine Vernichtung von Gewebe, und sie führt zur Aufhebung des Denkvermögens. Und übrigens: ob ein Toter denken kann? Warum eigentlich soll der Materialismus unrecht gehabt haben? Wir hören auch von psychogenen Organ- und Funktionsstörungen. Was hier der Seele recht ist (auf den Leib zu wirken), warum soll das nicht dem Leibe billig sein, nämlich auf die Seele zu wirken? – Der Satz »cogito ergo sum« meint aber etwas ganz anderes; er besagt, daß man ohne zu denken auch vom Sein nichts sagen kann. Dann allerdings nützt er mir nichts für mein Problem, das doch nicht war, ob man etwas sagen kann, sondern ob man verstehen kann, wie ein Gefüge von organischen Molekülen dazu kommt, »ich bin krank« zu sagen. Wenn das Sein nur im Denken war, dann kann freilich das Denken nicht aus dem Sein herausspringen wie Athene aus dem Haupte des Zeus. Denn erst muß Zeus gedacht werden, ehe er sein kann. – So wird mir der Materialismus immer sympathischer. Ich will doch den Paralytiker heilen und sein Denken wiederherstellen, vielleicht kann ich es durch eine chemische Substanz, die auf den Hirnprozeß wirkt, so wie das Chinin auf die Malaria. Warum nicht? Ich brauche ja doch keine sittlichen Konsequenzen aus diesem Materialismus zu ziehen, es ist mein Privatmaterialismus, und wenn ich mich umsehe: die Kollegen huldigen ihm *alle*, auch wenn sie gegen den prinzipiellen Materialismus als Weltanschauung sprechen. Schließlich ist die Weltanschauung mehr eine psychologische Angelegenheit geworden, eine Privatversicherung gegen seelische Ungemütlichkeiten, und in der Wirklichkeit sehen wir doch, daß man ohne Gehirn nicht denken kann.

Leider versteht der Jünger unserer Kunst aber auch jetzt nicht, wie das Gehirn dazu kommt, zu sagen: »ich bin krank«. Was heißt dies eigentlich: verstehen? Die Erklärung, daß das »ich bin« aus dem »ich denke« hervorkomme, ist immerhin nur eine Behauptung. Verstehe ich nur dann, wenn ich gedacht habe? Weiß ich nur dadurch, daß ich gedacht habe? Und jetzt fällt mir plötzlich etwas ganz Überraschendes ein. Als der Patient mir sagte »ich bin krank«, da wußte ich ja auch gleich, was er meint; ich habe nicht verstanden, weil ich etwas gedacht hatte, sondern weil ich *ihn* verstanden habe. Der Ursprung dieses Verstehens war gar nicht der, daß ich durch Denken Etwas verstand, sondern der, daß ich Jemand verstand; ganz ungedacht, ganz unbedacht verstand ich ihn, und ich sah ihm auch gleich an, daß er leidend aussah, auch ohne vorher oder dabei etwas zu denken. Mein Satz muß also wohl besser lauten: ich verstehe jemanden, also ist er. Was heißt aber hier verstehen? Von dem Jemand wissen, daß er krank ist? Nein es heißt etwas ganz anderes: es heißt wissen, daß jener Andere meint oder denkt oder fühlt oder weiß, er sei krank. Verstehen heißt also hier gar nicht das wissen, was ich weiß, sondern wissen, daß und was ein *anderer* weiß. Ich merke jetzt, meine Grübelei darüber, wie der Patient, der doch wissenschaftlich betrachtet ein anatomisch-physiologisches Gebilde ist, dazu kommt, so etwas zu sagen wie »ich bin« – diese Grübelei fördert etwas noch Unerwarteteres zutage als die Möglichkeit jenes »ich bin«; nämlich die Tatsache eines Verstehens, welches nicht nur kein Denken ist, sondern auch kein Denken von Etwas ist und welches überdies gar nicht *mein* Verstehen ist, insofern gar nicht *ich* das verstehe, *was* gedacht wird, sondern nur verstehe, daß ein *anderer* das denkt, was er denkt. Wie paradox! Ich verstehe; aber wo ist das Subjekt, wo eigentlich das Objekt dieses Verstehens *als Verstehens*. Das Subjekt ist das Ich des anderen, nicht meines, und das Objekt ist sein Objekt, nicht meines. Ich weiß hier nicht mehr, ob ich dieses mein Verstehen eines Anderen objektiv nennen soll oder subjektiv. Denn es zeigt sich, daß Jemand verstehen und Etwas verstehen zwei ganz unvergleichbare Fälle sind. Weil mein Verstehen gleichsam in den anderen hinüberschlüpft, so wollen wir, um einen Terminus technicus zu besitzen, dieses Jemand-Verstehen ein *transjektives* nennen.

Wir werden uns nicht fürchten vor einer solchen neuen, weder subjektiven noch objektiven Verstehensart und die Frage offenhalten, ob man sie wissenschaftlich entwickeln könne. Fürs erste kann uns in dieser Hinsicht beruhigen, was Max PLANCK[4] als Sprecher der Physik kürzlich schrieb: »Aber nach der Relativitätstheorie darf es (der Beobachter) nicht als selbstverständlich voraussetzen, daß ein anderer relativ zu ihm bewegter Beobachter sich die beiden Ereignisse auch als gleichzeitig denken muß. Denn die Gedanken und die Anschauungen eines Menschen sind nicht immer die Gedanken und die Anschauungen eines anderen Menschen. Wenn nun die beiden Beobachter sich über den Inhalt ihrer Gedanken und Anschauungen auseinandersetzen, so wird ein jeder sich auf seine Messungen berufen, und da wird es sich herausstellen, daß die beiden bei der Deutung ihrer Messungen von ganz verschiedenen Voraussetzungen ausgegangen sind. Welche Voraussetzung aber die richtige ist, wird sich ebensowenig entscheiden lassen, wie die Meinungsverschiedenheit darüber, welcher von den beiden Beobachtern sich in Ruhe und welcher sich in Bewegung befindet. Auf diesen Punkt kommt es aber wesentlich an; denn der Gang einer Uhr wird, wie jedenfalls nicht verwunderlich ist, von der Geschwindigkeit beeinflußt, mit der die Uhr von der Stelle bewegt wird, und daraus folgt, daß die Uhren der beiden Beobachter verschieden gehen. Das Schlußergebnis ist also, daß ein jeder der beiden mit gleichem Recht von sich behaupten kann, daß er selber sich in Ruhe befindet und daß seine Zeitmessung die richtige ist, während doch der eine Beobachter zwei Ereignisse für gleichzeitig hält, die es nach dem anderen nicht sind. Derartige Gedankengänge sind gewiß eine harte Zumutung für unser Vorstellungsvermögen, aber das geforderte Opfer an Anschaulichkeit erweist sich als verschwindend geringfügig gegen die unschätzbaren Vorteile einer großartigen Verallgemeinerung und Vereinfachung des physikalischen Weltbildes.«

Wir dürfen daraus entnehmen, daß eine Aussage wie »ich ruhe« oder »ich bewege mich« für einen Menschen zutreffend und für einen anderen, ihn beobachtenden unzutreffend sein kann. Jeder kann für sich recht haben, auch wenn beide vom gleichen Vorgang Widersprechendes aussagen. Man kann den anderen aber (wenn auch nicht immer vollständig) verstehen, wie er zu seiner Aussage kommt, daß er und was er sagen will. Freilich, wenn wir zusammen *leben* wollen und nicht nur jeder für sich denken will, dann muß ein modus vivendi gefunden werden; eben dies wird durch transjektives Verstehen möglich, und nicht durch objektives. Wenn wir uns zu einem Spaziergang verabreden wollen, dann müssen wir uns über den Gang unserer Uhren »verständigen« und die »harte Zumutung für unser Vorstellungsvermögen« würde eine noch härtere für unser Stelldichein sein; wenn der eine dasselbe Bewegung *nennt*, was der andere Ruhe *nennt*, so würden die beiden nicht zusammenkommen. Auf welche Weise aber solche Verständigung (durch ein den anderen wechselseitiges Verstehen) eigentlich erfolgt, dies ist jetzt *auch* ein wissenschaftliches Problem geworden, da die Physik selbst die *physikalische* Möglichkeit verschiedener Aussagen über denselben Vorgang zugesteht.

Es leuchtet sogleich ein, daß damit die Identität des anschaulichen Weltbildes mit sich selbst zerfällt. Es ist nicht länger gesagt, daß, was der eine sieht, um wahr zu sein, dasselbe sein müßte wie das, was der andere sieht. Mit der Identität des Anschaulichen zerfällt auch seine Allgemeingültigkeit. Ein Naturgesetz gilt nicht »immer und überall«, wenn die Zeit und der Ort eines Naturvorganges nicht objektividentisch, sondern persönlich durch einen Beobachter determiniert sind. Statt dieser raumzeitlichen erscheint eine unanschaulich funktionale, mathematische Allgemeingültigkeit. Und zugleich erhebt sich eine neue Aufgabe: die wissenschaftliche Herstellung der *Gemeinschaftlichkeit*, die nicht länger durch anschauliche Allgemeingültigkeit zu erhalten ist. Wir können auch sagen: hier erscheint der Schnitt zwischen »ich« und »es« in einer anderen, neuen Ebene durch den Kosmos gelegt; die Welt des Ich wird wieder anschaulich und eine Welt der personalen Iche; die objektive Natur dagegen verliert das Merkmal der Anschaulichkeit; aus der raumzeitlichen Allgemeingültigkeit wird eine unanschaulich-mathematische. Hieraus folgt aber sogleich, daß auch das Verstehen von Ich zu Ich weder als eine Abart des objektiven Erkennens von geringerem Gewißheitsgrad noch als eine solche des Gewißheitsgrundes ist. Man hat die Erkenntnis des Fremddichs teils als eine solche aufgefaßt, bei der eine zwar objektive, aber doch relativ unsichere, geringwertige Erkenntnismethode gebraucht werde, z. B. die des Analogieschlusses vom eigenen auf das fremde Erleben; oder man nahm an, daß nicht die diskursive, logische, sondern die intuitive, unmittelbar greifende Methode uns das Objekt vermittelte.

Keine dieser Theorien wird aber dem gerecht, daß das Verstehen von Jemand kein objektives sein *kann*, weil und sofern dieser Jemand selbst ebenso ein Ich hat wie ich, und weil gerade das, was, weil es ebenso wie ich Subjekt ist, kein Objekt »werden« kann; und doch kann man *ihn* (nicht es!) verstehen. Wie also?

Es ist nicht immer nötig zu wissen, *wie* man den Anderen verstehen kann, *wenn* man ihn verstehen kann. Man kann auch logisch denken, ohne die Logik zu wissen, man kann sehen, ohne physiologische Optik zu können; aber man kann Denken und Sehen steigern, wenn man, Logik und Optik kennend, diese Instrumente vorsetzt. Darum war es sehr irrig, die Intuition oder den unbewußten Gebrauch der natürlichen Gaben höher zu stellen als den bewußten. Die Verehrung des Instinkts, des Genies, des Tiers und der Vorstufen der Geschichte geschieht als Äußerung des ruhenden, lesenden, ermatteten, reflektierenden, genießenden Menschen; dies alles sind keine Haltungen, innerhalb deren die gegenwärtig hier gestellte Aufgabe: Bestimmung der ärztlichen Sache, Verstehen des kranken Menschen, lösbar ist.

Es ist aber auch kein Verlaß auf die Intuition. Sie ist trügerisch; sie kann viel mehr leisten als zehn Reflexionen, aber sie kann trotzdem trügen. Im Sektionssaal wird die intuitive Diagnose zuschanden. Sie kann sich dort besser halten, wo es nicht zur Sektion kommt. Sie ist als Methode zu weich gegen die Ratio, sie muß nachgeben, wenn das rationale Erkennen gegen sie vordringt. Intuition ist Gabe und Gnade, und wohl dem Begabten und Begnadeten; in der Nachahmung wird Intuition zum Betrug. Man kann sie nicht lehren, und sprechen soll man vom Lehrbaren.

Eine Lehre vom ärztlichen Verstehen ist also nicht überflüssig, wenn das Verstehen mehr und anderes als Intuition ist. Das Jemand-Verstehen müßte auch dann gelehrt werden, wenn es nur eine eigenartige und besondere Zusammenstellung, Verwertung, Auswahl des objektiven Etwas-Verstehen der Krankheitslehre wäre. Denn auch dann bedürfte es einer eigenen geistigen Disziplin. Es ist nicht wahr, daß das ärztliche Jemand-Verstehen sich dem Arzte nach Maßgabe seiner »natürlichen Gaben« von selbst ergibt. Die natürlichen Gaben sind in hohen Beträgen dann die unkultivierten Gaben, und was dem Sachwissen recht ist – die Aus-Bildung – das muß dem Mensch-Wissen billig sein. Und es ist das gedrillte Sachwissen im Leben ein großer Verdränger des Mensch-Wissens.

Wie also kann man Jemanden verstehen, der sagt »ich bin krank«. Wir sahen: der Anfang war, ich *habe* ihn verstanden; nicht: ich dachte etwas, wodurch ich ihn verstand. Die Analyse der *logischen* Voraussetzung nützt mir nun nichts, um im Verstehen weiterzukommen. Im Gegenteil, die logische Voraussetzung des Verstehens von »ich bin krank« ist, daß ich den Satz »ich bin« verstehe; logische Voraussetzung, dieses »ich bin« zu verstehen, ist, daß ich verstehe, was »ich« bedeutet. Aber in der Sprechstunde ist es umgekehrt. Wenn der Klient sagt »ich bin«, dann verstehe ich weniger, als wenn er sagt »ich bin krank«. Der inhaltärmere Satz ist der unverständlichere, und das Zurückgehen auf die logische Voraussetzung oder das logische Element verarmt das Verstehen. Unser Ziel ist also nicht ein Verstehen der Voraussetzung, sondern es ist die Bereicherung des Verstehens. Wir wollen weiterkommen, nicht zurückgehen, und diese Bewegung ist also nicht die logische Bewegung, sondern eine antilogische Bewegung. Eben weil sie antilogisch ist, so ist sie nicht alogisch, prälogisch oder unlogisch. Es handelt sich nicht um einen Inhalt, sondern eine Bewegungsrichtung in Beziehung auf Inhalt. Wenn wir also logisch nicht weiterkommen, dann wollen wir es doch als Gewinn festhalten, daß wir, um weiterzukommen, antilogisch uns bewegen müssen, und dies ist also bereits eine Richtung. Wir müssen vom Anfang nicht zur Abstraktion, sondern zum Konkreten fortgehen, welches weniger Logizität zeigt als das Abstrakte. Und dieser Fortgang fällt glücklicherweise mit der Gewohnheit des guten und nicht des schlechten Arztes zusammen. Denn auf die Bemerkung »Ich bin krank« folgt beim schlechten Arzt die Untersuchung der Zunge, der Lunge, des Herzens, des Urins. Diese Untersuchung ist aber nicht der antilogische Schritt zur Konkretheit, sondern er bedeutet eine Abstraktion von allen den Krankheiten, die nicht in den vier genannten Körperphänomenen lokalisiert sind, die mit Hörrohr, Klopfhammer und Reagenzglas nicht erfaßbar sind. Überdies bedeutet diese Untersuchung eine Abstraktion vom »Ich« der ersten Aussage des Kranken, oder vielmehr eine Ignorierung seiner Aussage. Denn er sagte nicht »eine Lunge ist krank«, sondern »ich bin krank«. Die Untersuchung ist ein Ersetzen des »Ich« durch ein »Es« und ist daher *zunächst* eine Verfälschung der Beobachtung, ein Abirren vom Gegebenen, von der Erfahrung. –

Dieser Weg würde also dieselbe Einengung bedeuten wie der vorhin als logisch bezeichnete. Beim guten Arzt folgt vielmehr nicht eine Untersuchung, sondern eine *Frage*: »Wo fehlt es dir?« Diese Frage ist für uns grundlegend. Sie bleibt in der Richtung auf die Konkretheit: sie fragt »wo«. Sie konserviert das im »ich« statuierte Persönliche in dem »dir«. Und sie ist keine objektive Untersuchung, sondern eine Frage und konstituiert damit ein Gespräch. Sie ist auch nicht Reflexion oder Intuition, überhaupt kein Greifen nach etwas Vorhandenem, sondern eine Frage. Mit dieser ersten Frage ist endlich ein Schritt vorwärts getan dadurch, daß der Frager sich in ihr als der Arzt erschließt. Mit der Frage: wo fehlt es dir? ist die Sachlichkeit und das Urphänomen des Arztseins in die Wirklichkeit eingeführt. Dieses Alltäglichste verdient mit Ernst, ja mit Feierlichkeit betrachtet zu werden.

Wir suchten ja das Wissen des Arztes zu bestimmen und finden, da wir uns nicht an das Theoretisch-, sondern an das Biographisch-Wirkliche wandten, daß der Anfang nicht Wissen, sondern Fragen ist. Schon daraus ergibt sich, daß wir nicht zu entscheiden haben, ob der Anfang das Denken oder das Sein sei. Denn der Anfang ist biographisch gar nicht da: alles ist, und wir alle sind schon angefangen. Der Anfang der biographischen Szene, die wir betrachten, ist aber eine Klage, und die zweite Phase der Szene bringt eine Frage. Wir haben jetzt auch eine Methode einer medizinischen Anthropologie gefunden, es ist eine biographische. Sie ist freilich typisch, eine Art von methodischer Urszene, und sie ist auch prägnant, denn sie gestattet eine kritische Absonderung von anderen methodischen Prozeduren. Es ist das Biographische also hier ein zugleich Typisches, eine Art von Mythos, der gegenüber der zufälligen und individuellen Biographie die gleichsam ewige Biographie beschreibt. Die Untersuchung des ärztlichen Wissens beschreitet hier also nicht den kritischen Weg: es wird nicht die logische oder erkenntnistheoretische *Voraussetzung* des Wissens betrachtet (wie von KANT[5]); es ist auch nicht die genetische Methode (wie KANT sie nannte[6]), welche die psychologische oder mechanische oder organische *Entstehungsweise* des Wissens betrachtet; weder kritisch noch genetisch wird das ärztliche Wissen untersucht. So kommt es z. B. gar nicht darauf an (was »genetisch« entscheidend wäre), daß die Aussage des Patienten das erste, die Frage des Arztes das zweite war. Der biographische Sachgehalt bliebe derselbe, wenn der Arzt zuerst gesprochen, die Sätze in der Zeit umgekehrt gesagt worden wären. Das Urphänomen bliebe dasselbe. Auch transzendentallogisch wäre diese Umstellung von Aussage und Frage *nicht* gleichgültig, wie jeder Logiker zugeben wird. Und ebenso ist es psychologisch ein bedeutsamer Unterschied, ob ein Kranker von selbst spricht oder ob er ausgefragt werden muß. Gerade diese Differenz ist für unsere Bestimmung der ärztlichen Sache irrelevant.

Werden diese Abgrenzungen auch erst später schärfer und bedeutsamer erscheinen, so dürften sie doch schon klar genug das drohende Hauptmißverständnis sichtbar machen: als sei die ärztliche Menschenkunde beschlossen in *Psychologie*. Sie ist es nicht und ist es auch nicht in »einfühlender« und »verstehender« Psychologie. Psychologie steht zur ärztlichen Aufgabe in keinem anderen Verhältnis als Chirurgie, pathologische Anatomie, klinische Physiologie: ein Mittel, nicht die Sache selbst.

Unsere Frage, die Frage des grübelnden Jüngers der Kunst, wie ein Molekül-Aggregat »Ich« sagen konnte, ist ungelöst. Die Hoffnung ist gering, darüber je etwas zu erfahren. Der Verlust dieser Hoffnung wird nach allgemeiner Erfahrung leicht ertragen. Statt eines solchen Wissens erschließt sich ein anderes, das den Verlust mit einem Gewinn belohnt. Wir wissen jetzt, daß der Anfang nicht eine Reflexion ist, daß der Anfang auch nicht von mir gemacht wird, sondern daß er kommt – wie der Patient kommt. Dieser Anfang ist eine biographische Szene und ist zuerst ein Gespräch. Wir wissen auch schon die richtige Richtung des Gesprächs, sie muß auf ein Konkretes gehen und die erste ärztliche Handlung muß eine Frage sein. Der Anfang ist also nicht Wissen, sondern Fragen. – Trotzdem ist das Problem des »Ich« nicht verloren, sondern verändert. Das Erste ist nicht, daß ich das Ich erkennen muß, sondern daß ich mit ihm sprechen muß. Jetzt ist das Ich gar kein Ich mehr: es wird ein Du für mich. Das Ich, wir haben es gesehen, kann ja, da es das Subjekt für alles Objekt ist, eben darum niemals selbst Objekt »werden«, auch nicht für mich. Aber es kann doch »für mich« werden, nur nicht »Etwas«, sondern »Du«.

Die Voraussetzung ist also weder eine wissenschaftliche noch humanitäre, noch caritative, sondern eine eigensachliche. Jene drei Instanzen sind für diese Sache nicht nähere und nicht sachlichere Bedingungen als die geschäftliche, daß der Arzt bezahlt werden muß. Man kann aus ihnen so wenig wie aus der Honorarhöhe den guten Arzt erkennen und ableiten. Dieser hat vielmehr seine eigene Wirklichkeit, die aus wissenschaftlicher Instanz nicht erhellt, nicht ursprünglich erkennbar ist. Sie muß Schritt für Schritt vielmehr sichtbar werden aus den biographischen Szenen der ärztlichen Handlung – dies ist die Methode der medizinischen Anthropologie. Daß ihr Weg weit ist, ist leicht zu vermuten, da dieser erste Schritt so kurz und noch fern vom Ziel ist.

Über medizinische Anthropologie

Ich darf in einer Gesellschaft mit einem Namen, wie Ihre Gesellschaft ihn trägt (Kölner Kant-Gesellschaft), den Hausfriedensbruch nicht begehen, der darin läge, von Gegenwartsfragen zu sprechen. Vielmehr muß, wenn an dieser Stelle das Thema *vom kranken Menschen* aufgerollt wird, wohl versucht werden, das Unveränderliche und wo nicht das Ewige, so doch das Gleichsam-Ewige in diesem Thema aufzusuchen. Daß ein Derartiges, ein character indelebilis der ärztlichen Handlung oder dem Heilungsprozeß innewohne, das zu zeigen wäre wohl eine Aufgabe, deren Lösung Ihrer Berufung eines Arztes in Ihren Kreis recht gäbe. Die damit gezogene *Diagonale* zwischen zwei Sphären, die nach meiner Überzeugung in *keiner statischen Harmonie* des Gedankens vereinbar sind – zwischen *Medizin und Philosophie* – diese Diagonale mag denn wohl sehr zeitgemäß sein, aber ihr Ewig-unzeitgemäßes wird hier stärker hervortreten müssen. Und so hat die Anknüpfung an die Zeitfrage der Persönlichkeitsmedizin, so aktuell sie ist, doch nur den Sinn, diese Frage nicht als eine Bedürfnisfrage, sondern als eine *ontologische* zu behandeln. Diesen Sinn allein hat es, wenn ich ausgehe von dem entzweienden Feldgeschrei der Gegenwartsmedizin: man müsse als Arzt den »*ganzen Menschen*« behandeln. Ein solcher ungeheurer, ungeheuerlicher Anspruch des Arztes, der aber auch die Antwort auf ein Bestreben des Patienten war, ist nur zu rechtfertigen, wenn der Heilvorgang oder die Heilhandlung ontologisch über den Menschen führt. Sigmund Freud[1] erzählt in seiner Autobiographie von dem tiefen Eindruck, den es auf ihn in seiner Jugend gemacht habe, als der alte Charcot einmal bei einem Gespräche über die Hysterien bemerkte, es stecke ja doch immer das Geschlechtliche dahinter: »toujours, toujours«. Er habe sich damals gefragt: wenn er das weiß, warum sagt er es nicht? Derselbe große Deuter Sigmund FREUD sagte in seinem Alter zu mir einmal in einem Gespräch, man sehe öfters, daß eine Neurose durch ein Unglück, welches über den Kranken komme, geheilt werde. Nach dieser Äußerung mußte ich bei mir denken: wenn er das weiß, warum sagt er es nicht? Es scheint, als ob in den Wissenschaften es beinahe ein Gesetz sei, daß eine Epoche immer nur Eines sagt, indem sie ein Anderes, das sie auch weiß, verschweigt. Ist es aber nicht merkwürdig, daß am einen Ende einer Kette medizinischer Lehre so etwas wie der biologische Trieb als Krankheitsfaktor, an ihrem anderen Ende aber so etwas wie das menschliche Unglück als Heilfaktor steht, und ist es nicht doppelt merkwürdig, daß moderne Mediziner ein solches Gespräch überhaupt führen? Welche eigenartige *Idee vom kranken Menschen* steckt in solchen Äußerungen überhaupt verborgen? Schlagen Sie von solchen Gedanken einen Bogen zum Insulin und den Vitaminen, zur Chirurgie und Strahlentherapie, dann wird Ihnen eine Spannweite sogleich deutlich, welche die moderne Medizin ebensowohl zu bereichern wie zu überdehnen, ja zu sprengen droht.

Der *tiefere Stoß*, den die Heilkunde in den großen Bereich des Krankhaften zu führen begonnen hat, richtet sich ganz kurz gesagt gegen die Krankheiten, welche der *Mensch als Gemeinschaftswesen*, als biologisches Glied von Familie, Gesellschaft oder Staat durchmacht. Die tieferen Leiden der *Vereinsamung*, der *Konflikte* mit anderen Menschen, der *Entwertung* und der sog. *Unheilbarkeit* – das sind die großen neuen Themen, zu deren Lösung neue geistige Kräfte aufgerufen sind. Es ist kein Zufall, aber doch nur ein Symptom, daß gerade die *Neurose* ein Wetterwinkel dieser Entwickelungskämpfe der Medizin ist. Denn die Neurose ist ein persönlicher *Existenzkonflikt*, den der Kranke auf einer tieferen vitalen Ebene erledigt als der, auf welcher er gestellt ist. So kommt ein Wertbegriff in die Medizin. Und doch sind diese Leiden der Vereinsamung, der Konflikte, der Entwertung und der Unheilbarkeit überall, auch bei den sogenannten seelengesunden, den sog. organisch Kranken gegeben. Ein jeder solche stellt dieselben Aufgaben. So sind wir heute in dem Falle, daß wir uns mit der *organischen* Erklärung der *Leiden* unserer Kranken, ihrer Schmerzen, ihrer Angst, ihrer Schwächen, Sensationen und Qualen nicht mehr zufrieden geben, nachdem wir begriffen haben, daß alles dies Ausdrucksformen der *Existenzbedrohung* sind; dieselben Symptome aber zeigen die Gefahr des eigenen Leibes ebensowohl an wie die Gefahr der Existenz als Mensch unter Menschen. Es gibt eine weitgehende symptomatische Ausdrucksgemeinschaft zwischen Magengeschwüren, Hirntumoren, Herzerkrankungen usf. einerseits und den hypochondrischen, den hysterischen, den Konflikt-Neurosen andrerseits. Diese merkwürdige partielle Übereinstimmung der Symptome ist ein vielsagendes Problem. Sie deutet an, daß es so etwas geben könnte und müßte wie eine *allgemeine Krankheitslehre*, etwas, was für alles Kranksein zugleich gilt; eine Struktur scheint hier bloßgelegt, wie nur das Kranksein als solches sie vielleicht bloßlegt, oder sonst nur jene Zustände der Liebe, der Ekstase, der Verzweiflung und der Auflösung, welche der gemeine Mensch dem Wahnsinn vergleicht und gegen die der Psychiater sich schützt, indem er eben den Begriff des *Wahns* bildet, damit die Sache samt der Not in den Kranken zurückwerfend.

Es ist nun nicht meine Absicht, die *Motive* weiter zu verfolgen, welche zu einer derartigen Krankheitslehre führen können. Eines jeden Menschen Neugier mag geweckt sein bei dem Versprechen, etwas von dem schlafenden Löwen der menschlichen Existenz zu erfahren. Vielmehr möchte ich Ihr Interesse auf das *Verhältnis zwischen Arzt und Patient* lenken. Es ist zu untersuchen, welche Kategorien in diesem Verhältnis herrschen und worauf sich der Wahrheitsanspruch dergleichen neuer Programme gründen könnte.

Die unbedingt merkwürdigste Erfahrung der Medizin der letzten 30 Jahre ist ja die der Psychotherapie. Sie steht in einem eigentümlich konträren Verhältnis zur Somatotherapie, weil sie den Wirkungen der Arznei, der Diät und der Hygiene die Wirkung des *Wortes* entgegensetzt. Die Wirkung des Wortes aber desavouiert metaphysisch eine natürlich-rationale Medizin, und sie führt im gegebenen Fall zu einem Ausschluß ihrer Naturmittel. Ich persönlich halte die Selbstzeugnisse und methodischen Maximen der gegenwärtig überhaupt öffentlich sprechenden Psychotherapeuten für eine überwiegend vorläufige und inadäquate Fixierung dessen, was hier vor sich geht. Wenn ein Arzt eine Neuralgie mit Aspirin oder Morphium, der andere aber mit Hypnose oder Analyse behandelt, so behandeln sie nur scheinbar ganz dasselbe. Gegenstand, Wirkung und Ideal sind doch verschieden.

Die Psychotherapie hat, ohne es zu wissen, bemerkt, daß das Kranksein an irgendeiner Stelle nicht nur mit dem objektiven Werte eines Menschen zusammenhängt, dessen Höhe aus Maßstäben einer sozialen Ökonomie abgelesen werden kann, wie Arbeitsfähigkeit, oder die in einem subjektiven Wunschbilde des Bewußtseins entspringt, wie sein Bedürfnis nach Lust oder Genuß. Sondern sie ist an den Tatbestand angestoßen, demzufolge die *Gesundheit* eines Menschen etwas mit seiner *Wahrheit* zu tun hat, seine Krankheit etwas mit einer Unwahrheit.

Diese Entdeckung konnte und kann solange nicht neu gemacht werden, als die Idee der *Humanität* die Wahrheit des Menschen vom Menschen aus bestimmt. Denn in seinem Be-

wußtsein vermag er nicht die Lösung der Rätsel seines Bewußtseins zu entdecken, um welche es sich hier handelt,
und die tierische und die unbelebte Natur spiegelt ihm die
eigene Wahrheit nicht zurück.

Freilich erscheint diese Erkenntnis zunächst verkleidet im
Gewande der Psychologie. Aber mit der analytischen Me-
tapsychologie KIERKEGAARDS und FREUDS schleicht sich
eine Konterbande der Mythologie ein, deren Sinn verkannt
wird. Man glaubt Hypothesen und hermeneutische Deute-
künste vor sich zu haben. Aber berührt wird die Frage, ob
das Schuldgefühl eines Melancholikers wirklich nur ein Gefühl und nicht auch eine *Schuld* anzeige, ob das Minderwer-
tigkeitserlebnis eines Menschen nur ein Seelenvorgang sei,
nicht auch eine Minderwertigkeit anzeige; ob diese merk-
würdigen Psychologisierungen nicht nur Transkriptionen
des Ernstes selbst in das Spiel der Gedanken bedeuten. Ob
die Medizin sich nicht selbst herabsetzt, wenn sie diesen Ernst
*um*benennt und so das Heilungsbestreben irreleitet. Ob der
Mythos von der Austreibung aus dem Paradies mit Schuld
und Krankheit in der Psychologie oder nicht vielmehr die
Psychologie in der Wahrheit des Mythos unterzubringen sei.
Und wenn eine Neurose durch ein Unglück heilen kann, so
drängt sich die Frage auf, ob hier die psychotherapeutische
Behandlung als Stellvertreter eines Unglücks fungiere, wo
denn ein solches homöopathisches similia similibus den Arzt
in eine problematische Lage versetzt.

Soviel mag hiernach schon klarliegen: eine Medizin, welche Begriffe wie Schuldgefühl, Minderwertigkeitsgefühl, religiöser Wahn und dergl. mehr hat, wird zu prüfen haben,
ob diese Begriffe gegen die Schuld selbst, Minderwertigkeit
selbst und Religion selbst abgegrenzt sind; wenn nicht, ob
sie nicht eine Unwahrheit im Schilde führen. Die Auflösung
dieses Problems kann in theoretischer Medizin nicht vollzo-

gen werden; sie erfolgt vielmehr zunächst nur in der Tater-
fahrung der ärztlichen Therapie. Es ist überaus schwierig,
von diesem Vorgang Rechenschaft zu geben, da er deskriptiv
kaum erfaßbar, da er spekulativ kaum überzeugend wird.
Trotzdem möchte ich einen Versuch machen, zu zeigen, daß
der Zusammenhang von Wahrheit und Krankheit ein onto-
logisches Verhältnis anzeigt, das auch mit den Mitteln der
Phänomenologie und Logik immerhin beschreibbar ist; die
moralische Version dieses Verhältnisses ist eine Spezialität
eben der Moral; es gibt aber verschiedene Moralen, und es
gibt noch andere Versionen. Die der Psychologie ist dann
falsch, wenn sie beansprucht, eine theoretische Auflösung
zu geben in der Voraussetzung, daß es hier so etwas wie eine
theoretische Welt überhaupt gäbe.

Zunächst versuche ich zu beschreiben, in welches *logische*
Verhältnis der *untersuchende*, der den Kranken gleichsam *be-
tastende* Arzt zu diesem Kranken als einem theoretischen Gegenstand, als einem *Objekt* zu stehen kommt, und entwickle
dabei eine Theorie des Gestaltkreises. Alsdann versuche ich
aus der Phänomenologie des Kranken einen Schluß auf die
Struktur der Krankheit und des Heilvorganges zu ziehen
und damit auf das Verhältnis von Arzt und Patient sowie
den metaphysischen Ort ihrer Gemeinschaft.

Nun darf ich mich mit der Erkenntniskritik der exakt
oder naturwissenschaftlich aufgebauten Medizin, wie sie auch
unser Lehrplan mit seinem Ausgang von zergliedernder Anatomie und Physiologie suggeriert, an dem Orte, wo Max
Scheler lehrt, nicht befassen. Seine Kritik der Transzen-
dentalphilosophie und seine Wesensbestimmung des naturwissenschaftlichen Pragmatismus hat für ihn niemals die Bedeutung gehabt, daß die Akte der Wesensschau oder der
Sympathetik mit denen der Analyse in Existenzkampf zu treten hätten; diese Bereicherungen, die seine Philosophie ge-

genüber der Kantischen fand, kommen dem Bedürfnis medizinischer Anthropologie an nahezu allen Punkten entgegen; aber diese muß trotzdem die Rangordnung ihrer Werte selbst aufbauen. Die Wertordnung der Gesundheitsformen ist ja nicht die Wertordnung einer kontemplativen Erkenntnis, und auch die historische Reihe der ärztlichen Haltungen zeigt einen Eigenbau. Die Formen der Heilhandlung laufen freilich am Faden der Wissenschaften entlang, aber doch nur wie der spürende Hund an der Leine. Und hier soll wie bemerkt ein logisches Prinzip entwickelt werden, welches in jener Konvergenz von Gesundheits- und Wahrheitsbegriff in der Medizin, wie mir scheint, seine spezifische Prägung erfährt.

In jener Physiologie wird nun vorausgesetzt, daß ein Lebewesen eine abgeschlossene Einheit sei, deren räumliche Oberfläche einen *Innen*raum umschließt und gegen eine *Um*welt abschließt, wodurch also die Grenze des Lebensvorganges mit der Grenze jenes räumlichen Gebildes zusammenfalle.

1. Der Lebensvorgang besteht nun darin, daß dieses Gebilde von einer äußeren Energie getroffen wird und darauf seinerseits eine andere Energie nach außen abgibt. Dieser Vorgang heißt *Reflex*. Die äußere Energie heißt Reiz; der Schlag auf die Kniesehne reizt das organische Gebilde zur Abgabe einer Muskelenergie, eines Stoßes. Dieser Reflex nun zeichnet sich durch eine große Regelmäßigkeit aus; aber, wie man bald findet, *nur unter der Bedingung einer experimentell ganz bestimmten Situation*. Der Reflex, kann man sagen, ist als Lebensvorgang gar nicht existent, es sei denn unter einer bestimmten Situationsbedingung, in der das lebende Gebilde gegeben sein muß.

2. Der Reiz der Umwelt allein genügt nicht: es muß auch in der Innenwelt des Gebildes etwas Besonderes und Veränderliches dasein, damit der Vorgang abläuft. Wenn ich zu-

gleich die Fußsohle reize, gelingt der Reflex nicht. So kommen wir von der Stufe des Descartes zu der A. v. Hallers[2] und erkennen, daß beim Reflex eine eigene *Aktion* des Gebildes da ist. Statt von Reflex sprechen wir von *Reaktion*, und dem Reiz muß jetzt im Innern entsprechen eine *Reizbarkeit*. Der wesentliche Unterschied dieser Stufe ist, daß man den Lebensvorgang nicht mehr aus Reizreflexen allein zusammensetzen, berechnen und beherrschen kann. Man muß dazu die *wechselnde Reizbarkeit* kennen; je nach der Reizbarkeit ist die Reaktion verschieden. Der Übergang von der Reflexphysiologie zur Reaktionslehre entspricht dem Übergang von einer Medizin der Kausaltherapie zur Resignation einer hippokratischen Medizin. Die Hoffnung der Kausaltherapie, man könne durch eine Arznei die Krankheit in jedem Falle beseitigen, erweist sich in allen Fällen als irrig. Weder vermag das Chinin die Malaria noch das Salvarsan die Syphilis, noch das Insulin den Diabetes sicher zu beseitigen. Auch die Resignation des Hippokrates andererseits ist irrig. Denn die Kausaltherapie, in Kenntnis der Bedingungen einer Wirkung des Medikamentes, sucht diese Bedingungen herzustellen.

3. Betrachtete man nämlich die Reaktionen reizbarer Gebilde (im Sinne Hallers) näher, so fand man doch, daß die Gestalt der Reaktion nicht *nur* von einer reizenden *Energie* und einer inneren *Reizbarkeit* abhängt. An Pflanzen und Tieren zeigt sich, daß die Energie des Reizes nicht das völlig ausdrückt, was der Reiz für die Reizbarkeit bedeutet (wie man in der Physiologie der Schwellen dies oft wieder voraussetzte), sondern, daß die Reiz*gestalt* von Bedeutung ist, welche Reaktion nun erscheint. Unter diesen Fällen ist ein besonderer der der Nachahmung, wo die Reizgestalt und die Reaktionsgestalt geometrisch ähnlich oder fast identisch sind: es ist das zum Beispiel beim Menschen das Abschreiben oder

Abzeichnen einer Vorlage. Diese geometrische Ähnlichkeit hat aber wenig zu tun mit dem Wesen der Sache: die geometrische Gestalt ist meist bei Reiz und Reaktion unvergleichbar verschieden, und die geometrische Gestalt überhaupt ist nur ein Spezialfall von biologischen Situationsgestalten überhaupt, aus dem hier etwas Besonderes nicht zu lernen ist. *Situationsgestalten* sind ein Insgesamt von materiellen und psychischen Bedeutsamkeiten, welche je durch ein biologisches Interesse, sei es des Hungers, des Geschlechtstriebes, der nackten Existenzerhaltung, der Lebensordnung (die beim Tier als sog. Instinkthandlungen oder Gewohnheit, beim Menschen als Zeremoniell oder Sitte auftritt), der geistigen Ordnungen, Ziele und Ideen zusammengehalten und zentriert sind. Wo solche Gestalten sind, da besteht auch ein *Zwang* zu einem bestimmten Ablauf, ähnlich wie beim Reflex, nur daß der Reflex *unter* einer Bedingung der Situationsgestalt steht, also nicht selbständige Existenz hat, während für die Gestalt uns bis jetzt eine solche übergeordnete Bedingung nicht bekannt ist: Tatsächlich ist es bisher auch niemals gelungen, jenes Insgesamt einer Gestalt anders zu motivieren als durch sphären-ungleiche heterogene *Argumente*, wie Trieb, Interesse oder Sinn, Zweck, Geist. Aber sie können große scientifische Schwierigkeit in mehrerem Sinne bereiten. *Erstens* ist nicht einzusehen, warum ein Trieb gerade *diese* Gestalt wählt und keine andere. Das Ökonomieprinzip reicht dafür nicht aus. So erklärt z. B. der Hunger nicht die Gestalt der Kauwerkzeuge, der Geschlechtstrieb nicht die der Geschlechtsorgane, der Bautrieb nicht die Honigwabe, das Nest, die Scham nicht das Erröten. Sie alle könnten offenbar auch anders aussehen und sehen sehr verschieden aus. *Zweitens* ist der Sinn der Gestalten *nicht eindeutig.* Man sieht einem laufenden Hund nicht an, ob er zu seinem Essen, zu seiner Freundin oder seinem Herrn strebt. *Drittens* endlich ist der *Wechsel* der Gestalten, die Abfolge der Zuwendungen oft nicht vorauszuberechnen: ob der Hund zum Essen, zur Freundin oder zum Herrn *sich wenden* wird, wenn alle 3 in seinem Reichfeld sich befinden, ist aus den Gestalten nicht zu entnehmen. D. h. wir besitzen *keinen Kanon der Triebe, keinen Kanon der Zuwendungen.*

Der Versuch der Gestalttheorie muß gerade in dieser Richtung und gerade durch die Konsequenzen, die Köhler[3] ihr entgegen dem Vitalismus zu geben sucht, als gescheitert betrachtet werden, wie der Versuch der Reflextheorie und der Reaktionstheorie als Theorie der *Lebens*vorgänge gescheitert ist. Solange bleibt der *Vitalismus* also die bessere Annahme, aber es ist keine Theorie, sondern eigentlich die Feststellung eines Wunders. Die Annahme, die Gestalt des Reizes produziere (kausal oder parallelistisch) die Gestalt der Reaktion auf ihn (auch die Wahrnehmung wäre hier nur eine Reaktion), ist in dem Augenblick falsch, wo sich herausstellt, daß diese *Reiz*gestalt nicht nur vom Reiz*objekt* einseitig abhängt und überhaupt nicht schlicht objektiv gegeben ist. Und dies ist, wie ich jetzt zeigen möchte, der Fall. Wenn ich bei geschlossenen Augen einen *Schlüssel* abtaste, so hängt Form und Folge der Reize auf meine Tastorgane von Form und Folge meiner Tastbewegungen ab; die Reizgestalt ist also von zwei Seiten determiniert: vom Objekt *und* von der Reaktion. Den Gesamtvorgang können wir jetzt als einen *Kreisprozeß* verstehen, indem die Kette der Ursachen und Folgen in sich zurückläuft in *Bezug auf das Gestaltetsein des Vorganges.* Dieser Kreisprozeß unterscheidet sich aber grundsätzlich vom physikalischen Kreisprozesse Carnot's[4], in dem durch eine äußere Lenkung eine Reihe von Zuständen im Innern eines Systems in den Ausgangszustand zurückläuft. Unseren Kreis, den wir als den *Gestaltkreis* bezeichnen wollen, müssen wir als die äußere und innere Kräfte des Systems *umfassende* Beschreibung einer Gestalt begreifen, auf deren logische Eigenart ich sogleich zurückkomme. Ein entscheidender Unterschied ist, daß eine Angabe, welche Kräfte als die lenkenden und welche als die gelenkten zu bezeichnen wären, nicht möglich ist. Mit gleichem Recht und vielmehr Unrecht läßt sich behaupten: die Tastbewegung lenke die Reizgestalt, wie die Reizgestalt lenke die Tastgestalt. Soweit die Gestalttheorie diese Eigenart übersieht bzw. abstrahierend ausschaltet, gelangt sie auch nicht zu der »Ganzheit« des Vorganges, von der sie ahnend immer spricht. Vielmehr bleibt sie in der Voraussetzung befangen, der Vorgang lasse sich unter dem Schema einer *Umwelt*, in der als Inhalt ein Lebewesen mit *Innenwelt abgrenzbar sei*, darstellen. Allein dies Schema ist abstrahiert. Tatsächlich ist nun der »Gestaltkreis«, d. h. die in sich zurücklaufende Kausalreihe, auch nur ein sehr unvollkommenes und zweideutiges Schema des Lebensvorganges und nur formalistisch mit der causa sui, wie sie etwa in KANTS Organismusbegriff auftaucht, vergleichbar, obwohl dieser verstandeswidrige Begriff der causa sui wenigstens soviel deutlich macht, daß das gemeinte Geschehen in *keiner Anschauung* vollziehbar ist. Darum aber war es schon ein ungelöster Widerspruch, daß KANT überhaupt davon sprach, daß die dinghaft und räumlich abgegrenzten Organismen als causa sui beurteilt werden (wenn auch nicht verstanden und erklärt werden) könnten.

Der Gestaltkreis *umfaßt also Organismusinnenwelt und -umwelt in einer Ganzheit*, die aber nicht anschaulich und nicht normallogisch (normallogisch = Satz vom Widerspruch) gedacht werden kann. Wir können versuchen, nun näher nach Kriterien dafür zu suchen, wieso wir in der gewöhnlichen Erfahrung auf den Gestaltkreis stoßen. Wir können dafür ein Kriterium angeben. Wir müssen aber sagen, daß schon das Wort *Kreis* hier einen »Abfall von der Idee« bedeutet, weil es ins Anschauliche zu transponieren versucht, was unanschaulich *ist*. Das Hauptmerkmal aber ist, daß der Versuch, die Gestalt anschaulich zu erfassen, eine *Mehrdeutigkeit* offenbart. Schon unser Schema des Gestaltkreises selbst zeigt dies in Bezug auf die Kategorie der Kausalität. Man kann die Reizgestalt ebenso als die Ursache der Tastwahrnehmung wie die Tastwahrnehmung als Ursache der Tastbewegung, die wiederum die Ursache der Reizgestalt wird, annehmen. Um eindeutige Kausalität zu erhalten, müssen wir den Gestaltkreis an einer (beliebigen) Stelle künstlich unterbrechen. *Haben* wir es getan, dann sind wir in der Situation der Sinnes- oder der Reflexphysiologie (über welche die Gestalttheorie nur durch *Negationen* hinausgeht). Ehe wir aber den Kreis dieser causa sui zerreißen, haben wir die gleichguten Möglichkeiten, A als Ursache von B oder B als Ursache von A anzusehen. Wir können die beiden Möglichkeiten nacheinander vollziehen, aber dann erhalten wir miteinander normallogisch unvereinbare Aussagen. Die logische Gesamtstruktur solcher zusammengestellten Aussagen ist also eine kontradiktorische. Betrachtet man aber den Erkenntnisverlauf unter Einschluß jener *Entscheidungshandlungen* der Betrachtungsweise, dann ist ein logisches Gebilde gegeben, in dem die reale Entscheidung enthalten ist, und ich nenne dieses Gebilde ein *antilogisches*.[5] Antilogisch ist also eine Erkenntnisstruktur, die gegenüber einem Vorgang von jener Wahlmöglichkeit nach kontradiktorischen Richtungen Gebrauch macht.

Dafür sind einige Beispiele zu geben. Nehmen Sie eine graue Kreisscheibe. Sie kennen das Phänomen der *Inversion*; man kann sie ebensogut als Loch in einer ebenen Fläche, wie als aufgelegte Scheibe auf dieser Fläche in die Wahrnehmung bekommen. Ich möchte aber gleich sagen, daß diese widersprechende Doppelerfahrung auch bei *mathematischer* Definition gilt. Ich frage nach *dem vom Kreis begrenzten Raum*. Dann kann ich sagen 1. er grenzt $r^2\pi$ ab und 2. er grenzt $\infty - r^2\pi$ ab. Der Kreis ist als geschlossene Figur doch doppeldeutig und so ist auch die Haut eines lebenden Individuums als Grenze doppeldeutig. Um also eindeutig zu *definieren*, kann und muß ich *wählen*. Unser *Sehraum* ist im gleichen Sinne antilogisch. Er ist endlich, aber er hat keine Grenze, welche der Wahrnehmung gegeben wäre. Unmittelbar und widersprechend erfahren wir diese unbegrenzte Endlichkeit unseres Sehraums. Dasselbe gilt von der *Wachzeit*, die endlich ist, während das Aufwachen und Einschlafen als Beginn und Ende, doch nicht als Grenze selbst erlebt wird. Und wie damit, mag es mit Geburt und Tod sein. Besonders gehört hierher, was in der Psychologie als Ambivalenz der Gefühle und Affekte bezeichnet wurde: die Vereinigung von Liebe und Haß, Mut und Furcht. Ärztliche Erfahrung und Studium von Kranken hat uns belehrt, daß diese Ambivalenz besonders aufgedeckt wird bei allen Leidensphänomenen des Schmerzes, des Schwindels, der Schwäche, des Brechreizes, des Ausstoßungsdranges, der Tenesmen, der motorischen Erregung, der motorischen Apathie, der Angst, Sexualerregung, Verzweiflung, also den eigentlichen Existenzkrisen. Allen diesen Vorgängen finden wir innewohnen ein Moment zu beharren und ein Moment zu vergehen, ein Seinsollen und ein Nichtseinsollen, aber auch einen Widerstreit der Qualitäten, und eine Kranke fand das für mich erleuchtende Wort vom *sinnlichen Zweifel* dieser Existenzformen. Es ist aber meines Erachtens die sinnliche Ambivalenz in deutlichen Spuren bis in die sinnlichen Empfindungen hinein verfolgbar, welche man gewöhnlich für rein, eindeutig und spannungslos hielt, wie z. B. reines Spektralblau oder dgl. Lipps[6] scheint hier die Bresche in der richtigen Richtung gelegt zu haben.

So also ist der Mensch, könnte man jetzt sagen. Er steht

nicht in der Kategorie der Substanz, sondern in der Kategorie der Ent-Scheidung; nicht nur der sittlichen oder moralischen, sondern nur *auch* der sittlichen und moralischen.

Die Kategorie der Ent-Scheidung ist eine Kategorie der ganzen Fülle seiner Existenz. Was man im romantischen Irrationalismus und Intuitionismus als Instinktschwäche des Menschen beklagt hat, ist freilich unbestreitbar. Der Diabetiker, statt Kohlehydrate zu meiden, häuft, hungrig nach Brot und Zucker, die Schädigung immer höher. Aber diese Instinktschwäche beruht auf einer Ambivalenz. Der Cocainist schwächt sich durch Verjagung des warnenden Schwächegefühls immer mehr. Aber dieser Instinktirrung korrespondiert die Verachtung der *bloßen* und nackten Existenz, die geistige Rauschfähigkeit des Neurotikers, die Lust des Süchtigen, dem Leben nicht zu dienen, sondern mit ihm zu spielen. Aber das Tier tut das auch. Der Betrug des Instinkts gelingt nie ganz, und insoferne ist der Instinkt doch da. Und auch das Tier betrügt den Instinkt, denn es kennt das Opfer wie der Mensch. Überhaupt ist es ein Irrtum, den Unterschied im Instinkt zu suchen. Die Instinktschwäche beginnt schon *inner*halb der bloß vegetativen Sphäre. Noch heute wissen wir nicht in der Pathologie, wo bei Vorgängen wie Fieber und Entzündung das Nützliche aufhört und das Schädliche anfängt; noch immer schwankt die Medizin zwischen ihrer Bekämpfung, dem laisser-aller und der künstlichen Erzeugung hin und her. Heute ist die künstliche Erzeugung hochangesehen. Vollkommen klar hat KANT[7] hier die Unerforschlichkeit des Zweckes durchschaut und die Müßigkeit aller *vernünftelnden* Teleologie ein für allemal bewiesen.

So ist Degeneration und Regeneration, ist aber auch Bautrieb und Zerstörungstrieb, ist Gesundheitsstreben und Krankheitsstreben, ist Lebenswille und Todeswille schon in den ersten Akten der Zelle, der Organsysteme, der Funktionen, so ist Leiden und Heilen ursprünglich verschlungen; so wird aber auch in der ärztlichen *Handlung*, die ja eine Verlängerung dieser Vorgänge in den Arzt hinein ist, dieselbe Ambivalenz, dieselbe ursprüngliche Polarität wiederkehren. Und wenn KANT mit der Widerlegung der vernünftelnden Teleologie der Organismen recht hatte, dann ist auch jede bloß-vernünftige Bestimmung des Heilzweckes der Medizin eine Spielerei. Die Behauptung, Zweck der ärztlichen Handlung sei, die Arbeits- und Genußfähigkeit des Kranken herzustellen – diese Behauptung ist nicht eine Wesensbestimmung der Heilhandlung, sondern die Beschreibung eines *gesellschaftlichen Zustandes* und seiner Ideale.

Mit doppelter Dringlichkeit ist also zu fragen, wie kommt der Arzt zu einem Wertsystem, einem Kanon der Zuwendungen, der, wir sahen es, aus der Sphäre der gestalteten Erscheinungen nicht abzulesen ist. Ein anerkanntes, allgemein gültiges System der Triebe auf naturwissenschaftlicher Grundlage besitzen wir nicht, obwohl eine Psychologie und Physiologie der Hormone und der Gifte in Aussicht steht. Aber damit erhalten wir keinen Kanon der Zuwendungen, die in den *Gestaltkreis* gebaut sind. Ich halte dies für ontologisch ein für allemal feststehend. Philosophische, theosophische Systeme können einen Kanon bieten, aber ihre Wertordnungen sind nicht die der ärztlichen Handlung.

Die entscheidende Erfahrung nämlich, über die zu berichten ist, geht dahin, daß ein solcher Kanon der Zuwendungen, eine Umstellung der Triebe, Interessen und Haltungen in keiner Therapie jemals durch die immanente Logik, Vernünftigkeit oder Weisheit eines Arguments oder einer geistigen Wertordnung zu erreichen ist, wo die bekämpfte Haltung oder Triebordnung ihrerseits schon festgelegt ist. Immer findet man, daß Belehrungen, Ermahnungen und Erleuchtungen genau so weit wirken, als die Zuwendung des Kranken zum Arzt dessen Ratschläge und Wünsche bereits potentiell umschließt. Darüber hinaus aber gelingt ein Fortschritt ausschließlich dort, *wo der Arzt selbst den Kanon seiner Haltungen gemeinsam mit dem Kranken einer Umgestaltung preisgibt.*

Ein derartiger Prozeß tritt natürlich dort gar nicht in Erscheinung, wo eine Gesellschaft durch ihre stabile Gesamtordnung das Vertrauen zur Kunst einschließt und begründet. Solange gilt auch, daß eine ärztliche Handlung, *vom Typus eines Rates,* die Dynamik einer Bewirkung, einer Kraftübertragung vom Arzt auf den Patienten tatsächlich besitzt. Daß aber der Sinn dieser Bewegung ebensogut in umgekehrter Richtung, als Kraftabgabe des Kranken zum Arzt bewertet werden muß, dies zeigt sich sofort, wenn das Vertrauen oder irgend eine andere vitale Zuwendung und Bindung zum Arzt erschöpft wird. Jetzt wird manifest, was schon immer *war,* nämlich daß beim Befehlen das *Geben* beim Gehorchenden ist. Befehlen ist Nehmen. Der also mit dem Wort wirkende Arzt nimmt im »Zureden« eine Kraft vom Kranken weg, ebenso wie er, gäbe er ihm ein Ei zu essen, ihm Kraft hingibt. So bewährt sich die geistige Physiologie des PARACELSUS, wo ja z. B. immer die Kraft des Mannes im Weibe, die Kraft des Hammers im Amboß ist. Schon der Befehl also, das Ei zu essen, enthält eine der Kalorienzufuhr kontradiktorische Energieabfuhr auf der Seite des Kranken.

Wir können jetzt besser verstehen, warum die sog. Psychotherapie so oft im konträren Widerspruch zur sog. Somatotherapie steht. Es wird aber hier klar, daß es diese Trennung ontologisch nicht gibt, in der Wirklichkeit nicht gibt. Jede Somatotherapie hat auch eine psychische Bilanz und umgekehrt. Aber die therapeutischen Bilanzfehler werden nicht immer erkannt.

Zunächst wird hier wieder klar, daß die *ärztliche Verord-*

nung als dynamischer Vorgang tatsächlich wieder ein *ambivalenter* ist. Es ist ein Geben und Nehmen zugleich. Und wenn unsere Vermutung von der kritischen Bedeutung der Antilogik für den Gestaltkreis zutrifft, dann liegt *auch in der Therapie* ein *Gestaltkreis* vor. *Dort* war von der tastenden Hand des Untersuchers die Rede. Der Untersuchte war Objekt im Gestaltkreis. Jetzt sprechen wir vom therapeutischen *Gestaltkreis; er umschließt den Arzt und den Patienten:* er ist *ein zwei*samer Mensch, *ein* bipersoneller Mensch. *Das* ist die »Ganzheit« der ärztlichen Handlung, *das* steckt hinter der Phrase vom Behandeln des »ganzen Menschen«, daß ein therapeutischer Gestaltkreis zwischen Arzt und Patient gestaltet werde: nicht daß der ganze Patient Gegenstand werde, sondern daß der Patient *durch Umfassung des Arztes integriert werde* – wieder: nicht seines Arztes als ganzen *Menschen,* sondern als ganzen *Arztes.* Hier ist vielleicht die Zwischenbemerkung erlaubt, daß eine jede Kategorie der KANTschen Tafel[8], sei es Substanz, Kausalität oder Wechselwirkung, sei es Einheit, Vielheit oder Ganzheit, als *einzelne* auf den Menschen oder seine personellen Beziehungen im *Gestaltkreis* angewendet, ebenso viele positiv falsche, weil nicht antilogische Aussagen ergibt. Es ist gleich falsch zu sagen, die im Gestaltkreis verbundenen Menschen seien zwei Wesen, wie, sie seien ein Wesen. *Der Lebensvorgang zählt nicht mit Zahlen.*

Wenn nun der Kranke beim Gehorchen Kraft abgibt, so ist der Arzt in dieser Hinsicht ein Empfangender. Die abgegebene Kraft zerstreut sich nicht ins Leere, sondern der Arzt empfängt sie. Und er empfängt sie in gleichem Maße. Der Arzt empfängt einen Zuwachs an Selbstvertrauen. Verbrauch an Vertrauen dort gibt Zuwachs an Vertrauen hier.

So sieht es aus, als ob ein solcher Kraftfluß zur Erschöpfung führen müsse. Und wenn die ärztliche Handlung nicht Fragment bleibt – und es gibt ganz gute und befriedigende

Fragmente, nur sagen sie wenig über das Wesen der Sache –, so geschieht dies auch. Die primäre Zuneigungsform, welche den Kranken an den Arzt band, kann plötzlich verbraucht sein und zur Überraschung in Haß umschlagen. Es ist das Ereignis, was in der Neurosenbehandlung fast regelmäßig eintritt und von FREUD als negative Übertragung bezeichnet wurde.

Es ist aber nicht obligat, daß die primäre Bindungsform eine der Zuneigung war. Sie kann konventionell, höflich gewesen sein, sie kann kommerziell, als Kaufvertrag gestiftet worden sein, sie kann wie im Militärlazarett im Untergebenenverhältnis begonnen haben. Wesentlich ist immer, daß die Primärform sich quantitativ erschöpft und so, umgekehrt wie in HEGELS Logik, qualitativ umschlägt. Aus der konventionellen kann die erotische, aus der liebevollen die haßerfüllte, aus der haßerfüllten die kommerzielle Form hervorgehen; es kann auch ein sozusagen erfreulicherer Ablauf bestehen, aber diese Außenseite trügt; die treibenden Mächte sind stets ambivalente, und so entsteht der *Kanon* der Leidenschaften und die Ordnung der Haltungen in der Therapie. Wesensmäßig nun ist dieser Kanon zunächst scheinbar nichts als eine Novelle. Aber sie hat ein ehernes Gesetz. Nichts in dieser Sache geschieht im Kranken, wovon nicht die Resonanz im Arzte – und umgekehrt. Aber Resonanz ist ein falsches Bild: Sender und Empfänger sind ja wesensmäßig verschieden. Und was als *Figur* im einen geschieht, das geschieht als *Hintergrund* im anderen. Nicht die einzelnen Szenen, nicht die einzelnen Erlebnisse und Bewußtseinsinhalte als solche sind belangreich. Es kommt für den Erfolg einer Therapie gar nicht darauf an, ob die Partner z. B. im Guten oder im Bösen scheiden; auch ein Fußtritt hat gelegentlich eine Hysterie geheilt, und mancher Flegel hat gut operiert. Aber die Dynamik, der leidenschaftliche Kanon hat eine Bilanz, in der es Auge um Auge, Zahn um Zahn geht und in der auf Heller und Pfennig bezahlt wird.

Diese Überzeugung bildet sich weniger durch Anschauung als durch Erfahrung. Sie ist eine spekulative Einsicht, wenn Spekulation soviel ist wie Erfahrung der Wahrheit in der Spiegelung. Wesentlich an dieser Erfahrung ist, daß die Dynamik und der Heilwert der ärztlichen Behandlung nicht durch das ausdrückbar ist, was an Vorgängen, Erlebnissen, Handlungen deskriptiv feststellbar, phänomenal erlebbar ist. Diese Dynamik liegt vielmehr allein im personalen Gemeinschaftskreis verborgen und steht in der *Kategorie der Entscheidungen*. Was als psychisches oder somatisches Phänomen *erscheint*, ist bereits *Resultat* der Parteinahmen und hat sich aus Verdrängung und Entscheidung abgeschieden.

Es gelingt daher keineswegs, auf dem Wege einer Semiotik, Hermeneutik, rationeller Anwendung von Gesetzen und Wissenschaften, durch keine Intuition und keine verstehende noch einfühlende Psychologie den Kanon der Therapie herzuleiten. Und doch geht es in diesem Kanon Auge um Auge.

Dies ist ja auch der Widerspruch, in den sich die Psychoanalyse verwickelt hat, daß sie den Kanon der Therapie aus der Reproduktion der verdrängenden Parteinahmen entnehmen wollte und dabei schon selbst wieder in der Parteinahme stand. Aber in der Übertragung hat sie den Schlüssel entdeckt, ohne sich doch von der alten Lehre trennen zu können und ohne die Bedeutung des Zweipersonensystems des Gestaltkreises für die Entstehung des Kanons zu bemerken. Und so möchte der Satz nicht zu gewagt sein, die Psychologie als solche als einen gänzlich *unwirksamen* Faktor zu bezeichnen. Alle sogenannten psychotherapeutischen Technizismen erfahren ihr *Kraftmoment* in dem *Doppelspiel* der Übertragungen, eher nicht.

Dieser novellistische Kanon hat also jedenfalls eine dynamische Bilanz, in der kein Stäubchen verlorengeht und kein Pfennig geschenkt wird. So billig wie mit der Selbstdarstellung der sog. »Persönlichkeit« der Arztes ist die Therapie nicht zu verkaufen. Aber diese Bestimmung ist natürlich als kraftmäßige viel zu arm. Wir sahen schon, der Kampf zwischen Arzt und Patient steht unter dem Zeichen Majorität – Minorität und schlägt doch gleich um in eine Wertfrage. Da der Kranke als physisch und soziologisch Schwächerer dasteht, wird er, solange krank – und denken Sie an unheilbar Leidende –, eine Wertkompensation zu erlangen haben. Diese kann aber, soweit es sich um die Bindung an den Arzt handelt, demnach nur in einer Überlegenheit gegenüber dem Arzt auf dem Gebiet seiner metaphysischen Existenz gefunden werden. Eine erste Form, in der dies sich ankünden kann, ist z. B. das Erwachen des Stolzes. Der Stolz des Kranken ist, daß er den Existenzkampf auf einer metaphysisch höheren Ebene kämpft und erledigt als *jeder* Gesunde. Er ist in diesem Sinne, weil er Schwereres besiegt, dann auch ein größerer Sieger. Es ist die Entwickelung dieses Stolzes freigegeben, wenn der Arzt die neue Wertposition bejaht, das heißt also seine eigene metaphysische Inferiorität, die relative Schwäche seines Heroismus zugibt, also sich wiederum unterordnet. Ich glaube in der Tat, daß eine metaphysische *Ehrfurcht* vor dem Kranken eine der ersten, vornehmsten Qualitäten, ich möchte sagen, seiner stärksten Schwächen sein muß. Für ihn gilt der Satz, daß es ein absolutes Maß der Schwäche oder Stärke eines kranken Menschen überhaupt nicht, folglich auch keine absolute Schwäche gibt. Für ihn, d. h. für sein Urteilen über den Kranken, gilt der Satz: alle Menschen sind gleich stark; in jedem ist verborgen die Stärke, welche seine Stärke ist.

Physisch, psychisch oder sozial muß jeder Kranke als

schwach gelten. Bleibt aber dieses abwertende Quantitätsurteil bestehen, dann muß eine Medizin entweder reparatorisch oder, wo sie nicht reparieren kann, resigniert verfahren. Dies ist auch die große Resignation des HIPPOKRATES, der warnt, unheilbare Kranke zu behandeln. Dieser Bann wird in der christlichen Ära nur äußerst langsam gebrochen. Bei PARACELSUS ist er in der wunderbarsten Weise besiegt. Seine ärztliche Haltung liegt in der großartigen Paradoxie, daß es auf den objektiven Heil*erfolg* des Arztes gar nicht ankommt. Nicht der Arzt heilt, sondern die organische Natur, nicht die Verordnung, sondern die Arznei. Nicht Reparation ist das letzte Ziel, sondern der Werdegang, der Stufengang des Kranken zu seinem metaphysischen Endziel, zu dem der Arzt aber als ein wahrer Sokratiker nicht hindeuten, nicht hinschieben, nicht hinzeigen darf. Denn er ist weder Führer noch Deuter, noch Weiser, sondern er ist ein Arzt, d. h. kein Bewirker, sondern ein Ermöglicher; er steht nicht über der Entscheidung, sondern mit dem Kranken *in* der Entscheidung.

So allein ist der metaphysische Ort des Arztes zu bezeichnen, und dieser metaphysische Ort ist eben darin ausgedrückt, daß er auch nicht einer ist, der Mitleid hat, sondern darin, daß sich der im Kranken reelle Krankheitsprozeß in ihn existentiell hinein *verlängert*. So ist selbst die theoretische Pathologie, die diagnostische und therapeutische Reflexion nichts anderes als eben eine bloß gedachte Wiederholung und Ausbreitung des krankhaften Geschehens in ihm. Dies, daß er *denkt*, was im anderen *ist*, bedingt ja seine metaphysische Minorität, die Schwäche seiner Position, die Ungerechtigkeit, besser Ungleichgerechtigkeit der beiden Schicksale. Psychisches *Mitleid* im Arzt ist natürlich *eine* Abwegigkeit und Unsachlichkeit. Er macht mit diesem Gefühl einen *Verstoß gegen die Regel der Ehrfurcht.*

Ein kranker Mensch ist für den Arzt also *letzten* Endes weder einfühlbar noch verstehbar, und ich muß überhaupt bestreiten, daß man als schmerzfreier den *Schmerz*, den wirklichen Schmerz des Kranken selbst, die wirkliche Minorität des Neurotikers selbst, die wirkliche Schuld des Melancholikers selbst nachfühlen und verstehen kann. Wer dies behauptet, verfälscht ontologisch die Situation des Arztes zum Kranken.

Als *Erkenntnisgegenstand* betrachtet, befindet sich der Kranke in diesem Sinne in einer Ferne, und zwar in einer radikalen Ferne vom Arzt, und nur die Bejahung dieser *ewigen Ferne* gehorcht seiner Wahrheit. Als Patient aber andererseits rückt der Kranke in eine bis zur Identifizierung unendliche Nähe zum Arzt, wenn dieser die ärztliche Handlung als eine im Gestaltkreis verbundene Lebensgemeinschaft tut. Dies ist die *ewige Nähe* des Kranken und seines Arztes. *In dieser ewigen Nähe des Gestaltens und jener ewigen Ferne des Erkennens bewegt sich das ärztliche Tun und der Prozeß von Erkranken und Gesunden*, dessen Verlängerung auch das ärztliche Tun ist.

Hiermit ist nun freilich nur ein erster geringer Ansatz zu einem Kanon der ärztlichen Zuwendungen gemacht. Ich darf mit einem Ausblick schließen, wie er sich weiter entwickeln muß. *Nicht* ist er enthalten in einer Werttafel, die der Arzt als Gesunder, *nicht* in einer Werttafel, die der Kranke als solcher aufstellt. Nicht etwa darum nicht, weil sie als Individuen verschieden wären, sondern weil sie *distributiv* zusammengehören. Erst nachdem ein System dieser Zusammengehörigkeit besteht, können dann auch objektive Werttafeln entstehen. So setzt z. B. die ärztliche Rang-Entscheidung über das Leben von Mutter oder Kind ein Gesetz, eine öffentliche Meinung, eine persönliche Verständigung *voraus*, also jedesmal voraus, daß eine mindestens zweisame Lebensbewegung

erfolgt *ist.* Ganz derselbe Gesichtspunkt gilt für Rangordnungen, welche Voraussetzung einer Operation, einer Hypnose sind, wo jedesmal – und wie oft ganz konventionell – gewählt wird zwischen zwei Übeln, wobei jede ärztliche Methode als das kleinere Übel gilt. Grundlegend bleibt also
vor allen expliziten, objektiven und geltenden Wert- und
Rangordnungen die *in* der Ambivalenz der Entscheidungen
stehende Gestaltung aller pathologischen Situationen im Gestaltkreis. – Freuds Psychoanalyse nun ist in der Medizin
gegenwärtig die einzige Lehrmeinung, die als exoterische doch
zugleich einen personalen Wahrheitsbegriff hat, wie z. B.
sein Argument zeigt, daß ein Widerstand Jemandes gegen
seine Lehre ihre Richtigkeit beweise. Allgemein wird in der
Psychotherapie in dem zweisamen Prozeß der »Behandlung«
eine Erkenntnis nicht durch Kenntnisnahme, nicht durch logischen Beweis, nicht durch Erleuchtung oder Berufung,
nicht durch esoterische Einweihung, sondern durch das mit
Übertragung verbundene Brechen eines Widerstandes in einer Behandlung durch Worte gewonnen. Dieser exoterische
Personalismus ist daher *zunächst* immer nicht Wissen, sondern Methode, nicht Lehre, sondern Heilbehandlung. Ihre
Betätigung wendet sich in erster Linie weder an die rezeptive
Intelligenz noch an die Gnadenfähigkeit des Menschen, sondern sie operiert in experimentell-aktiver Weise an dem seinem bewußten Willen und Verstand entzogenen Unbewußten und ist so ein Analogon der somatischen Medizin. In
dieser Beanspruchung des bewußten *und* des unbewußten
Anteils der Person zum Zwecke therapeutischer Veränderung
vereinigt sie doch ein Bewirken mit einem Belehren, aber so,
daß die Erkenntnis nicht durch ihr immanentes Argument
erkannt, sondern so, daß sie durch eine zwischen zwei Menschen in Gang gebrachte Bewegung erfahren wird. Das hier
angedeutete Prinzip ist aber unzweifelhaft ein über die Stoff-

gebiete und Heilzwecke der Psychotherapie hinaus wirksames und anwendbares. Es bedeutet allgemeiner die Entkräftung des *Immanenzsatzes*: daß das Bewußtsein abhängig und ohne Verlaß, seine Autonomie ein Schein sein, daß es krank sein kann. Wenn nämlich wirklich die Wahrheit des Bewußtseins erkranken kann, dann allerdings gewinnt der Begriff der Seelenkrankheit und Geisteskrankheit das völlig andere Gesicht, auch eine Pathologie der Wahrheit auszudrücken. Damit steht aber die Heilkunde an einer Schwelle, die ihr entweder zum Grenzbaum oder, wir glauben daran, zum Tor in ein neues Land werden kann. Damit ist aber auch der Punkt bezeichnet, wo die Gesundheit eines Menschen etwas mit seiner Wahrheit zu tun hat. Die Dynamik jenes Verhältnisses von Arzt und Kranken sollte hier also lediglich *Beispiel* einer Anwendung dieser Kategorie der Gesundheit und der Idee des Menschen sein, welche hinter dieser Kategorie steht. Von der dynamischen Bilanz des Menschen aus ist auch jetzt zu verstehen, wie eine Neurose durch ein Unglück heilen kann.

Krankengeschichte

Es kommt nicht ganz selten vor, daß ein Bauer zum Doktor kommt und nicht zum Arzt. Es tut ihm »da im Leibe« weh; er will wissen, »was das eigentlich ist«. Er fragt gar nicht, was man dagegen tun soll, sondern nur, was es zu bedeuten hat. Der junge Doktor untersucht seinen Leib und die anderen Organe, aber er findet nichts. Er ist unerfahren; so sagt er dem Bauern: »Es ist nichts da.« Dieser geht mit vertieftem Zweifel fort. Er hat auch recht, und der Doktor hat unrecht; es ist etwas da. Der Doktor *muß* den Namen dafür finden; nur muß es der rechte sein. Wo ein Ding den rechten Namen noch nicht gefunden hat, da irrt es durch die Welt, ruhelos, bis es ihn findet. Wie will der Bauer finden, *was* ihm weh tut? In ihm war der Drang zu wissen, »was es sei«, tatsächlich noch stärker als der Drang, den Schmerz loszuwerden. Das ist von Bedeutung; aber der Doktor hat nicht verstanden, was es bedeutet. Es bedeutet, daß der Bauer selbst einen Unterschied machen kann, den der Doktor noch nicht völlig begriffen hat, nämlich, daß etwas weh tun kann, obwohl »nichts Rechtes« da ist. Das hatte der Bauer nämlich bereits selbst dunkel erfahren, daß ihm anders zumute ist, als wenn ein Geschwür oder sonst »etwas Rechtes« da wäre. Daher war der Drang zu wissen stärker als der nach Arznei oder Messer.

Freilich kann eine solche Szene auch ganz anders aussehen, wenn nichts »Rechtes« da ist. Daß es aber überhaupt so sein kann, wie hier beschrieben, das hat seine Wichtigkeit. Wir wollen hier nicht die vielen Möglichkeiten beschreiben, sondern ein Wesentliches erfassen. Das Wesentliche ist, daß einer, der sich selbst nicht helfen kann, einen Drang haben kann, zum Doktor als dem, der ein *doctus* ist, zu gehen, und daß er um des Wissens noch mehr als um des Helfens willen geht. Er handelt so, als ob er wüßte, *daß auch das Wissen helfen kann.* Er hat einen solchen Satz nie gehört, einen solchen Gedanken nie gedacht; er hat nie sich psychologisch klargemacht, daß auch der Zweifel *das* sein kann, was ein Leiden ausmacht; überdies tut es ihm eben weh. Trotzdem kann eine solche Szene geschehen, und darum gerade ist sie lehrreich. Sie betrifft das Wesen eines Dings.

Natürlich geht der Bauer zu einem zweiten, einem älteren Arzt. Da stellt sich heraus, daß der erste Arzt doch recht hatte; an den Organen ist nichts zu finden. Der zweite Arzt bringt aber schnell heraus, daß der Bauer um einen Acker prozessiert. So sagt er: »Von der Aufregung kommen die Schmerzen; du darfst dich nicht aufregen.« Das leuchtet dem Bauer nicht ein, er kann nicht begreifen, wie das die Schmerzen machen soll. Er hat auch ganz recht, daß man die Schmerzen so noch nicht erklärt hat. Wie soll er sich außerdem anstellen, um sich nicht über das Unrecht aufzuregen?

Beim dritten Arzt stellt sich heraus, daß die beiden Vorgänger doch nicht ganz im Irrtum waren. Aber dieser begreift mehr: daß der Bauer um den Acker, der das Geld nicht wert ist, prozessiert, kommt aus tieferen Gründen. Er war schon als Knabe ein Rechthaber geworden, denn ein strenger Vater ließ ihn nicht aufkommen. So hat er sich an verbissene Ohnmacht gewöhnt; aber jetzt muß er sich endlich einmal beweisen, daß er auch der Stärkere sein kann; im Prozeßgegner steckt insgeheim der Vater, der Acker ist insgeheim die Mutter, die ihm der Vater schon immer wegnahm. Dieser Arzt, wir sehen es, hat analytisch denken gelernt. Er hat aber keine Zeit und findet eine analytische Seelenbehandlung nicht durchführbar. So sagt er nichts und gibt dem Bauern ein Rezept und ein Heilversprechen, daß es helfen wird. Er weiß, daß er Eindruck auf den Patienten gemacht hat, und daß ein Rezept zuweilen hilft, wenn der Patient das glaubt, was der Arzt nicht glaubt, weil der Arzt ihm der rechte scheint – nämlich, daß die Arznei die rechte für sein Leiden sei.

Der Bauer erwartet tatsächlich, daß das Rezept ihm helfen wird. Dieser Arzt hat ihm mehr imponiert als die bisherigen. Es wird auch entschieden besser, aber nur eine Zeitlang. Was war geschehen? Der Bauer hatte, als er zum dritten Arzt ging, vergessen, daß er ursprünglich nur wissen wollte, »was es eigentlich ist«. Er hat statt dessen sich einbilden gelernt, er habe ein Mittel für die Krankheit gesucht, nicht bloß den Namen der Krankheit. Darin steckt aber ein Fehler, der sich rächen wird, sich schon zu rächen beginnt, als die Schmerzen wiederkommen. Er glaubte zu glauben, das Mittel des dritten Arztes werde helfen, und hatte vergessen, daß dies gar nicht die ursprüngliche Frage gewesen, die er dem ersten Arzt gestellt hatte. Er hat das tatsächlich vergessen; daher war sein Glaube aufrichtig und doch verkehrt. Eben, weil er aufrichtig war, findet der Bauer jetzt den Weg zu seiner *ersten* Frage nicht zurück. Er ist gleichsam in einer Glaubensirrung befangen, die sich noch näher beschreiben läßt. Der Doktor ist ihm zum Arzt geworden. Bei seinem ersten Besuch glaubte er an das Wissen, beim dritten lernte er an den Träger des Wissens, den Arzt glauben. Weil der dritte Arzt ihm doch imponiert hatte, wurde er sich und seinem Glauben ans Wissen untreu, und ohne es zu wissen, glaubte er jetzt an den betreffenden Menschen, lernte er an diesem schließlich auch zweifeln. Denn die Schmerzen wurden jetzt erst heftig. – Und so hatte er also den richtigen Arzt immer noch nicht gefunden. Er ist, sagt er sich jetzt, offenbar schwer zu finden; mein Fall muß wohl ein besonderer Fall sein und meine Krankheit eine seltene Krankheit. Drüben in der andern Stadt ist ein ganz besonderer Arzt. Er geht jetzt zu dem berühmten Homöopathen. Da ist denn freilich alles ganz anders. Hier muß sich alles entscheiden. Und in der Tat, viele haben ähnliche Irrfahrten hinter sich und endlich hier Hilfe gefunden. So geht es auch dem Bauern. Auf Monate hinaus ist er geheilt. Damals hat er auch seinen Prozeß endgültig verloren.

Wir begegnen ihm erst nach Jahren wieder. Er hat mancherlei unterdessen erlebt. Plötzlich war er an einer schweren Gallensteinkolik erkrankt; bald darauf war er operiert worden, der Chirurg fand eine Vereiterung und Steine. Man hat ihm gesagt, die früheren Beschwerden wären auch schon von den Steinen gekommen. Vater und Mutter waren inzwischen gestorben. Es ging ihm nicht schlecht, er hatte keine Schmerzen mehr, aber er war ein Unzufriedener, von Widrigkeiten Umgebener. Wir interessieren uns nicht dafür, er hat jetzt einen Arzt zu befragen die Kosten nicht mehr wert gefunden. –

Nur ein vielseitig gutgeschulter Mediziner kann alle Phasen dieser Krankengeschichte ganz analysieren und mit dem Stande unseres Wissens recht deuten. Er weiß, daß Störungen und Schmerzen der Gallenwege von psychischen Faktoren abhängen. Er weiß, daß die neurotische Einstellung sich immer auf einer frühkindlichen Entwicklung der Psyche aufbaut. Er weiß, daß »Kunstfehler« im alten Sinn von keinem aller dieser Ärzte gemacht worden sind und daß auch, wäre die Kunst von allen fünfen im ersten vereinigt gewesen, das Schicksal des Bauern vielleicht ähnlich verlaufen wäre. Denkt er modern, so wird er den ersten drei Ärzten, jedem auf verschiedene Weise, vorwerfen, daß sie keine energische Psychotherapie einleiteten und so vielleicht die Krämpfe der Gallenwege und damit die schließlich lebensgefährliche Entzündung sowie den endlosen Rechtsprozeß und die endliche Verbitterung verhinderten. Dergleichen ist möglich, aber ein exakter

Beweis dessen, was geworden *wäre*, ist nicht zu erbringen. Ein moderner Arzt würde auch dazu neigen, es sei kein Zufall, daß hier gerade ein solcher Mensch gallensteinleidend wurde; beides sei vielmehr Ausdruck derselben Persönlichkeitsartung und nur nach zwei verschiedenen Richtungen gewendeter Ausdruck derselben Sache. Offenbar stammten diese Ärzte aus verschiedenen Generationen, verschiedenen Richtungen. Die Sache ist schließlich noch erträglich abgelaufen, sie hätte aber vielleicht sehr viel besser oder, bei einem schlechteren Chirurgen, noch sehr viel schlimmer ablaufen können. So wird man es von der Medizin aller Zeiten aber sagen können.

Durch unsere Geschichte geht aber noch ein roter Faden, den der geschulte Mediziner aus dem Wissenstande heraus nicht analysieren kann. Sicher war hier noch etwas nicht in Ordnung, wofür man den Arzt und seine Wissenschaft, so scheint es, nicht recht haftbar machen kann, denn man müßte den Kranken dafür anklagen. Es ist das sein Untreuwerden gegen seine erste Absicht, als er zum ersten Arzt ging: nur einmal zu fragen, »was es eigentlich ist«. Damals konnte ihm dieser Arzt freilich sagen: »Du weißt selbst, was es ist, es ist der boshafte, törichte Trieb, zu prozessieren; und wenn du sofort aufhörst, bist du gesund.« Damals war noch Hoffnung, daß der Bauer merkte, er habe daran selbst schon gedacht; daß er aber zu feige, zu ängstlich und vielleicht objektiv nicht sicher genug war. Später vergaß er das, und dieser Weg war beim zweiten Arzt schon halb verbaut. Der zweite Arzt drückte sich falsch aus, als er sagte, es käme von der Aufregung des Prozesses: er hatte einen Namen, aber einen falschen. Denn der Prozeß regte ihn auf, weil er ungerecht und sinnlos war und weil er das irgendwo in einem fernen Winkel seiner Seele sogar wußte. So fand der dritte Arzt bereits die Mauer eines gänzlichen Vergessenhabens des Ursprungs:

eine Verdrängung vor. Sein »suggestiv« wirken-sollendes Mittel bestätigte dem Bauern die Krankheit und verstärkte die Verdrängung: zumal das *Mittel* nützte und nicht die *Umkehr*, die hätte heilen können. So ist aus einem wesentlich moralischen Fall ein wesentlich ärztlicher Fall *geworden*.

Der Ausdruck »moralischer Fall« ist aber ein vorläufiger und nur angenähert richtiger, wie die medizinische Darstellung nur angenähert richtig ist. Die Ursprungssituation wird dadurch aber interessant, weil man beim ersten Hinsehen sie als geheimnisvollen Übergang aus moralischer Sphäre in natürliche oder medizinische Sphäre fassen kann. Offenbar kündet sich hier ein großes Thema an, das doch zunächst schattenhaft und rätselhaft bleibt. Die Psychologie, so scheint es, darf ja erst anfangen, wenn die Moral aufgehört hat, und umgekehrt. Hier aber haben wir es mit einem wichtigen *Übergang* oder *Zusammenhang* zu tun, der, wie man bei tiefem Graben in einer Krankengeschichte bemerkt, zu jeder Krankengeschichte gehört. Um ihn überall zu finden, ist nötig, daß man das Schicksal eines Menschen in allen seinen Beziehungen zur Umwelt und allen seinen Verkettungen in der Geschichte betrachtet. Man muß der *Fülle* des Wirklichen offenstehen, dann eröffnet sich dem Blick auch die sachliche und allgemeingültige Erkenntnis, daß jener Sonderfall des Bauern ein Beispiel eines Lebensgesetzes ist. Natürlich stand hier bei unserem Bauern eine spezifisch neurotische Reaktion im Beginn der *Darstellung*, und das ist ein zufälliger Umstand, der hier willkürlich gewählt wurde, weil sich die Dinge szenisch übersichtlich abspielten. Jedenfalls aber hätte nun beim zweiten Arzte eine viel gewaltigere Kraft des Bauern dazu gehört, den ursprünglichen *Wissens*zweifel aufrecht zu halten, gegen den Versuch einer Behandlung durch Mittel, die nicht ein Wissen bringen. Aber auch der zweite Arzt war bereits in schwierigerer Lage als der erste und hatte eine größere Kraft der Therapie, einen komplizierteren Schatz an Worten und Erkenntnissen nötig als der erste, um die Umkehr zu bewirken. Und dies alles gilt in noch verstärktem Grade beim dritten und vierten Arzt. Beim fünften kommt es zur lebensgefährlichen Katastrophe, und die Schicksalslinie mündet in einer Szene, die, für sich und abgelöst von der Vorgeschichte, moralisch indifferent, gleichsam endgültig naturalisiert ist. Der Historiker hat ein scheinbar gutes Recht, diese Schlußszene als eine *erste* zu nehmen. Dann begänne die Weltgeschichte gleichsam statt mit dem Sündenfall mit der Krankheit. Wir können aber einmal die mythologische Ordnung auf sich beruhen lassen und nur unseren Patienten gelten lassen.

Deutung

Es ist gewiß ein einleuchtendes Axiom der Physik, daß da, wo ein Körper ist, nicht zugleich auch ein anderer sein kann. Auch da, wo ein Mensch steht, kann nicht zugleich ein anderer sein; er steht dem anderen im Wege. Es ist aber schwerer einzusehen, daß ein dastehender Mensch auch *sich selbst im Wege* steht; und daß dies zu seinem eigentlichen Wesen als Mensch gehört, wodurch er sich von jedem Beliebigen, das *nur* Körper wäre, unterscheidet. Daß er sich selbst im Wege steht, ist vielleicht ein Geheimnis seiner Unruhe; der Mensch vermag nicht in Ruhe zu verharren. Freilich wird die Bewegung eines Menschen oft anders erklärt, nämlich so, daß er »auf einen Ruf antworte«. Er geht, weil er dazu gedrängt wird oder weil er von etwas außer ihm angezogen wird. Dabei macht er also einem anderen Platz und verdrängt ein anderes zugleich. Dabei wird aber nicht deutlich, daß er sich selbst im Wege sei. Was es damit für eine Bewandtnis habe, wird erst dann klar, wenn die Bewegung geschieht, ohne daß der Mensch dadurch von der Stelle kommt. Einen solchen Zustand nennen wir nicht böse, aber wir erfahren auch ihn als etwas, was *nicht sein sollte*, nur auf andere Weise als das »Böse«. Der tage- oder wochenlang auf der Stelle unbeweglich verharrende oder unablässig auf der Stelle tretende Mensch gilt uns als geisteskrank. Offenbar ist dies ein Mensch, der sich nicht zu etwas Neuem entschließen *kann*. Jeder motorische Akt verlangt das von ihm. Wenn er zum Beispiel dasteht und nun fortgehen will, muß er sich entschließen, ob er mit dem rechten oder dem linken Bein anfangen will; ein so harmloser Entschluß geschieht ihm mehr, als daß er ihn faßte; aber er ist auch eine Entscheidung; wenn sie sein Körper, der doch zu ihm gehört und der seinige ist, nicht treffen kann, ist er krank. Zwischen diesem Fall und dem des Bauern, der sich nicht entschließen konnte, den sinnlosen rechthaberischen Prozeß aufzugeben, gibt es viele Übergänge. Niemand vermöchte zu sagen, wo in dieser Reihe der Zwang aufhört und die Freiheit anfängt. Um zu wollen, muß er wollen können, und so steht das Wollen *unter* einer Bedingung des Könnens. Er kann nicht alles wollen. Was er nicht wollen kann, tut er unter Zwang (sei es nun ein Etwas-tun oder ein Etwas-lassen). Unzweifelhaft ist der Bauer in solchen Zwang erst hineingeraten. Es gab eine Zeit, wo er das Prozessieren lassen konnte, und dann eine Zeit, wo er *allein* es nicht mehr lassen konnte. Als er diese zweite Zeit kommen fühlte, ging er zum Arzt, um einen Wissenden zu finden. Sein Unglück war, daß er nur einen Helfenden fand. Sein Unglück war ferner, daß er weiter, statt auf ein Wissen zu bauen, auf eine Persönlichkeit zu bauen anfing – davon wird noch zu reden sein.

Von nun an steht er sich selbst im Wege, denn er verliert etwas aus seinem Bewußtsein. Er wird unwissend gegen etwas, worin er früher wissend war, und hat den Faden verloren, an dem entlang er vorwärtsgehen konnte; er tritt jetzt gewissermaßen auf der Stelle. Auch als der Prozeß verlorenging, wurde er ein anderer; nur hat er jetzt keine Schmerzen mehr, ein *Symptom* ist verschwunden. In einem anderen Fall hätte diese »Heilung« auch von einem Glücksfall kommen können. Beide kamen nicht rechtzeitig, und in gewissem Sinn kamen die Katastrophe und die Operation auch zu spät. Das Symptom ist weg, aber der bösartig-verbissene Charakter bleibt: als Charakter tritt er auf der Stelle, mit dem Wissenwollen ist auch die Veränderlichkeit verschwunden. Auf irgendeine Weise verläuft aber jedes menschliche Leben auf diese Weise, auch das von irgendeinem Urteiler als »harmonisch« bezeichnete. Das Paradoxe ist nicht, daß ein fortwährender Wissensverlust aus dem Bewußtsein stattfindet, sondern daß dieser Wissensverlust die *eine* Seite der Persönlichkeitsgestaltung *macht*. Es kommt jetzt nur darauf an, was für ein Wissen der Einzelne jedesmal verliert und was das überhaupt für eine Art von Wissen ist, die hier gemeint ist. Davon hängt ja offenbar auch ab, ob eine Not entsteht, die dem Arzt zutreibt, der vielleicht ein bestimmtes Wissen noch nicht verloren hat und der es wieder geben kann. Freilich wird auch beim Arzt derselbe Vorgang des bildenden Vergessens stattgefunden haben; es kommt also wohl darauf an, daß er etwas, was der andere verlor, noch oder wieder besitzt. Das Wort »So ihr nicht werdet wie die Kinder« hat nicht die Bedeutung, daß dem Unwissenden als solchem Hilfe kommt, sondern die, daß im Gegenteil ein verlorenes Wissen – das kindliche – wieder kommen muß, wo eine Not herrscht. Das gilt auch von der Not, die den Archäologen, den Physiker, den Biologen hintreibt zu dem Teil seiner selbst, den er »vergessen« hat. Der Drang und die Not, es *wieder* zu erfahren, ist die zu lindernde Krankheit des Daseins.

Womit der Mensch sich selbst im Wege steht, das wäre also dieser sein Wissensverlust. Durch ihn bekommt er die Unruhe, welche ihn nicht vom Flecke bringt, sondern wie die Unruhe in der Uhr pendelnde Maschine bleibt. So wird jene Ruhe des auf der Stelle Tretenden, der zwar weiß, was er weiß, aber nicht weiß, daß jedes Wissen zugleich ein Nichtwissen ist, zur Krankheit. Darum mußte der Arzt wieder ein Doktor, ja sogar ein docens, ein Lehrender werden. –

Vielleicht enthält aber der Ausdruck, daß jede Not ein Wissenwollen ist, bereits eine Korrektur der Behauptung, daß es ein Wissensverlust sei, was die Not schafft; denn: ist das Verlorene eigentlich ein Wissen gewesen? und ist das Wiedergewußte dasselbe wie das Verlorengewesene? Gewiß ist nur so viel, daß in der Not dies *Fragende* enthalten ist, daß im Wissen *Linderung* kommt und daß so in allem Leiden eine Frage an die Wahrheit, in allem Helfen eine Antwort darauf liegen kann. Unsere Krankheiten haben etwas mit unseren Wahrheiten zu schaffen. In unseren Zuwendungen zur Krankheit kann auch Neugier, also ein Spiel mit der Wahrheit, und in unsern Wegwendungen von der Krankheit kann Angst vor der Wahrheit liegen, also in jenem Spiel und in dieser Angst doch immer eine geheime Beziehung auf Wahrheit.

Hier stoßen wir also wieder auf jenes beunruhigende Thema: was ist denn dies, wodurch die Not nicht nur eine Not, sondern auch ein Wissenwollen wird, wo hängt denn das Kranksein mit dem Abgeschnittensein von Wahrheit oder Erkenntnis zusammen? Darüber kann man sich nun freilich wieder *Gedanken* machen. Man kann das Thema psychologisch oder spekulativ, man kann es moralisch, theologisch oder philosophisch behandeln. Daß man alles dies auch kann, würde aber immer nur bedeuten, daß sich die Verkettung von Not und Wissenwollen immer neu bestätigt: alle jene Gedankenbildungen würden das Geheimnis zunächst nur wiederholen, nicht aufdecken. Freilich wird man, wenn man der Not-Frage ihre Antwort auf solche Weise gibt, eine neue Erfahrung machen: jene psychologischen, moralischen oder theologischen Antworten können die Not heben – aber sie müssen es nicht. Und so wird sichtbar, daß nicht genug getan ist mit solchen Antworten; man wünscht jetzt zu erfahren, wovon es denn eigentlich abhing, ob derlei Antworten »befriedigen«, »helfen«, »lindern«, »heilen«, »befreien«, oder ob sie alles dieses nicht tun. Es zeigt sich, daß noch etwas anderes da sein muß, was darüber wacht, ob all dieses Denken, Glauben, Erkennen, Fürwahrhalten auch der *Not* gilt oder nur sich selbst.

Das freilich wissen alle, die lehren, belehren, zureden und einreden, daß der Hörende die Erkenntnis und die Wahrheit annimmt oder ablehnt; wo mehrere hören, sind fast immer solche dabei, die nicht annehmen. Aber unter den Sprechenden wissen sehr viele nicht, daß unter den Hörern, die annehmen, wiederum solche sind, von denen trotz des Annehmens die Not nicht weicht. Das wissen auch *diese* Annehmenden selbst nicht deutlich, daß ihnen etwas anderes geschieht, als denen, die auch annehmen und die dabei eine Not verlieren. – Wenn nun alles dieses zwischen Arzt und Patient geschieht und wenn die Not also eine Krankheit ist, dann wird der Fall ein Unterfall der Therapie. Anders als in der Schule liegt ja der Akzent nicht auf dem Lehren und Wissen, sondern auf dem Helfen und dem Weggehen der Not: das ist jetzt die Hauptsache.

Die eigentliche Krankengeschichte

Jemand könnte sagen, alle jene Ärzte, außer dem ersten und dem letzten, hätten unrecht gehandelt; denn alle hätten dem

Bauern sagen müssen: du bist gar nicht krank und ich bin nicht der rechte Mann für dich. Der Bauer jedenfalls sagt: Der einzige, der mir geholfen hat, war der Chirurg. Und er hat recht.

Aber der Chirurg, der in der Tat seine Pflicht getan hat und ein gutes Gewissen dabei bekommen hat, ist doch hier nur ein Funktionär, der den Wissensverlust nicht mehr herstellen kann noch will, sondern endgültig besiegelt. Diese letzte Szene ist auf einem Schlachtfeld gespielt worden, auf dem um mehr und anderes gekämpft worden war als um die gesunden Organe und auf dem bereits die Wissensleichen liegen, die zu überleben nicht Ruhm, sondern Beschämung für ein geschärftes Gewissen ist. Der Patient hat dabei auch ein gutes Gewissen bekommen, aber er hat ein Stück von seinem alten Wissen für immer verloren, und er kann nicht mehr zu ihm zurück – so wenig er das Organ wiederbekommt, das ihm der Chirurg entfernt hat. Man kann auch sagen: die letzte Szene, in welcher dem Kranken nun wirklich geholfen wurde, hat den Fall nur liquidiert. So gibt der Chirurg dem Kranken ein verstümmeltes Leben zurück, das so wie es jetzt ist, nicht sein dürfte. – Freilich: indem er ihm doch sein Leben erhält, erhält er ihm auch eine neue Chance: dies Leben, wenn neue Entscheidungen nahen, noch einmal zu entscheiden. Er hat als Funktionär der gesund gebliebenen Organe diesen Organen auch zu ihrem Recht verholfen: *da* zu sein bis zu einer neuen Entscheidung. Das gibt dem Chirurgen sein Recht, und das gibt auch *dem* Kranken recht, der geholfen haben will und nicht nach der Wahrheit fragt, wenn er zum Arzt geht. Was geht den Arzt die Wahrheit des Kranken an, was diesen die Wahrheit des Arztes? Wer so spricht, entzieht sich aber der Wahrheit selbst, und wer von unserer Krankengeschichte nur die letzte Szene hören will, kann die vorhergehenden doch nicht ungeschehen machen. Der Bauer hätte beizeiten einen Wissenden, einen Doktor nötig gehabt, der ihm, anstatt ihm sein Leiden wegnehmen zu wollen, zuerst einmal das rechte Wort gesagt und den rechten Namen genannt hätte. Oder will man alle Behandlung durch Worte bekämpfen und bestreiten? So wenig hätte dies einen Sinn, daß vielmehr jeder Arzt eine Wortwirkung hat, auch wenn er dieses gerade leugnet, meidet oder gar nicht weiß. Unsere Krankengeschichte beweist es wie jede andere: die Wortwirkung ist, ob gut oder schlecht, unvermeidlich; immer ist sie da und formt am Kranken etwas zu oder weg, auch seine Schicksalslinie krümmend oder streckend, hebend oder senkend. Welcher schwere Körper vermöchte sich der gravitierenden Wirkungen auf jeden anderen zu entziehen? Nicht anders ist es mit Worten.

Jene Ärzte hatten also alle ein Recht und, da sie die Zuziehung annahmen, auch eine Pflicht, zu behandeln. Auch der erste hat eine Handlung begangen, denn die Wirkungen seiner Unterlassung sind in Schicksal und Geschichte des Kranken vielleicht unter allen Arten des Handelns die stärksten und folgereichsten gewesen. Gerade seine Handlung war die folgenschwerste, indem sie den Bauer mit dem Worte: »Es ist nichts da« zu einem Widerspruch reizte, mit dem er jetzt mehr leugnet als vor der Konsultation. Vorher leugnet er nur, daß bei ihm alles in Ordnung sei, und läßt dabei ganz offen, ob dies nicht vielleicht an ihm selbst liege; er läßt noch zu, daß der Fehler *in* und nicht *außer* seiner Willkür liege. Nach der ersten Konsultation wird das anders. Die Leugnung aber des Fehlers durch den, dem er sein Geld geben mußte, rührt eine Feindschaft, einen stillen Haß in ihm auf, denn er hatte ein Recht auf eine Hilfe. Er hat den Arzt ja bezahlt. Sein Haß leugnete bisher nur das Recht des Prozeßgegners; jetzt aber umfaßt sein Haß auch den Arzt, der ihm sein Recht nicht minder versagt, und so leugnet er auch die Aussagen des Arztes mit hinzu: es fehlt ihm ganz gewiß doch etwas im Leibe! Auf diesem Umweg über Haß und Haßgemeinschaft verdichtet er sein Leidensbewußtsein zur Feindschaft fremder Gewalt: wie Gegner und Arzt fremde Gewalten sind, so nun auch das mit jenen verbundene eigene Leiden. Und indem aus dem Innenleiden nun ein Außenleiden für ihn wird, kann es dahin kommen, daß er nun auch unfähig zur Kritik gegen den neuen Arzt wird, der ihm sein Innenleiden nicht nimmt, sondern der sein Außenleiden statt dessen »behandelt«, damit die Frucht seines Hasses noch hegend und pflegend. Alle vernünftigen Leute sind jetzt mit ihm einig, daß er ein armer Kranker sei, dem doch etwas im Leibe fehlen muß, und der Ausgang in Vereiterung gibt ihnen recht. Die objektive Naturgeschichte ist so das, was die erzählte Wahrheit des Hergangs überkrustet und zuletzt in den Augen aller Lügen straft, welche nur etwas von der objektiven Naturgeschichte wissen wollen und blind sind gegen die Wahrheit, die in dieser Geschichte steckt oder vielmehr in ihr waltet.

Diese Wahrheit der Krankengeschichte also ist ihre *eigentliche* gewesen, bis zu dem Augenblick, da man den Chirurgen rufen mußte, da alle Realität der Situation in die leibliche Bedrohung des Lebens übergegangen war. Von den Gestalten der *eigentlichen* Krankengeschichte reden wir also im Gegensatz zur äußeren oder naturwissenschaftlichen Krankengeschichte. Der Arzt begegnet nun dem Kranken ebensooft im »eigentlichen« wie im naturwissenschaftlichen Stadium. Besser ausgedrückt: hinter dem Naturvorgang, der mit den Mitteln objektiver Erkenntnis wissenschaftlich erfaßt und (auch vom Kranken) gegenständlich gedacht wird, spielt sich jederzeit *die* Krankengeschichte ab, in welcher dieses Erfassen und Denken unabtrennbarer Bestandteil eben der Geschichte des Kranken ist; denn sein Erfassen und Denken tritt selbst als geschichtliche Macht der Krankheit auf, verschlimmernd oder heilend, je nach der Richtung, welche es nimmt. So ist es dann ganz sinnlos, in der eigentlichen Krankengeschichte von einer objektiven Diagnose *neben* der Therapie, von einem Erkennen, abgesehen vom Behandeln, zu sprechen, da vielmehr jedes Erkennen (verschwiegenes und gesagtes) schon Behandeln *ist* (falsches oder richtiges). Freilich entsteht der Schein, als könne man erkennen, ohne schon zu behandeln, dadurch, daß man glaubt, ein Arzt könne das Erkennen durch Verschweigen zurückhalten und sein Behandeln auf hörbare, sichtbare, fühlbare Handlungen einschränken. Aber Schweigen ist ebenso wirksam wie Sprechen, Unterlassen ebenso wirksam wie Tun. Und alles dies gilt auch für den Kranken, sein Gespräch mit sich selbst, sein Handeln an sich selbst.

Welches ist nun der Weg, zur eigentlichen Erfahrung zu gelangen? Ein solcher Weg ist die Weggenossenschaft von Arzt und Kranken, und in ihrer Monographie enthüllt sich, was man niemals objektiv darstellen kann, was vielmehr Werden bleibt. Diese Monographie enthält immer nur *diese* einzelnen Krankengeschichten. Aber sie spricht nicht von der Krankheit, sie spricht nicht von der Naturgeschichte dieses speziellen Falles, sondern von seiner intensivsten, äußersten, wahrsten und wirklichsten Wirklichkeit für das Leben dieses Menschen oder den Tod dieses Menschen. Sie ist nicht die Beschreibung des Krankhaften, das objektiv passiert ist – nicht Nosographie –, sondern sie ist die Betroffenheit des Lebens selbst in dem Kranksein; dieses Leben selbst kann immer nur das Leben *dieses wirklichen Menschen* sein. Aber nicht auf seine Einmaligkeit, Unverwechselbarkeit, Individualität kommt es dabei an, sondern auf seine Wirklichkeit. Sein Individuelles, Eigentümliches, Differenziertes ist zuletzt doch immer ein viel Typischeres, Gesetzlicheres, als wir glauben möchten. Gerade seine Züge, seine Beschaffenheiten, das Datum und die ganze Kausalität an ihm ist belanglos. Und was an ihm kollektiv, allgemeingültig, natur- und seelengesetzlich ist, das hat Erkenntniswert »für uns«, aber nicht Lebenswert für ihn. Seine Wahrheit kann weder nur individuell noch nur generell sein, denn sie muß seiner Wirklichkeit gelten: muß seiner Not ein Wissen bringen, wie auch seinem Wissen die Not nehmen ihm helfen hieße.

Jede Vorwegnahme aber einer »*Idee*« des Menschen, jedes Antreten einer Erbschaft ohne eigenes Schaffen kann hier einen Raub am Kranken bedeuten, eine bloße Fremdherrschaft oder Selbstdarstellung des Arztes und seiner Wissenschaft, keine Erzeugung der eigentlichen Geschichte des Kranken. Wir müssen so leise, wartend, aufnehmend, hinnehmend an ihn herantreten, wie sonst kein Beruf es von uns fordern würde, und wir müssen in einem noch viel eminenteren Sinne, als irgendeine Wissenschaft dies jemals tun könnte, uns erfahrend, empirisch verhalten. Jede Wissenschaft hat die gebundene Richtung einer Frage, eines experimentellen Arrangements, und jeder Beruf hat die gebotene Form einer Überlieferung, einer Tradition und Institution. Es kann daher geschehen und geschieht fortwährend, daß in dieser gebotenen Form und ihrem Lärm jene leiseste Frage, die aber die wichtigste sein kann, unhörbar wird, so daß sie weder im Kranken als Frage anklingen noch im Arzt die Antwort laut werden kann. In diesem Augenblick gleiten sie nun beide von der eigentlichen Krankengeschichte ab und machen jetzt zusammen eine künstliche. Sie exemplifizieren jetzt eine Idee des Menschen, aber nicht die richtige. Aus der eigentlichen Krankengeschichte wird jetzt eine nur schicksalhafte, sei sie nun eine rationalisierte und methodische oder eine irrationale, sprunghafte, formlose. Nicht als ob der Einsatz der Methode und der Wissenschaft, und ein andermal des Sprunges aus ihnen heraus in ein glückhaftes, unwissenschaftliches, genial oder paradox pfuschermäßiges oder intuitives Handeln eine Abirrung von der eigentlichen Krankengeschichte wäre – die methodische sowohl wie die irreguläre Therapie *gehört* notwendig *auch* zur eigentlichen Krankengeschichte. Aber dies Verschwinden der eigentlichen und wesentlichen Entscheidungssituationen aus der Krankengeschichte bedeutet in jedem Fall gesteigerte Gefahr, Unsicherheit, Mahnung zur Vorsicht und Rücksicht, Mahnung zur Rückkehr in das eigentliche Moment. Völlige Gewöhnung an Methode, völliges Sicher- und Festwerden in Handlungs- und Behandlungstypen ist für Arzt wie Kranken entscheidende Gefahr der gänzlichen Versickerung der wirklichen Erfolgsmöglichkeit. –

Wie also können sie beide sich zur Innehaltung der eigentlichen Krankengeschichte erziehen, wie ihr immer nahe bleiben, wie nach der Abirrung zu ihr zurückkehren? Die Abirrung von der eigentlichen Krankengeschichte kann gleichermaßen aus Befolgung wie aus Verletzung der ärztlichen Pflichten, aus Ermüdung wie aus Kräfteüberschuß im Tun entspringen. Weder ein ethisches noch ein energetisches Postulat ist Wegweiser zu ihr. Ein *Wirkliches* ist darzustellen und sichtbar zu machen, nicht ein Verbotenes, dies ist die erste der zu lösenden Aufgaben. Freilich: zuletzt erweist sich gerade das »Wirkliche« als ein Gebotenes. Dies Wirkliche entsteht und entschleiert sich, wie schon gesagt wurde, am leichtesten und deutlichsten in einer Genossenschaft von Kranken und Arzt. Es entsteht aber nicht in den Gesetzen von Zeit und Raum, Ursache und Wirkung, Motiv und Entschluß, sondern hinter ihnen allen. Aber nicht so hinter ihnen, wie in einer Truppe ein Mensch hinter dem anderen steht; dieser könnte ebensogut vor ihm stehen. Auch nicht so, wie jemand unsichtbar hinter einer Mauer steht, die unübersteigbar wäre; die Annahme, daß hinter allem erfaßbaren pathologischen Geschehen und hinter allem ärztlichen Handeln noch unbekannte Lebenskräfte walten, mag richtig sein, aber das meinen wir nicht. Wenn man etwa sagt, der Arzt könne nur der Natur helfen, *heilen* müsse diese sich selbst, oder wenn man meint, daß auch im Arzt außer dem Gewußten, Gelernten und Erfahrenen noch eine unfaßbare Kraft stecken müsse, so können wir alles dieses nicht geradezu widerlegen, aber doch auch nicht planlos und bloß gefühlsmäßig behaupten – welchen Täuschungen, welchen Niederlagen wären wir unterworfen, wollten wir solche dunkle Kräfte und solch unfaßbaren Drang wirklich und ernstlich *einsetzen* in das Gefüge unserer Überlegungen, unseres Handelns. Solche Annahmen von Lebenstrieben, Selbstheilungen, magischen oder dämonischen Naturkräften haben zwar auf einer gewissen Stufe der Erfahrung den Rang verbindlicher Erkenntnis. Aber sie haben, verglichen mit der naturwissenschaftlichen Erkenntnis, weder höheren noch geringeren Anspruch, die Wirklichkeit der eigentlichen Krankengeschichte auszudrücken. Wo von dieser die Rede ist, da müssen wir uns abwenden von jener magischen, dämonischen, vitalistischen, irrationalen, überhaupt von jeder substantiell und ernst genommenen Hinter- und Unterwelt, welche das Vorrecht genösse, stets und unabänderlich dem Lichte und der Vernunft entzogen zu bleiben, und so einen unberührbaren Freiplatz gegenüber den Ordnungen des Geistes besäße. Niemals kann das ungöttliche Geheimnis des Triebes oder Dranges und der losgelöst umherströmenden Schöpfungskraft eine besondere Verehrung oder Demut heischen. Wir wissen, daß Hingabe an diese puren Kräfte ebensowohl Beglückung schenkt, wie ihre Übermacht Angst bedeutet. Und wir wissen, daß Form und Gesetz sowohl ein Gebotenes wie ein Verbotenes sein können: es kann ihre Erfüllung, aber auch ihr Bruch aufgegeben sein. Das Vermögen der Erkenntnis ist den unsichtbaren

Gewalten des Triebes und Dranges wie den sichtbaren der Normen und Gesetze nicht feindlich entgegen, sondern eingeboren: die wahre Intelligenz will dasselbe wie sie.

Im Gebrauch *dieser* Intelligenz erfährt der Kranke und sein Arzt nun jene *Stufen der Erfahrung*, welche die »eigentliche Krankengeschichte« aufbauen. Gewiß kann der Kranke auch ohne Arzt sie durchschreiten; dann ist er sein eigener Arzt: eine seltene, kostbare Fähigkeit zur Selbstbegegnung, an der wir für die gegenwärtige Aufgabe aber nichts wesensmäßig anderes lernen würden als an der zugänglicheren und alltäglichen Geschichtsbildung in der Beziehung zwischen Kranken und Arzt.

In einer solchen Betrachtung soll es sich aber immer von selbst verstehen, daß, was die Wissenschaft gefördert hat und die Kunst lehrt, dem Arzte auch zur Verfügung stehe; daß er gelernt habe, daß, wie und was mit den Blättern des Fingerhuts gewirkt werden kann, wann und wo eine bestimmte Operation möglich, nötig, nützlich oder wahrscheinlich das beste Mittel ist. *Über* den vorzüglichsten Bestand der Lehre *hinaus* muß dann der ärztliche Gedanke entwickelt werden, und es soll als selbstverständlich gelten, daß mit dem lehrbaren Wissen von den pathologischen Naturvorgängen und den erprobten Behandlungsmethoden nicht alles genannt sei. Mit einem Worte: die Grenze der Medizin soll so verlegt werden, daß sie auch noch das Gebiet der eigentlichen Krankengeschichte umfaßt. Es soll kein Leiden, keine Not geben, welche sie nicht umfasse, sie soll sich an diesem ungeheuren Umfang wenigstens im Geiste erziehen und ihr Auge üben an der Totalität alles dessen, was Hilfe fordert. Sie soll die Grenzen der Fakultäten für einen Augenblick niederlegen und sich öffnen für den ursprünglichen Zusammenhang aller Not des Menschen. Denn nur von hier aus kann sie ganz offen und frei werden, um die Erfahrung in sich einzulassen, welche hinter den Beobachtungen der Schule den Kern der eigentlichen, der wirklichen Krankengeschichte sichtbar, einsehbar macht. Diese Erfahrung und ihre Stufen kann sich nicht in anderen Geboten und Gesetzen bewegen als das menschliche Leben überhaupt, und man kann Gesundheit wie Krankheit nur von einer Erfahrung des Lebens aus verstehen, nicht aus sich selbst. Die Geschichte einer Gesundheit ist der einer Liebe, eines Werkes, einer Gemeinschaft oder Freundschaft ähnlicher und wesensverwandter als etwa dem Ablauf einer chemischen Reaktion oder dem Vorgang einer physiologischen Erregung. Gesundheit hat mit Liebe, Werk, Gemeinschaft und Freundschaft die Bejahung gemeinsam, die eindeutige Richtung, die nicht umgekehrt werden kann. Man darf nicht Arzt sein und irgendwo oder -wann die Gesundheit und mit dieser das hierseitige irdische Leben verleugnen oder entwerten, und es genügt nicht, die ärztliche Aufgabe negativ als Bekämpfung der Krankheiten zu umschreiben. So kann man die Fehler jener Ärzte auch ausdrükken, indem man sagt: es war kein positiver Begriff der Gesundheit da, welcher die eigentliche Krankengeschichte zu erkennen sie tüchtig gemacht hätte. Es genügte nicht zu sagen: »Es ist nichts da« oder »Es ist etwas Nervöses da« usw.

Wir können jetzt zusammenfassend auch sagen: weder der moralische Eifer noch die Fülle der Energie, noch die auf den Gebrauch der Intelligenz verzichtende Anerkennung und Verwertung anonymer vitaler oder magischer Kräfte oder Geheimnisse, noch der intelligente Gebrauch naturwissenschaftlicher Erkenntnis kann die Erfahrung der eigentlichen Krankengeschichte herbeischaffen. Diese vielmehr beruht auf der erfahrenden Einsicht in die *geistbestimmte Wirklichkeit des Menschen.* Alle jene Mittel der rationalen oder irrationalen Heilkunde, mögen sie sich nun der Arzneien, der physikalischen Kräfte oder des Wortes bedienen, haben zwar je nach

Umständen ihre unverrückbare Stelle in der Krankengeschichte, aber nicht sie als bloße Mittel machen diese Geschichte »eigentlich«, sondern die in Erfahrungsstufen vollzogene Annäherung an die Lebenswirklichkeit des *geist*begabten Menschen.

Welches diese Stufen seien, das hängt von Art und Umfang des Leidens und von Art und Umfang der ärztlichen Beziehung ab. Von der Stufe des Wissenszweifels bis zur Stufe des Wissensverlustes, von der Stufe der Lebensbeschränkung bis zur Stufe der Lebensverneinung reicht der Notstand menschlichen Wesens. Und in der ärztlichen Beziehung entstehen so die Formen des Schutzes, des Haltes, des Gegensatzes, der Ergänzung, der Liebe, der Bewährung. Auf allen diesen Stufen der Leidens-, Krankheits- und Heilerfahrung bewegt sich wie jede Krankengeschichte so auch die, welche hier nur Beispiel war.

Es sind also konkrete Gestalten der Not, denen ganz bestimmte Gestalten der ärztlichen Zuwendung entsprechen; daß diese Zuwendungen aus der Not und dem Mangel entspringen, gibt ihnen ihre eigentümliche Sonderstellung gegenüber allem, was der Fülle und der Lust entspringt. Was schenkt und schmückt, spielt und dichtet, das fordert nicht Wissenschaft und erzeugt nicht Medizin, sondern flieht diese. Nur der Mangel ruft diese beiden herbei, die damit auch in die engste Verwandtschaft kommen: alle Wissenschaft kann als eine Medizin, als Folge eines Notstandes betrachtet werden, und die Wissenschaften sind den Arzneien näher verwandt als den Künsten.

Von hier aus läßt sich unser Begriff der Krankengeschichte noch näher bestimmen. Die Fehler jener Ärzte waren Wegwendungen von der *eigentlichen* Not und damit und im gleichen Akt Zuwendungen zu notfremden Ordnungen, Werten oder Begriffen. Die Diagnose »nichts Rechtes da« bedeutet

Wegwendung vom Eigentlichen *durch* Zuwendung zu einem (an sich, d. h. objektiv richtigen) Maßstab der normalen Anatomie, der in diesem Augenblick keinen ärztlichen Wahrheitsgehalt besaß. Die Diagnose »nur nervös« bedeutet Wegwendung vom Eigentlichen *durch* Zuwendung zu einem Wertmaßstab, der politisch gültig und im Interesse eines tüchtigen Gemeinwesens richtig, aber ärztlich doch falsch war; wie PLATO etwa die ärztliche Behandlung der Minderwertigen mißbilligt und damit die ärztliche Ordnung mit der politischen erschlägt.[1] Das Urteil »bloße Einbildung« kann auch Wegwendung *zur* erkenntnistheoretischen Ordnung sein und im Munde des Arztes doch ein Abfall von *seiner* Kategorie werden; ganz ebenso wie in einem anderen Falle von organischer Erkrankung (wie etwa im chirurgischen Stadium unserer Geschichte) die Diagnose »nur nervöse Störung« der Abfall in die psychologische Kategorie und eine verhängnisvolle Wegwendung von der nunmehr ärztlich richtig gewordenen anatomischen Objektivität wäre. Wir sehen, daß die ärztliche Ordnung überall *quer* durch die Ordnungen des Staates, der Wissenschaft, der Erkenntnistheorie und der Logik gehen kann. Weil die »Not kein Gebot« kennt und weil sie die Wegwendung von anderen Werten und Interessen fordert, ist sie *unauflösbarer* Widerspruch gegen Ordnungen anderer Herkunft! Von hier aus ist allein zu verstehen, daß die eigentliche Wahrheit einer Krankengeschichte nur erfahren, nicht bewiesen, nur in einer *Deutung* ausgesprochen, nicht in einer Beobachtung nachgeprüft werden konnte; nicht in der Summe einzelner Beobachtungen oder sie verbindender Kausalurteile ist sie demonstrierbar. Denn alle einzelnen Beobachtungen und Kausalurteile gehören in andere Ordnungen der Erkenntnis, als die Noterfahrung sie erzeugt. Das gilt von dem naturwissenschaftlichen System der Medizin ebenso wie von dem psychoanalytischen; sie beide schaffen andere Ordnungen und damit auch unwillkürlich andere Bilder von der Wirklichkeit des notleidenden Menschen. Wie können sie dann aber mit dieser Wirklichkeit Berührung haben? Eben nur durch Berührung und nur durch *Nur-Berührung*: sinnlicher Kontakt mit der Natur in Raum und Zeit, seelische Berührung mit dem Menschen in Empfinden und Tun legitimiert allein ihre Einsichten. Diese *Berührung in der Erfahrung* ist also die via regia zur wirklichen Welt, und durch sie, und *nur* durch sie haben jene Wissenschaften Anteil an der eigentlichen Krankengeschichte, an ihrem wirklichen Menschen. In dem Augenblick, wo der urteilende Geist sich entfernt vom Momente der erfahrenden Berührung, wo er den Menschen bloß vorstellt im Raum, als räumliches Gebilde, in der Zeit als ablaufenden Vorgang, ihn bloß denkt als Seele, als Ich oder als Charakter – in diesem Augenblick entsteht eine falsche Lehre vom Menschen. Er wird dann gedacht als ein Wesen von Größe, Oberfläche, Gewicht, Funktion, Trieb, Bewußtsein, Eigenschaften und Fähigkeiten aller Art. Alle diese Erkenntnisformen sind, zu ontologischen Urteilen umgebildet, sogleich auch Fehlurteile, Falschbilder geworden. Nach ihnen wäre der Mensch ein Wesen in Grenzen des Raumes und der Zeit; er ist aber unbegrenzt, sowohl im Raum wie in der Zeit, und ist vielmehr selbst Grenze. Nach ihnen wäre ein Mensch auch *ein* Wesen der Zahl nach, hätte ein Bewußtsein der Identität nach – als ob er nicht sich teilte und zeugte, als ob er nicht wüchse und zerginge, als ob er sich nicht *wandelte*. Wie eine Möwe ist er zwischen den Elementen, bald in die Lüfte steigend, bald ins Wasser tauchend, eigentlich zwischen beiden nur den Spiegel streifend. Wie auch sie vielleicht, ist der Mensch Fleisch und Geist, *durch* beide, *in* keinem; überall ist eines durch das andere, nie ist eines allein. Hier also entsteht eine Lehre der Erfahrung, deren »Anfang« ein *immer-*

währender in der Berührung von Hand und Auge, von Ohr und Seele sein muß; eine Lehre von der Weggenossenschaft von Arzt und Patient nicht trotz und gegen Technik und Rationalisierung, sondern durch und mit diesen. Es wird dann sichtbar das Urphänomen in allem pathologischen Geschehen: die Verknüpfung von Krankheit und Wahrheit, von Leiden und Wissen. Es wird dann zu überwinden sein die gleichsam noch immer heidnische Anschauung von der Krankheit als dem Bösen, Fremden, Zufälligen, als dem vom »Gott« der Notwendigkeit oder dem Zauberer Zufall Geschickten; statt dessen wird Krankheit nichts anderes sein als jenes »Seufzen der Kreatur«, als jener freilich »notwendige«, aber *nur* zu Gott hin gewendet, auf Gott hin gedacht notwendige, vor keiner Welt und vor keinem Gesetz der Natur notwendige Zustand seiner Geschöpfe. Nicht als ob wir krank sein *müßten*, um zu lernen, nicht als ob die Frucht vom Erkenntnisbaum die *Ursache* der Krankheit sei. Sondern: Krankheit ist wirklich die von Fall zu Fall geschehende Anerbietung eines Wissens um die Wahrheit. Von *hier* aus darf man sich wohl so ausdrücken: Krankheit ist erfahrbar als dies, daß durch ein Körpergeschehen eine Bewußtseinsentwicklung geschaffen wird. Aber man muß dazu sagen und sagt damit dasselbe, daß Krankheit als ein durch eine Bewußtseinsentwicklung geschaffenes Körpergeschehen erfahrbar sei. – Auch unsere Heilkunde ist als ein geistiges Geschehen nur dies, daß, was im kranken Menschen geschieht, im Arzt geistig wiederholt und so seiner letzten Bestimmung zugeführt wird. Krankheit ist ein Examen, aber auch ein Unterricht; es wird geprüft, aber auch mitgeteilt.

Wissen und Wissenschaft gehören zur Medizin, weil man die Krankheiten dann besser beherrschen kann. Aber man kann sie doch nur besser beherrschen, weil sie selbst vom Geschlechte des Wissens und Nichtwissens sind, weil Krankheiten Bestandteile der Wissenswerdung, des Wahrheitsweges sind. In diesem Sinne gehört der Zustand und Beruf des Arztes mit zur Krankheit; er ist ja nur Arzt, wenn er am Patienten krankt, wenn dessen Krankheit sich in ihn hinein fortsetzt und seine Organe mitergreift.

Der »Sinn der Krankheit« ist nur vom Kranken aus realisierbar, vom Arzt aus darf er nicht gefordert werden. Dem Kranken darf dieser Sinn *nur* ein Heil, dem Arzte *nur* eine Not sein.

Moraltheologische Grausamkeiten wie die, daß Krankheiten von Gott gesandt seien, damit jemand an ihn glaube, haben wirklich nur dann eine Wahrheit, wenn der Glaube auch wirklich gesund macht, wenn ein pathologischer Organprozeß heilt oder stillesteht, indem ein Mensch seine Wahrheit findet; wenn das Wunder im eigentlichen und wörtlichen Sinn geschieht. Wenn das Geglaubte auch ein wirklich Erkanntes ist. Eine sonderbare Form des Nichtglaubenwollens besteht darin, daß man vom Wunder die Paradoxie, das Abergläubische verlangt: es soll zu den Naturgesetzen im Widerspruch stehen, es soll die geltenden Naturgesetze umstoßen – als ob die Umstürzung solcher Ordnungen göttlicher wäre als ihre Bewährung.

IV.
Die Einheit von
Wahrnehmen und Bewegen

Was ist Gestaltkreis?

ein tanzendes Paar | ein Verhältnis von Wahrn. u. Bewegen
ein Schachspiel | ein Verhältnis von Psyche u. Soma
ein Taktakt | ein Verhältnis von Subjekt u. Objekt
ein Ruderschlag | von Fremden u. Nahem usw.
ein Spaziergang | Subj. u. Prädikat
ein — Typhus, Neurose, Kreis-Inf., Gen.-Verhalten.

Die Psychogenie denkt causal, klar, wenn eine causa deficiens vorliegt, nicht stören. Das Wesentliche ist auch nicht die Kreisfigur allein sondern, dass im Wandel etwas bleibt. Der F.W. bekam so den Sinn der beständigen Wandlung. Beim Typhus wäre das der relativistisch nur zu verstehende Kampf um das was eigen u. was fremd ist und um die Entscheidung was sich behauptet. Bei der willk. Bewegung ist es dasselbe.

Die „Konstitutive Täuschung" ist nun gar nichts anderes als die Aufhebung der Standpunkts-Relativität dadurch, dass die einschneidenden Einzelheiten, welche im Begriffe Individuum, Organismus, Ernährung, Vererbung, Anpassung, Krankheit vergl. ... an charakter ist z.B. die Krankheit des Arztes, der Gesundheit des Kranken, die Täuschung des Beobachters die Wahrheit des Beobachteten und die Wahrheit des Beobachters die Täuschung des Beobachtens. Konstitutiv wird eben ein Subjekt. Wichtig ist nur, dass man den Schrauben Gang immer beachtet. Auch das Objektive ist nur die subjektive Wahrheit des Objektes.

NERVENABTEILUNG
der
LUDOLF-KREHL-KLINIK
(MED. UNIV.-KLINIK)
DIREKTOR: PROF. DR. P. VOGEL

Heidelberg, den
Voßstr. 2

»Was ist Gestaltkreis?«, Manuskriptblatt aus dem Konvolut
der Physiologie-Vorlesung 1945/46

Jeder, der sich noch an die als Kind unternommenen Karussellfahrten erinnert, weiß, wie schwierig es ist, die Drehung während der Karussellfahrt von dem Drehgefühl zu unterscheiden, das einen nach der Fahrt überkommt bzw. das der Wahrnehmung vorgaukelt, es sei die Umwelt, die sich um einen selbst drehe. Ähnlich verhält es sich beim Tennisspiel. Die Bewegung eines Tennisballs ist mit den Begriffen der Physik nach Ursache und Wirkung klar zu beschreiben, die Bewegungen der Tennisspieler dagegen orientieren sich an der exakten Beobachtung des Partners und den Variationen der Flughöhe, -richtung und -geschwindigkeit, die der Tennisball vollführt. Die Bewegungen des Tennisspielers sind auf das engste gekoppelt an das, was er wahrnimmt. Auch Tanzpartner werden, soll die gemeinschaftliche Tanzfigur gelingen und auch noch Spaß machen, zum einen die wahrgenommene Musik, zum anderen die Bewegungen des Partners spüren und aufnehmen, um die möglichst vollendete Harmonie ihrer wechselseitig ergänzenden Bewegungsabfolgen zu gewährleisten. Dabei ist die Trennung von Wahrnehmen und Bewegen nicht mehr möglich; jeder, der dies versucht, wird stolpern, die Tanzfigur wird mißraten. Während leblose Objekte immer nur bewegt werden, bewegen sich »Objekte, die ein Subjekt haben« selbst. Die von außen verursachte Bewegung eines Organismus, also die Umwelt – in unserem Beispiel die Tanzbewegung des Partners und der Rhythmus der Musik bzw. die Bewegung des Tennisballs und die Manöver des Tennispartners – und die Selbstbewegung wirken aufeinander. Oder anders gesagt: Die Begegnung eines Subjekts mit seinem Objekt ist eine biologische Leistung, in Weizsäckers Worten ein »biologischer Akt«.

Um diese Alltagserfahrung für die Krankenuntersuchung nutzbar zu machen, kann im Unterricht den Studierenden die Wechselwirkung zwischen einem Subjekt und seiner spezifischen Umweltsituation demonstriert werden: Wird eine Versuchsperson unter einen Schirm gestellt, der breite, vertikale Schwarzweißstreifen hat und sich dreht, so fühlt sie subjektiv zunehmend einen Drehschwindel, Übelkeit und eine Tendenz zu fallen. Die Außenstehenden dagegen machen eine objektive Beobachtung: Sie sehen, wie beide Augen der Versuchsperson in Drehrichtung rucken und wie einer der nach vorn ausgestreckten Arme nach unten sinkt, der andere sich hebt. Was der den Schwindel Erleidende erlebt, kann der Beobachter nicht »objektivieren«, was der Beobachter sieht, kann die Versuchsperson selbst nicht wahrnehmen. Dieser objektiv feststellbare optokinetische Nystagmus (so der Fachbegriff für das parallele Rucken beider Augen) konstituiert gemeinsam mit dem subjektiv erlebten Drehschwindel und der Fallneigung die klinische Diagnose »Schwindel«. Eine Diagnose kann, verallgemeinert ausgedrückt, nur in Zusammenschau beider – der objektiven und der subjektiven – Phänomene gestellt werden.

Weizsäcker hatte seinen Heidelberger Mitarbeiter Paul Vogel angeregt, Schwindelversuche durchzuführen (vgl. Vogel 1931); sie sind eine der Quellen, die schließlich zur Gestaltkreistheorie führten, für die Weizsäcker bereits 1933 mit der Arbeit *Der Gestaltkreis, dargestellt als psychophysiologische Analyse des optischen Drehversuchs* einen ersten Entwurf präsentierte. Die Art dieser sinnesphysiologischen Experimente, die der Gestaltkreistheorie zugrunde liegen, verdeutlicht Weizsäckers Anliegen: Sie verbinden klassisch objektivierende Verfahren mit der wissenschaftlichen Anerkennung von subjektiven Erlebnisqualitäten. Das Wahrnehmungsgeschehen – und schließlich jeder »biologische Akt« – läßt sich nur erfor-

schen, wenn man dessen biologische Eigentümlichkeit, nämlich Akt eines erlebenden »Subjekts« zu sein, in der Forschung methodisch berücksichtigt und sich den Konsequenzen stellt, die für eine Theoriebildung Voraussetzung sind.
Die Vielfalt an Facetten, die Weizsäcker in seiner Studie zur
Sprache bringt, beeindruckt; so geht es ihm z. B. mit der Formulierung des »Leistungsprinzips« um eine Neuorientierung
in der Physiologie, die bisher nur das »Leitungsprinzip« kann-
te: Wenn etwa eine Nervenleitung gestört, aber nicht vollständig unterbrochen ist, so erleidet der Organismus zwar
einen Defekt, z. B. eine Lähmung, hat aber laut dem »Lei-
stungsprinzip« auch die Möglichkeit, sein Ziel auf einem
oder mehreren anderen Wegen zu erreichen – eine Lähmung
kann kompensiert oder durch andere Bewegungen ersetzt
werden – oder einen »Funktionswandel« zu vollziehen, d. h.
zeitlich, räumlich oder qualitativ anders aufzutreten als im
gesunden Zustand. Damit eng verbunden ist Weizsäckers Begriff des »Drehtürprinzips«, wonach jeder Akt Wahrnehmen
und Bewegen ist unter der Besonderheit, daß ich im Wahrnehmen die es ermöglichende Bewegung nicht wahrnehmen
und die Bewegung die es bedingende Wahrnehmung nicht
vollziehen kann. Ein Lebewesen verhält sich in einem Moment wahrnehmend, in einem anderen bewegend, entweder
handelnd oder erkennend, wobei das oben beschriebene Gesetz der gegenseitigen Verborgenheit gilt.

Dies nennt Weizsäcker das »Grundverhältnis«. Der Gegenstand des ganzen Buches – der Gestaltkreis – bezeichnet
die funktionale Wechselbeziehung zwischen Umwelt und
Organismus. Dabei ist jeder biologische Akt, als Gestaltkreis
begriffen, kein Glied in einer Kette, sondern gegenüber dem
Vorher eine Wandlung zu einem Nachher. Im Gestaltkreis
gibt es kein zeitliches Vorher und Nachher, er beschreibt den
funktionellen Zusammenhang zwischen Organismus und

Umwelt überzeitlich. Die Gestaltkreistheorie lehrt, wie ein Ich seiner Umwelt begegnet, es ist ein Modell, um die Wechselseitigkeit der Aufeinander-Einwirkens und des Einander-Wahrnehmens zu erfassen. Wenn ein Kleinkind z. B. einen Gegenstand sieht, nach ihm greift und ihn dann aufs neue, vielleicht nicht nur mit den Augen, sondern auch mit dem Mund wahrnimmt und so den Gegenstand zu seinem Spielzeug macht, so läßt sich dieser Tastvorgang als »Kreisbewegung« anschaulich machen: Dingwahrnehmung, Regung, Bewegung, Greifen des Dings, Dingwahrnehmung wird schließlich zu einem Punkt fokussiert, in dem sich das Geschehen immer mehr einem Simultanvorgang nähert. Weizsäcker schreibt im Vorwort, daß er bewußt nicht das anschauliche Bild der Kreisgestalt, sondern den »unsinnlichen Begriff« Gestaltkreis gewählt habe, um durch diese »spannende Unangemessenheit« der Benennung seiner Theorie nicht die Assoziation für eine widerspruchsfreie Psychophysik hervorzurufen.

Ein anderes Stichwort im Zusammenhang mit der Gestaltkreistheorie ist der »Indeterminismus«. Was damit gemeint ist, veranschaulicht Weizsäcker am Beispiel des Schachspiels. Die Züge des Gegners lassen sich nicht aus der Theorie – den Spielregeln – erklären, man kann nur vermuten, wie sie erfolgen werden, und muß abwarten, ob man mit seiner Vermutung recht hat oder nicht. Die Verwirklichung des Spiels ist also wesensmäßig daran gebunden, daß die Spielregeln eingehalten werden und die Züge innerhalb dieses Rahmens frei wählbar sind, daß also Vermutung und Beobachtung verknüpft werden, nicht Ursache und Wirkung nach einem Gesetz. Nur unter der Bedingung der Unbestimmtheit des Gegenzuges kommt die Wirklichkeit des Spiels zustande. Diese Unbestimmtheit ist die Realbedingung solchen Geschehens. Es kann von einem methodischen Indeterminismus in der

Entstehung dieser Art von Wirklichkeit gesprochen werden. So verhält es sich auch mit Wahrnehmen und Bewegen: Die Wahrnehmung ist gegenständliche Wahrnehmung, und das heißt, daß im Wahrnehmen eine objektive Möglichkeit verwirklicht wird, ebenso wie eine organische Bewegung vorsätzliche Bewegung ist, deren Vollzug erst entscheidet, wie sie nun ausfällt. Jede Wahrnehmung und Bewegung wird vollzogen aus einer produktiven neuen Begegnung von Mensch oder Tier mit seiner Umwelt. Der Indeterminismus erweitert die als gültig anerkannten physiologischen Gesetze, weil er konstitutiv für die biologischen Akte ist und damit auch konstitutiv für die Wissenschaft, die sie untersucht, die Biologie. Insofern stellt sich der Gestaltkreis als biologisches und metabiologisches Modell zugleich dar. Der Indeterminismus spielt auch in der Klinik eine Rolle, da der Umgang des Arztes mit seinem Patienten sich als Gestaltkreis beschreiben läßt, wie überhaupt jeder menschliche Umgang.

Die Allgemeingültigkeit seiner Theorie spricht Weizsäcker schon in den ersten Sätzen von *Der Gestaltkreis* an, die die Quintessenz seines Denkens enthält: »Um Lebendes zu erforschen, muß man sich am Leben beteiligen. Man kann zwar den Versuch machen, Lebendes aus Nichtlebendem abzuleiten, aber dieses Unternehmen ist bisher mißlungen. Man kann auch anstreben, das eigene Leben in der Wissenschaft zu verleugnen, aber dabei läuft eine Selbsttäuschung unter. Leben finden wir als Lebende vor; es entsteht nicht, sondern es ist schon da, es fängt nicht an, denn es hat schon angefangen. Am Anfang jeder Lebenswissenschaft steht nicht der Anfang des Lebens selbst; sondern die Wissenschaft hat mit dem Erwachen des Fragens mitten im Leben angefangen.«

Die Gestaltkreistheorie steht im Zentrum von Weizsäckers Werk; mit ihr löst er sich von der klassischen Naturwissenschaft, die die Wirklichkeit des kranken Menschen notwendig verfehlt, und bereitet die medizinische Anthropologie vor (vgl. Jacobi 1996). Weizsäckers intensive Beschäftigung mit Physiologie, speziell der Physiologie der Sinnesorgane, führte dazu, daß seine Haltung gegenüber dem sich seit Descartes entwickelnden mechanistischen Weltbild immer kritischer wurde, da dieses letztlich den Menschen als eine Maschine auffaßt, die nach einem einfachen Ursache-Wirkung-Prinzip funktioniert – die ›Heilung‹ einer solchen Maschine bestünde also etwa darin, das defekte Teil auszutauschen. Bei der Entwicklung seiner neuen Theorie stützte sich Weizsäcker eher auf Kategorien der Biologie als der klassischen Physik. In der Biologie wird das Lebensgeschehen – wie etwa beim Schwindelversuch – so dargestellt, wie es der Mensch erlebt, während die Physik das Geschehen so zeigt, wie es ohne ihn, den Menschen, ablaufen könnte. Der Gedanke des Gestaltkreises erwuchs Weizsäcker einerseits aus der tätigen Beziehung zum Kranken, andererseits aus seinen neurophysiologischen Untersuchungen. Der Gestaltkreis beschreibt wie gesagt jegliche Art des Umgangs, auch den von Körper und Seele.

Der Gestaltkreis. Theorie der Einheit von Wahrnehmen und Bewegen, Weizsäckers bekanntestes Werk, erschien 1940. Im gleichen Jahr faßt Dolf Sternberger seine Rezension des Buches folgendermaßen zusammen: »Der Mensch ist kein Ding. Aber die Subjektivität fängt nicht erst da an, wo er Akte aus freier Wahl vollzieht – im Begriff der willkürlichen ›Bewegung‹, sagt Weizsäcker, sei das enfant terrible der Physiologie untergebracht worden, es schien nämlich Abläufe zu geben, wo die selbsttätige Kausalität durch Freiheit unterbrochen wurde –, sondern seine ›Freiheit‹ (wenn man so will) ist schon in dem, was notwendig vor sich geht, und seine Notwendigkeit umgekehrt umfaßt auch noch den Spielraum seiner freien Willkür. Nur in solcher Dialektik von Freiheit und Notwendigkeit läßt sich die Subjektivität des Menschen auffassen oder ausdrücken.«

Das kurze Kapitel *Wahrnehmung* aus dem *Gestaltkreis* (vgl. Band 4 der *Gesammelten Schriften*) ist als Leseprobe besonders geeignet, weil hier Weizsäckers minutiöse Beobachtung, Analyse und Wahl der Begrifflichkeit deutlich werden, die seine klinisch-neurologischen und physiologischen Arbeiten charakterisieren. Gleichzeitig ist dieses Kapitel ein Zeugnis gewissenhafter Forschung, die, ohne Vorurteilen nachzugeben und ohne zu rasche Rückschlüsse zu ziehen, elementare Zusammenhänge aufdeckt. Ergänzt wird es durch den Vortrag *Funktionswandel und Gestaltkreis*, den Weizsäcker 1949 auf der Tagung der Gesellschaft Deutscher Neurologen und Psychiater in Göttingen hielt. Er erschien 1950 in der *Deutschen Zeitschrift für Nervenheilkunde* (vgl. Band 3 der *Gesammelten Schriften*). Die knappe Zusammenfassung ermöglicht es dem Leser, eine Übersicht über den komplexen Gegenstand zu gewinnen, auch wenn natürlich beide Texte das Studium der 250 Seiten, die Weizsäcker für notwendig hielt, um eine komplexe und zudem neue Theorie vorzustellen, nicht ersetzen können.

Erhellendes über Weizsäckers *Gestaltkreis* ist unter anderem bei Rainer-M. E. Jacobi (1996) zu finden, der darauf hingewiesen hat, daß *Die Schmerzen*, einer der drei Aufsätze in der Zeitschrift *Die Kreatur*, als der Grundtext der Gestaltkreislehre schlechthin zu betrachten sei. Die sinnesphysiologische Ideengeschichte des Gestaltkreises ist von Ingo Dammer (1994) vorgestellt worden und zeigt den Einfluß von Denkern wie Heraklit, Aristoteles, Leibniz, Goethe, Kant, Heidegger und Hegel. Zur Rezensions- und Rezeptionsgeschichte des *Gestaltkreises* sei auf die Dissertation von Przemysław Zybowski (2005) verwiesen.

Wahrnehmung

Bisher wurden von uns Bewegungen an Organismen nach äußerer Störung beobachtet. Jetzt werden wir (der Forscher) *selbst* Bewegungen ausführen und dann die Erscheinung der Bewegung beobachten. Es soll dabei keinen Unterschied machen, ob die erscheinende Bewegung an einem Gegenstand der Umwelt oder dem Organismus zu beobachten ist – ebenso wie es uns früher keine Bedenken machte, daß die Bewegung sowohl durch eine äußere Kraft wie durch eine organische muskuläre Kraft entsteht. Denn das Zusammenwirken beider ist das Interessante.

Beobachtet man also das bei einer Selbstbewegung Erscheinende, so kann man auch hier, abkürzend, von einer Störung sprechen. Nur: diesmal wird nicht der Organismus, z. B. seine Ruhe, gestört, sondern mein (des Forschers) Organismus »stört« selbst. Ich mache demgemäß einige Schritte durch das Zimmer. Sofort erscheinen mir, am aufdringlichsten wohl durch das Auge, gewisse Bewegungen. Versucht man sie zu beschreiben, so fällt auf, daß die von mir wahrgenommenen Bewegungen nicht gleichartig sind. Da ist mein eigener Körper in Bewegung, sowohl als ganzer wie im Verhältnis der Glieder zueinander. Aber auch die Umgebung erscheint nicht in Ruhe, sondern in Verschiebungen, mithin Bewegungen gegeneinander; zwischen mir und den Wänden lagern sich die Möbel in neue Positionen; der Rahmen des Fensters verschiebt sich gegen die Landschaft; am auffallendsten sind solche Bewegungen im Spiegel zu sehen. Wir nehmen diese Umweltbewegungen zwar nicht ernst, können ihre Wahrnehmung aber nicht hindern. Bewege ich mich rasch, z. B. entlang einem Lattenzaun, so wird dieses Phänomen der Bewegung eines in Wirklichkeit nicht bewegten Objektes noch zwingender – es ist also einer Abstufung seiner sinnlichen Stärke fähig. Man kann es bis zu einem gewissen Grade unterdrücken, indem man ihm die Beachtung entzieht oder indem man *einen* Gegenstand »fest ins Auge faßt«. Tut man aber dies, so ist um so unausweichlicher das Phänomen, daß andere, ebenfalls objektiv ruhende Gegenstände an ihm vorbeibewegt erscheinen. – Diese Erscheinung hat nun ihre objektive Grundlage; sie ist eine geometrische Selbstverständlichkeit der Perspektive. Bewege ich mich an einem linker Hand liegenden Hause, vor dem ein Baum steht, vorbei, so erscheint mir der Baum nacheinander rechts, vor und links von dem Hause, und ich sehe die Verschiebung sich Schritt um Schritt vollziehen. Man kann sich streiten, ob man diese Wahrnehmung einer nicht ernst genommenen Bewegung als Bewegungswahrnehmung bezeichnen will oder nicht. Aber es gibt Fälle, in denen eine solche nicht objektive Bewegung ernst genommen wird, und wir sprechen daher von Täuschung. Wie zu erwarten, kommt dies besonders dann vor, wenn die Selbstbewegung nicht selbst in meiner Wahrnehmung ist oder war. Aber auch das Wissen um die objektiven Verhältnisse spielt hier seine Rolle. So nenne ich die Wahrnehmung nur dann eine Täuschung, wenn ich weiß, daß ihr kein objektiver Zustand entspricht; weiß ich es nicht, dann gilt mir die Bewegung als wirklich, ich nehme sie ernst und nenne sie nicht Täuschung.

Weniger pflegt man sich nun klarzumachen, daß die durch Selbstbewegung entstandenen Scheinbewegungen nicht nur geometrisch notwendig sind, sondern daß es auch biologisch notwendig ist, daß wir sie nicht ernst nehmen. Nähmen wir sie ernst, so entstünde die Folgerung, daß jede Selbstbewegung mit einer Bewegung der Umweltobjekte im gedachten Sinne real verbunden sei. Die Gegenstände der Umwelt würden ihre Anordnung ununterbrochen dabei ändern, und irgendeine Orientierung, die Erreichung eines festen Zieles, z. B. einer Wohnstätte, wäre unmöglich. Die Nichtanerkennung eines Teils der geschehenen Bewegungen (und Ortsveränderungen) ist also die Bedingung einer festen Umwelt. Es ist eine biologische Notwendigkeit, daß wir eine Unterscheidung der wahrgenommenen Bewegungen in reale und in scheinbare treffen können. Versuchen wir also ihren Grundlagen nachzugehen.

Ähnlich wie bei der mechanischen Störung durch eine äußere Kraft soll auch hier zunächst eine lediglich quantitative Variation, diesmal der Selbstbewegung, vorgenommen werden. Wir ersetzen das unhandliche System unseres ersten Beispiels durch ein sonst ähnliches: vor mir eine Tischlampe, zwischen ihr und mir ein kleiner Gegenstand, etwa der in Augenhöhe ruhig gehaltene Finger, und als Selbstbewegung Drehungen meines Kopfes nach links oder rechts, die ich, wie beim Kopfschütteln, in beliebig wachsender Geschwindigkeit ausführen kann. Die einzige Variation des Versuchs soll eben mit dieser Geschwindigkeit vorgenommen werden. Bei sehr langsamer Kopfdrehung erscheinen Lampe und Finger in dauernder Ruhe. Beschleunigt man die Drehung etwas, so gerät der objektiv ruhende Finger in eine scheinbare und der Kopfdrehung entgegengerichtete Bewegung; bei Wiederholung scheint er also vor der Lampe hin und her zu schwanken. Steigert man die Kopfdrehung zu raschem Schütteln, so erscheint als drittes Phänomen eine gemeinsame gleichsinnige Gegenbewegung von Finger *und* Lampe, die also diesmal wieder ihr objektives Verhältnis zueinander bewahren, aber vom Beobachter in Scheinbewegung wahrgenommen werden.[1]

Auch diesmal gibt es bei stetiger und nur quantitativer Variation einen in Sprüngen sich vollziehenden Wandel der Leistung des Sehens. Die ruhenden Gegenstände der Umgebung erscheinen einmal ruhend, dann teilweise bewegt, dann gemeinsam bewegt. Nehmen wir vorerst noch das Organ der Wahrnehmung als einheitliches Ganzes, so kann man diese Leistungen als schrittweisen Abbau der Erhaltung der Umweltruhe auffassen. Obwohl in jedem Falle das Ruheverhältnis zwischen Kopf und Umwelt gestört ist, *erscheint* die Umwelt im ersten Falle als ungestört, im zweiten als teilweise, im dritten als vollständig gestört. Diese Stufen können mit den früher beschriebenen des Körpergleichgewichtes verglichen werden. Der Unterschied ist, daß dort das Körpergleichgewicht, hier aber die Erscheinung der ruhenden Umwelt mehr oder weniger erhalten wird. Aber gleichartig ist, daß mit bestimmten Graden der Störung gleichsam eine veränderte Methode, das Problem der Erhaltung zu lösen, erzwungen wird. Der Organismus opfert ein Stück der bisherigen Haltung bzw. Erscheinung und gewinnt dadurch eine Konservierung des Gleichgewichtes bzw. der erscheinenden Umweltkonstanz. Es gibt einen Grenzfall, wo auch dies nicht mehr gelingt, aber ehe er erreicht wird, sind taugliche Zwischenlösungen bereit. Von ihnen aber leben wir von Fall zu Fall.

Zunächst ist damit der Selbstbewegung ein biologisches Merkmal abgewonnen, welches lautet: wenn ich mich bewege, so lasse ich mir Bewegungen erscheinen. Insofern die Selbstbewegung und die erscheinende Bewegung in einer festen Beziehung stehen, kann man daher diese Wahrnehmungen auch als Selbstwahrnehmung bezeichnen. Doch nimmt der Sprachgebrauch für »Selbstwahrnehmung« die Bedeutung vorweg: dies Wort meint Wahrnehmung des eigenen Körpers oder der eigenen Seele. Dagegen ist im Worte Wahrnehmung ursprünglich doch das Moment aktiven Handelns schon enthalten, nämlich das »Nehmen«. *Wahrnehmen* ist eben auch in unserer Auffassung eine *Selbst*-Tätigkeit. Aber die mir erscheinenden Bewegungen nehme ich teilweise ernst, teilweise nicht. Noch ist die Bedingung, unter der das eine oder das andere geschieht, nicht ermittelt. Nur so viel zeigt der Vergleich mit der Störung der Motorik durch äußere Kräfte: der Erfolg besteht in einer dem Störungsbetrag regelmäßig zugeordneten besonderen Art der Erhaltung meiner Umwelterscheinung. Befindet sie sich in Ruhe und wird deren Erscheinung durch meine Bewegung gestört, nehme ich die so wahrgenommenen Bewegungen nicht ernst.

Es kann der Ausdruck des »Nichternstnehmens« als Psychologismus ein Bedenken erwecken; dem ist jedoch zu begegnen durch ein Studium der Leistungen der Organe im Störungsfalle. Zwar wurde bereits darauf hingewiesen, daß ohne dieses Nichternstnehmen die Umwelt in eine chaotische Beweglichkeit geriete, in der wir jede Orientierung verlieren müßten. Man könnte dies aber als bloße Hypothese betrachten wollen. Daher ist der Hinweis notwendig, daß die Erscheinungsweise der Umwelt eine Realbedingung bereits sehr einfacher und unentbehrlicher Leistungen ist.

Geeignet für diesen Nachweis sind z. B. auch die Vorgänge beim Drehschwindel.[2] Wenn man sich stehend durch eigene Bewegungen in rasche Drehungen auf der Stelle versetzt, so erscheint bei einem gewissen Tempo ebenfalls die scheinbare Gegenbewegung der Umwelt (Drehung), die wir bereits kennen. Neues erfahren wir aber, wenn wir für diesmal die Eigenbewegung durch eine künstliche Drehung der Umgebung ersetzen. Ein den Körper umgebender, innen erleuchteter großer drehbarer Pappzylinder ist dazu geeignet. Bei allmählicher Beschleunigung seiner Umdrehung erfahren wir, daß schließlich auch hier die Wahrnehmung der objektiven Bewegungen unterbrochen und durch Wahrnehmungen ersetzt werden kann, die wir nicht ernst nehmen. Hält sich die ruhig stehende Versuchsperson einen ruhenden Gegenstand vor Augen und fixiert diesen (statt auf den Pappzylinder zu blikken), so erscheint ihr bei einer bestimmten Geschwindigkeit des Zylinders dieser plötzlich in Ruhe, der eigene Körper aber im Gegensinne gedreht. Auch diese Bewegung wird als unwirklich erlebt, sie wird nicht ernst genommen, und die Versuchsperson macht auch keine Bewegung, wie wir sie zu machen pflegen, wenn wir auf der Drehscheibe wirklich gedreht werden. Wohl aber erscheinen solche Bewegungen, wenn die Täuschung nicht eintritt, solange also der Zylinder in rascher Drehung wahrgenommen wird. Dann können die Sensationen, die man als Schwindelgefühl bezeichnet, auftreten und der Körper in eine Bewegungsunruhe geraten, die bis zur Bedrohung des Körpergleichgewichts und Gefahr des Stürzens geht. Wir erfahren daraus, daß die bestimmt geartete Wahrnehmung der Umwelt eine Bedingung unseres Gleichgewichtes ist. Der optische Drehschwindel ist nur ein Beispiel für viele, daß eine bestimmt geartete Veränderung dieser Wahrnehmung zu einer Störung der Gleichgewichtsleistung führt, auch wenn die objektiven Vorgänge der Umwelt das Gleichgewicht im mechanischen Sinne gar nicht gestört haben.[3]

Funktionswandel und Gestaltkreis

Meine Damen und Herren! Funktionswandel und Gestaltkreis sind auch Bestandteile einer theoretischen Neurologie.
Man kann nicht sagen, daß sie im Laufe der drei letzten Jahrzehnte als ein gebräuchliches Stück in den herkömmlichen
Bestand dieser Wissenschaft eingebaut worden sind. Dies liegt
nicht daran, daß diese Dinge allzu hypothetisch oder schwach
begründet worden wären oder zu selten vorkämen. Auch
nicht daran, daß sie besonders schwierig zu handhaben oder
schwer zu verstehen wären. Der Grund ist ein anderer: im
Prinzip widersprechen sie gewissen Elementarbegriffen, die
die Wissenschaft in ihrem sicheren Besitze wähnte. Solange
man das Prinzip der Leitung, das Prinzip der Lokalisation
und den Reflexbegriff für unantastbar hielt und ihnen Al-
leinherrschaft zubilligte, solange konnte man abweichende
Ideen tolerieren oder ignorieren; addieren konnte man sie jedoch nicht. So ging es zum Beispiel mit dem Unternehmen
von GELB und GOLDSTEIN[1], die Gestaltlehre in die Neurologie einzubauen. Wenn dann eine Lehre überdies keine chirurgischen Operationen begründen half, dann fehlte ihr auch
der Charme, den diese Tätigkeit für viele hat. – Solche nicht
ganz ohne Tadel ausgesprochenen Bemerkungen kann ich
nicht vermeiden, weil ich einen Grund angeben muß, daß
hier auch schon vor ziemlich langer Zeit erhobene Befunde
hervorgezogen werden – nicht um Geschichte zu treiben,
sondern um ihre Geltung zu behaupten.

Es handelt sich also um einen Widerspruch, mindestens
einen Gegensatz in den Grundlagen. Will man dies Allgemeine zuerst aussprechen, dann kann man sagen: die ältere Neurologie geht vom Reflexe aus, die neuere von der Sprache. Ich
werde am Schluß erörtern, ob eine Verbindung noch mög-

lich ist, nämlich so, daß der Reflex auch von der Sprachidee aus zu interpretieren und so beizubehalten ist. Zunächst müssen die neuen Beobachtungen vorgeführt werden; ich mußte dabei aber sogleich eine gewisse destruktive Wirkung auf die alten Grundbegriffe, die man als die klassischen bezeichnen kann, hervorheben.

Der *Funktionswandel* wurde an organisch Nervenkranken gefunden bei Rindenverletzten, bei der Tabes, der FRIEDREICHschen Krankheit, der funikulären Myelose. Bei Patienten mit Degeneration der Hinter-(oder auch Seiten-)strangbündel also sah man, daß die sensiblen Leistungen sich bei wiederholter Beanspruchung so ändern, daß der zweite, dritte usw. Reiz einen schwächeren oder gar keinen Effekt mehr auf die bewußte Empfindung hat. Das war die von Joh. STEIN[2] so benannte Schwellenlabilität. Das analoge Verhalten fand sich dann auch bei gewissen optischen Störungen. Nun hatte man bis dahin die Sinnesschwelle als eine feste Größe betrachtet. Die Sinnesphysiologie, die experimentell verfährt, trug Sorge, daß die Schwelle wie eine Naturkonstante auftrat. Das ist sie aber unter pathologischen Verhältnissen nicht. Man konnte vermuten, daß auch bei gesundem Organ die Schwellenkonstanz das Produkt eines funktionierenden Gesamtzustandes der Organmasse sei, der sich als Kräfte-Gleichgewicht beschreiben läßt. (Es handelt sich um eine Analogie zu dem für die Mechanik aufgestellten D'ALEMBERTschen Prinzip.[3])

Zwei Beobachtungen waren damit in Übereinstimmung, stützten und präzisierten die Theorie: 1. daß die Verminderung der Organmasse (also auch der Elementenmenge, wie z. B. bei einer Hirnverletzung) eben den Funktionswandel hervorruft und daß dabei die Lokalisation des Schadens oft nebensächlich ist; und 2. daß mit der Verminderung von Masse oder Menge die Elementarleistungen nicht isoliert, präzisiert und reduziert erscheinen, sondern im Gegenteil unbestimmter solidarisiert. Ein Beispiel sind die monotonen Bewegungen der Hemiparetiker und ihre Massenreflexe, ein anderes die unbestimmte Lokalisation ihrer Hautsinneseindrücke. Man sah also, daß, um die sogenannten höheren Leistungen zu ermöglichen, nicht um so mehr Sonderfunktionen lokalisiert sein müssen, sondern daß die einfache Vermehrung gleichartiger Elemente dazu genügt.

Damit aber ist nun das Problem von Leitung und Lokalisation einerseits, Leistung andererseits, neu aufgeworfen. Es ist nämlich das Rätsel der organischen Leistung, daß trotz der weitgehenden Gleichartigkeit der Organelemente eine so sinnvolle, mannigfaltige, oft auch zweckmäßig angepaßte Leistung zustande kommt. Die Bahnen des Seh- und des Hörnerves lassen entfernt nicht solchen Unterschied erkennen wie das Sehen und Hören; und die Zellen der Fuß- und der Mundregion entfernt nicht solche Differenz wie Gehen und Sprechen. Für das erste Rätsel berief man sich dann auf Joh. Müllers[4] Gesetz von den spezifischen Sinnesenergien – was eine Umbenennung, keine Erklärung des Rätsels ist –; für das zweite auf die besonderen Verbindungen, also auf die Struktur, was aber, da diese Erklärung in der Regel nicht, wahrscheinlich niemals ausreicht, wieder nur Ersatz eines Rätsels durch ein anderes war. Außerdem konnte man die Entstehung der Strukturen allenfalls beschreiben, aber nicht erklären.

Kurzum, die Biologie behielt gegenüber der Physik etwas Unbegreifliches, und der Erfolg des Mechanismus blieb in dieser Biologie und Neurologie aus. Ich muß ihr vorwerfen, daß sie die Tragweite ihrer Grundbegriffe nicht entfernt mit derselben kritischen Schärfe durchgedacht hat wie die theoretische Physik, und infolge davon hat sie auch keine vergleichbaren umwälzenden Entwicklungen erzeugt. Denn die Bemühungen des Vitalismus, der Ganzheitslehre und ähnliches zeigten nur, daß es mit solcher Naturphilosophie *nicht* geht. Andererseits hat dieses Ergebnis die Aufforderung enthalten, in der Revision der Grundbegriffe der Naturwissenschaft voraussichtlich noch weiter zu gehen als die Physik. Die Beobachtung des Funktionswandels aber bekam so etwas spürbar Zerstörendes für die klassischen Vorstellungen von Leitung, Lokalisation und Reflex. Während ich die Kritik des Reflexbegriffes heute zurückstellen muß (sie sieht übrigens analog aus), versuche ich die Leitung und Lokalisation am sensiblen Funktionswandel zu erörtern.

»Funktionswandel« liegt also vor, wenn auf eine Tätigkeit die ihr folgende, scheinbar gleichartig bedingte ein anderes Ergebnis hat. In der physiologischen Optik nannte HELM-HOLTZ[5] so etwas Umstimmung. Jetzt muß also der zweite Reiz stärker sein, um zu wirken; oder der taktile Reiz erzeugt Wärmeempfindung. Ich glaube, daß wir besonders im Verständnis der Ataxien und der Agnosien auch unter Beibehaltung älterer Theorien Erfolge erzielt haben, was auch besagt, daß die neuen Beobachtungen die älteren keineswegs aus-, sondern einschlossen. Was zu ändern war, das war zunächst die Theorie. Offenbar spielt hier ein zeitliches, ein gleichsam historisches Element eine große Rolle: man muß bei jedem physiologischen Vorgang beachten, was ihm vorhergegangen ist.

Wenn ich nun beim Untersuchen eines Nervenkranken auf den Funktionswandel achte, dann fällt meine Hauptaufmerksamkeit natürlich den Gründen zu, warum er eine subjektive Beschwerde, eine objektive Störung hat. Während die klassische Neurologie – wie ich einmal diese ältere nennen will – versucht festzustellen, wo im Nervensystem die Leitungsunterbrechung ihren Sitz habe, wird der neuere Untersucher wissen wollen, welchen Leistungswert die gestörte Funktion hat. Unter Leistungswert aber ist nicht wie in der Funktionsanalyse etwa Sinnesschwelle, Erregbarkeit, Muskelkraft, Reflexbestand zu verstehen, sondern vielmehr Erkennen von Gegenständen und Vorgängen, handwerkliche Vollzüge wie Hammerarbeit oder Sägen, Gehen, Sprechen usw. Leistungen also, auf welche wir in z. B. jeder Arbeitstherapie achten müssen. Man sieht hier, daß die neurologischen alten Begriffe der Agnosie und Apraxie nicht mehr abgesondert als kompliziertere oder höhere auftreten, sondern daß sie die jede Untersuchung fundierenden Grundbegriffe wurden: Jede Untersuchung ist bereits eine auf ein Erkennen oder auf ein Handeln. Während die Funktionen als einfach oder zusammengesetzt, als simpel oder kompliziert gedacht werden, ist die Reihe der Leistungen nur von den Wünschen, Aufgaben oder Absichten der Menschen und ihrer Gesellschaft aus zu ordnen und zu schätzen.

Dabei zeigt sich dann auch, daß eine Trennung von Sensorik und Motorik nicht möglich ist. Jede Bewegung ist im Dienste einer Handlung, und diese setzt irgendeine Fühlungnahme mit dem äußeren Objekt voraus, also auch eine receptive Leistung. Und jede Wahrnehmung ist auch eine bestimmte Zuwendung, enthält also einen (meist motorischen) Akt, ist ein Tun. Indem dann die Untersuchungstechnik jeweils die gleichzeitige Beobachtung von Sinneserlebnis, Bewegungsgeschehnis und Gegenstand erfordert, wirkt sich aus, daß es keine Untersuchung ohne die Anerkennung oder Einführung des Subjektes geben kann.

Nur ein einziger Vorteil dieser Einführung des Subjektes in der Neurologie sei hier hervorgehoben: wir erlangen dadurch für die sogenannten organischen und die sogenannten hysterischen (oder psychogenen) Fälle eine einzige und gemeinsame Erklärung. Die Behauptung, es gäbe einerseits rein organische und andererseits rein psychische Fälle, wird dadurch hinfällig.

Ich habe beobachtet, daß in der Öffentlichkeit, auch in der Zunft, gegen solche allgemeinen Sätze sich wenig Widerspruch erhebt, daß aber im praktischen Verfahren sich trotzdem gar nichts ändert. Deswegen haben wir immer mehr versucht, die Methode in der Sprechstunde und in der Klinik allmählich umzugestalten und dabei das zu üben und zu fördern, was jetzt meistens Einführung der Psychotherapie oder psychosomatische Medizin genannt wird; mit schlechterem Terminus, aber doch zutreffender, anthropologische Medizin heißt. Da diese Konsequenzen aber heute nicht im Thema stehen, sei der zweite Teil meiner Ausführungen einem Versuche gewidmet, für die Theoretische Neurologie eine Formel dafür aufzustellen. Sie hat den Namen »Gestaltkreis«. Was also ist Gestaltkreis?

Gestaltkreis hieß zunächst die Struktur, welche ein biologischer Akt bekommt, wenn man das Subjekt in ihm anerkennt, wahrnimmt, einbezieht. Wenn also jemand Schwindelerscheinungen hat, wird hier nicht nur beobachtet, ob und wie sein Vestibularorgan affiziert, seine Hirnzirkulation gestört, seine motorischen Leistungen abnorm sind, sondern auch, was er dabei sinnlich wahrnimmt, wie er sich in seiner Umwelt orientiert, welche psychischen Veränderungen im Verhältnis seines Ichs zu seinem Es, seiner Person zu andern Personen und Verhältnissen vorliegen. Wenn z. B. ein Mann zwischen zwei Frauen steht, sollte er dabei nicht schwanken? Das ist das erste. Zweitens geschieht dabei regelmäßig eine Entdeckung: Die objektiv beobachtbaren Bewegungen und die subjektiven Wahrnehmungen stehen in einem solchen sehr bestimmten Verhältnis zueinander, daß sie einander vertreten können, insoferne sie für die erzielte Leistung (in unserem Beispiel das Gleichgewicht) gleichwertig sind. Das hat VOGEL[6] gezeigt. Man kann sein Gleichgewicht dadurch erhalten, daß man Scheinbewegungen wahrnimmt, oder dadurch, daß man Bewegungen ausführt: das eine kann das andere ersetzen. Dies ist nun eben der Sachverhalt, für den die *Sprache* so bezeichnend ist. Denn ein Wort, z. B. der *Befehl* »Marsch«, ist *ersetzbar* durch die Marsch*bewegung* der Beine. Dies ist also die Grundstruktur im Gestaltkreise.

Diese Struktur verlangt also vom Neurologen, dann aber von jedem Arzt oder Spezialisten, daß er die Wirksamkeit des Subjektes wahrnehme, anerkenne, erforsche und benutze.

Es ist also nicht zu schwierig, den Begriff des Gestaltskreises zu verstehen; schwerer ist, sein Verhalten in Forschen und Praxis zu vollziehen.

Ehe ich darüber noch einiges äußere, muß ich noch eine weitere Seite der Sache berühren. Das Studieren der Krankheitsfälle machte mir ein Verhalten eindringlich, dessen Eindruck mir damals wie eine Entdeckung vorkam. Es zeigte sich nämlich, daß beim Erwerb einer neuen Funktion zugleich etwas wie ein Begriff oder eine Gebotserfüllung, immer eine Art von geistiger Macht entstehe. Zum Beispiel ist der Übergang des Säuglings von der unbekümmerten Miktion und Defäkation zur geordneten, zeitlich und örtlich reglementierten Benutzung des Geschirrs ein solcher Fall. Es sieht aus, wie wenn aus einem sogenannten Reflex eine sogenannte Willkürhandlung hervorginge. Das also, was wir früher als Funktionswandel bezeichnet hatten, erwies sich jetzt als eine neue Materialisierung und *zugleich* Spiritualisierung. Aus Es wurde Ich, aber zugleich aus Ich auch Es.

Der Funktionswandel ist also, richtig erfaßt, ein Gestaltkreis. Dieses zweite Wort bezeichnet also eine Gestaltung, die eigentlich eine Umgestaltung, aber nicht nur der materiellen Funktion, sondern zugleich auch der spirituellen Macht ist. Das Wort »zugleich« aber ist nur ein Versuch, der Schwierigkeit mit einem Zeitbild gerecht zu werden. Will man nämlich den Zusammenhang darstellen, dann muß man sowohl vom Materiellen zum Spirituellen wie umgekehrt vom Spirituellen zum Materiellen gehen, und das kann nur in einer kreisartigen Bewegung geschehen, daher das Wort Gestalt-*kreis*.

Dies kann an einem Akte vereinfacht gezeigt werden, der relativ wenig erforscht ist: dem des Betastens. Hier läßt sich ohne besondere Vorrichtungen erkennen, wie vom nervösen Zentrum die Innervation der tastenden Bewegungen zum Gegenstande, die vom Gegenstande kommenden Reize zum nervösen Organ zurücklaufen und beides in gegenseitiger Bedingtheit wie in einem Kreislauf fortschreitet. Dieses Beispiel ist dann vorbildlich für die verschiedensten Akte des animalischen, aber auch des vegetativen Bereiches wie überhaupt für allen Umgang von Organismus und Umwelt.

Zusammenfassend kann man sagen, daß im Funktionswandel sich das vollzieht, daß eine und dieselbe Leistung sich auf anderen Wegen und in anderen Formen vollzieht, daß dabei also die neue Form die alte stellvertretend ersetzt, daß dabei Materielles spiritualisiert, Spirituelles materialisiert wird, daß diese Gegenseitigkeit nur zyklomorph, als gestaltkreishaft darstellbar ist, und endlich, daß die Einführung oder Anerkennung des Subjektes dabei unvermeidlich und wesentlich ist. Damit ist in der Tat eine Veränderung der Wissenschaft nötig, die grundsätzlicher Art ist und die auch dem ärztlichen Handeln einen andern Sinn erteilt. Ehe ich zu diesem ärztlichen Stilwandel einige Worte sage, möchte ich auf die geschichtlichen Vorgänge kurz eingehen.

Offenbar sind die Neuigkeiten in der Physik, namentlich Quantenphysik, Relativitätstheorie und Einführung des Beobachters der Einführung des Subjektes in die Pathologie und der Konzeption des Gestaltkreises zeitlich vorhergegangen. Aber voraufgegangen ist dieser nach-klassischen Physik auch die Psychoanalyse von Sigmund FREUD, und in ein

paar Sätzen versuche ich zu umreißen, was daran so förder-
lich für diese Neurologie war. Gewiß ist es vieles; aber am
einfachsten aufzufassen ist der Fund, daß die bislang oft
nur materiell oder gar nicht erklärten Symptome: Lähmungen und Reizerscheinungen in vielen Fällen so sinnvoll sind,
als ob sie wie Spracherscheinungen entstünden. Die sogenannten organischen Phänomene haben eine solche Form,
als ob sie – freilich in ihrer eigenen Sprache – mitredeten
bei dem, was hier als Sinn des Lebens vor sich geht. Indem
wir dieser Spur folgen, finden wir, daß nicht nur Fehlleistun-
gen, Träume und neurotische Symptome solcher Ausdruck
verborgenen Lebenssinnes und Lebensvorganges sind, sondern auch organische Prozesse sind, allerdings gleichsam
fremdsprachige, Äußerungen dessen, was sich in Lebewesen,
sei es als Selbsterhaltung, sei es als Selbstvernichtung, durch-
setzt. So wird die blinde Natur sehend, der Zufall ein Vorsatz, das Schlafende erweckt, das dazu Unnötige aber verlassen, das zum Bewußtsein Untaugliche zurückversetzt in ein
Es.

   Die Psychoanalyse nun hat nur dem Bewußtseinsfähigen,
dem Geistähnlichen ihre Bemühung geschenkt. Sie ist gleichsam epimetheisch und verbreitete Licht über dunkel Geblie-
benes. Jetzt sind wir bis an den Horizont dieser Licht- und
Geistwelt gelangt und spüren ihre Grenze. Ich weiß, daß der
Prozeß der Aufklärung noch längst nicht allseitig und allgemein genug vollzogen ist. Nur ich persönlich fühle mich der
Grenze nahe und kann wohl nicht mehr viel für diese aufklä-
rende Wissenschaft tun. Im Gestaltkreis kann man sich zwar
des nun möglichen Gleichgewichtes von Körper und Seele
erfreuen; man kann aber auch vor ihrer ewigen Fremdheit
und Verborgenheit gegeneinander stillehalten, nicht, weil
man das Ignorabimus[7] *wüßte*, sondern weil man sich dem
fügt, daß hier etwas ist, wo es gar nichts zu wissen gibt. –

Auf einem medizinischen Kongresse geziemt es sich aber, des ärztlichen, des therapeutischen Handelns zu gedenken. Ich habe eingangs etwas Unfreundliches gegen eine bestimmte theoretische Einstellung gesagt. Selbstverständlich gehe ich auch zum Zahnarzt, wenn ich Zahnweh habe, und selbstverständlich schicke ich den Hirntumor oder den Neuromkranken zum besten Chirurgen dafür.

Erlauben Sie mir also noch einige Bemerkungen darüber, welche Bedeutung Funktionswandel und Gestaltkreis für die weitere Entwicklung der Medizin im allgemeinen haben können. Wir trennen diese beiden Dinge, wiewohl sie schließlich auf dasselbe hinauslaufen; und ich habe schon gesagt, daß bei einem Funktionswandel dieselbe Leistung auf andere Art erfolgt, also ersetzt wird, also ein Gestaltkreis vollzogen wird.

Das Beispiel, an dem ich dies erläutern will, ist die jetzt oft sogenannte vegetative Neurose, die dasselbe ist wie die früher so genannte Organneurose. Wenn jemand also unter einer Erscheinung wie Atembeklemmung, Herzklopfen, Schwächegefühl usw. leidet, dann läßt sich sagen: eine psychische Wahrnehmung verhält sich zu den sonst unbemerkt bleibenden Körperfunktionen anders als zuvor, nämlich wie im Funktionswandel, das heißt, die Sinnesschwelle ist verändert. Das Verhalten in der vegetativen Neurose ist also ganz gleich wie bei einem Funktionswandel. Nun bekommt für ihn aber dieses sozusagen sinnesphysiologisch andere Verhalten zugleich einen ganz gewaltigen Bedeutungswert: der betreffende Mensch leidet, er kann auch Angst dabei haben, er wird zuweilen auch in Zweifel, z. B. über sein vielleicht verkehrtes, ja schuldhaftes Verhalten, gestürzt. Diese seine Erfahrung »ich bin krank« ist gar nicht so neutral und farblos wie der neurologische Funktionswandel. Wir nennen den

Vorgang dann auch einen dynamischen und suchen nach einer Kraft, die solche Leidenserfahrung hervorruft. Es ist so, daß es eine Kraft sein muß, die Pathologisches erzeugen kann oder muß. Stellt man sich dann die Sache so vor, daß es ein materieller oder ein sogenannter organischer Ablauf sei, der dieses Leiden hervorrief, dann hat man der Materie oder ihrer Funktion die Macht erteilt, Leidenserlebnisse zu bewirken. Das ist ein Sprung in eine ganz andere Seinsweise, eine Art Metabasis oder Transzendenz. Und wenn man sich dann schließlich vorstellt, hier habe sich eine Art Umsetzung oder Verwandlung vollzogen, bei der schließlich ein materieller Vorgang durch eine Wahrnehmung, Erlebnis oder Psychisches *ersetzt* worden sei, dann ist es also so: das Psychische ist der Stellvertreter des Somatischen geworden. Das ist ein Gestaltkreis. – Jetzt haben wir also am Beispiel der vegetativen Neurose gelernt, was ein Gestaltkreis ist. Dies ist aber nur ein Beispiel für weitere Fälle, die ebenso zu begreifen sind. Es kann ja sein, daß nicht nur die vorher unempfundene Herztätigkeit jetzt wahrgenommen wird. Sondern es kann geschehen, daß das Herz wirklich statt 80 nun 160 Schläge in der Minute macht; oder daß es, statt regelmäßig zu schlagen, eine Irregularität ausführt. Es kann auch vorkommen, daß Arterien in gewissen Gebieten sich wirklich zusammenziehen und daß das Folgen hat (z. B. Schmerzen oder Neurosen). Dann ist die grundsätzliche Struktur des Gestaltkreises, nämlich Stellvertretung eines Vorganges durch einen andern, doch dieselbe.

Nun weiß ich von mir selbst, daß der Verwendung dieses Begriffes der Stellvertretung große Schwierigkeiten und Widerstände entgegenstehen. Zwei Hauptarten dieser letzteren sollen erwähnt sein. Die erste Art sind Denkgewohnheiten und bestimmte Begriffe oder Kategorien. Sie haben eine ganz ungeheure Macht. Wenn man sie durch Argumente und Belehrungen zu überwinden versucht, dann bemerkt man, wie schwer das ist und daß das intellektuelle Instrument oft ziemlich erfolglos bleibt. Forscht man dann nach dem Grunde dieser intellektuellen Fruchtlosigkeit, dann findet man schließlich, daß sie ihre Wurzel in der Beschaffenheit der Krankheit selbst hat.

Das ist das Zweite und das, was ich und viele andere aus der Psychoanalyse gelernt haben: Die Entstehung der Krankheit ist eine Art von Verdrängung gewesen, und es liegt also im Wesen der Krankheit selbst, daß der Kranke (und sein Arzt) solche Mühe hat, diese Verdrängung rückgängig zu machen.

Um aber nun zur Neurologie zurückzukehren: es sollen jetzt noch einige Dinge aufgeführt werden, bei denen diese theoretische Neurologie Erfolg hatte. Das meiste wurde bereits gestreift. Die bessere Erklärung der *Ataxien* und *Agnosien* (Lieblingsthema der älteren Neurologie) sei heute nicht nochmals aufgerollt. Man kann diese Fälle wirklich besser erklären, wenn man hinzunimmt, daß ihnen Funktionswandel zugrunde liegt, das heißt, daß die Schwellen labil sind, daß jede Funktion sich mit der Beanspruchung ändert, daß auch die Qualitäten Funktionswandel zeigen, daß das Organ nicht nur beschränkt, sondern anders arbeitet.

Ein Phänomen aber, das viel allgemeiner auftritt, ist die *Ermüdung*. Während die Ermüdung und Ermüdbarkeit vordem wie eine etwas rätselhafte Folge der Anstrengung hingenommen wird, erweist sie sich im Funktionswechsel als diejenige Leistungsform, welche bei wiederholtem Gebrauch und bei verminderter Organmasse eintreten muß. Sie ist dann oft nur spezifisch, lokal, durch andere Aufgabenstellung umgehbar, zur Änderung der Aufgabe anregend. Ich hätte gewünscht, daß darüber mehr klinisch-neurologische Untersuchungen gemacht worden wären. Herr CHRISTIAN[8] wird über optische Beobachtungen an Hirnverletzten berichten. – Was hier von der sogenannten Ermüdung gesagt wird, gilt ebenso für Schwäche, Schwindel, Schmerzen; für die Auffassung also jener Hauptsymptome der meisten Krankheiten, die man als Syndrom der »Urkrankheit« zusammenfassen kann. Die Herren RUFFIN[9], VOGEL[10], CHRISTIAN[11], DERWORT[12], HEBEL[13] u. a. haben solche Ergebnisse auch publiziert.

Ein eigentlich wichtigeres Thema ist dann, ob, wie gesagt, die sogenannten *hysterischen*, funktionellen, neurotischen Erscheinungen mit den sogenannten *organischen* als *Einheit* aufgefaßt und in einheitlicher Theorie dargestellt werden müssen. Ich bin ganz und gar nicht der Ansicht, daß dies eine Frage der sogenannten Weltanschauung, also wissenschaftlich nicht diskutierbar wäre. Noch erinnere ich mich gut unserer früheren Kämpfe mit der Augenklinik und anderen Kliniken, wenn Bilder, die dort als nur hysterische und eher moralische aufgefaßt wurden, von uns als Funktionswandel erklärt wurden. Dann standen ja *wir* eigentlich auf der Seite einer »materiellen« oder »physiologischen« Erklärung. Das ist keine andere (mehr oder weniger mit Toleranz zu duldende) Weltanschauungsfrage, sondern eine Sachfrage. Zum Beispiel kann der Schlaf ganz dieselben Veränderungen hervorrufen wie das Meskalin und die Hirnverletzung. Freilich ist die sozialmedizinische oder die politische Einstellung dann auch eine andere. Man wird jetzt dort ärztlich denken und handeln, wo man vorher moralisch oder politisch gedacht und gehandelt hat. Die Einheitstheorie neurotischer und organischer Störungen hat also solche Konsequenzen.

Freilich muß man dann auch die Folgerung ziehen, daß die Organismen in der anatomisch-physiologischen Darstellung nicht nur einseitig, sondern sogar falsch vorgestellt wurden. Hierauf sei etwas näher eingegangen. Die schematische ebene Figur, welche unsere Lehrbücher enthalten, vermag Leitung, Lokalisation und Reflex darzustellen, nicht dagegen die zeitliche Umstimmung im Funktionswandel und nicht die Stellvertretung im Gestaltkreis. Es ist nicht schematisch-figural zu zeigen, daß an die Stelle einer Konfliktspannung schließlich eine arterielle Hypertension tritt, und doch ist es so, und darum nannte ich jenes Schema-Bild nicht einseitig, sondern falsch. »Falsch« heißt hier also soviel wie Illusion, Täuschung darüber, daß eine Leistungsänderung oder ein Leistungsverlust oder eine Leistungsherstellung jetzt oder doch künftig, im Effekt oder im Prinzip wenigstens, durch Unterbrechung oder Herstellung von Leitungen, Lokalisationen und Reflexen erzeugbar sei. Funktionswandel und Gestaltkreis sind hier also auch Parolen für einen Angriff auf eine physikalistische Biologie geworden. Das ist ein Punkt.

Ein zweiter ist dann die kausale Erklärung, der Gedanke der Ätiologien. Die sogenannten Systemerkrankungen und die angeborenen Krankheiten haben in der Neurologie immer einen Hort der Anerkennung dafür gebildet, daß nicht alles in der Natur durch lokalisierbare Defekte, sei es durch Infekt, sei es durch Trauma, entsteht. Es ist nun ganz und gar keine nicht weiter diskutierbare Weltanschauungsfrage, wenn ich behaupte, daß nach meiner Erfahrung in *keinem* Falle die Krankheit durch eine lokalisierte Destruktion erklärt wird. Dashalb darf ich auch nicht tolerant sein gegen solche Kritiker, welche, wie heute meist der Fall ist, hier teilen wollen, indem sie sagen: »Es gibt natürlich auch psychogene oder ganzheitlich bedingte Krankheiten; aber andere – und mich interessieren die am meisten – sind eben lokal und kausal determiniert.« So geht es eben nicht. Die lokalisierende Anschaulichkeit des Schemas ist nicht darum unzulänglich, weil es zu sehr vereinfacht und unkomplizierter ist. Sondern mit der psychophysischen Stellvertretung ändert sich auch der Wert der Leistung, und dies ist überhaupt nicht zeichnerisch darstellbar. Diesmal bin ich auch mit einigen Psychiatern einig, wenn sie an die Stelle des Wahns oder der Denkstörung einen Elektroschock und eine Leukotomie setzten. Aber hier bleibt eben zu bedenken, daß der *Wert* des Vorgangs sich ändert.

Überhaupt, und das ist der dritte Punkt, ist es nun ein Unterschied, ob man unter Therapie einen Kausalnexus oder eine buntere, vollständigere Beziehung versteht. Für den Ausdruck »kausale Therapie« habe ich nicht sehr viel übrig, und zwar *weil* ich weiß, daß ein Unterschied zwischen klarem Bewirken und unbestimmtem Beeinflussen ist. Je strenger wir die Kausalität fassen, desto kritischer werden wir gegen die Einbildung, wir hätten durch Eingriffe im kausalen Sinne *geheilt*. Aber hier ist keine Erkenntnistheorie am Platze. Die neurologische Struktur von Funktionswandel und Gestaltkreis besagt ja nicht, daß der psychische, bewußte oder unbewußte Deus ex machina in die materielle Maschinerie eingreift, sondern jene Struktur besagt, daß die Organe oder Organismen selbst keine solche Maschine sind.

Schon lange hänge ich der Ansicht an, daß die Dinge das sind, was wir aus ihnen machen. Das ist eine Überzeugung, die sehr viel weitgehende philosophische Konsequenzen hat, die in aller Strenge verantwortet werden müssen. Fürs gegenwärtige Programm darf ich nur so weit gehen, Funktionswandel und Gestaltkreis von der Therapie aus zu entwickeln. Es gibt genug Ärzte, die in der Praxis zwei Dinge erfahren haben. Erstens, daß man irreparable Schäden nicht behandeln kann noch soll, daß behandelbar nur der Teil ist, der noch veränderlich ist; daß es also darauf ankommt, Funktionen zu ändern, zu wandeln. Wenn also der rechte Arm für immer gelähmt ist, soll man den linken entwickeln. Zweitens, daß die ärztliche Hilfe kein wunderartiges Zaubern sein soll, sondern ein wissendes Hinlenken auf einen wertvolleren Zustand, als es die Krankheit ist. Von der restitutio ad integrum halte ich wenig.

Nun liegen die Verhältnisse beim Nervensystem besonders. Mitosen und Regenerationen fehlen beinah. Statt dessen ist dieses Organ besonders hoch rationalisiert und zugleich beweglich. Die Folge war, daß auch die Wissenschaft hier vielleicht den größten Erfolg in der Rationalisierung gehabt hat. Eben darum aber, daß sie am weitesten in dem Nachzeichnen der Konstruktion vorschreiten konnte, ist sie wohl auch am ehesten an die Grenzen dieses Versuches gelangt, so daß die Rationalisierung sich schließlich selbst wieder aufhebt. Einen besonders lebhaften Eindruck davon bekommt man, wenn man den ungeheuren Gegensatz von sensorisch und motorisch gegenüberstellt. Sinneswahrnehmung und Bewegungshandlung sind, so verschieden sie sind, beide dem Nervensystem anvertraut worden; und das Zusammenwirken gerade dieser so gegensätzlichen Leistungen ist hier das wichtigste Problem.

Es gibt kein größeres Beispiel dafür als beim Menschen die Sprache. Einleitend war die Rede von der Revision der Grundlagenbegriffe und davon, daß an Stelle des Reflexes die Sprache als Prototyp des nervösen Geschehens anzusehen sei. Das wäre auch ein großes eigenes Thema, aber hier soll es nur dazu dienen auszusagen, welchen Sinn die Einführung von Funktionswandel und Gestaltkreis in die theoretische und praktische Neurologie hat.

V.
Grundlagen einer neuen Medizin

In den drei folgenden Aufsätzen – *Von den seelischen Ursachen der Krankheit, Die Medizin im Streit der Fakultäten* und *Psychosomatische Medizin* – entwickelt Weizsäcker Perspektiven, wie mit der Krise, in der die Medizin zu seiner Zeit steckte, umzugehen wäre. Die Parallelen zur heutigen Situation in unserem Gesundheitssystem sind frappierend und zeigen einmal mehr die Aktualität von Weizsäckers Werk. Zunächst ist es von Bedeutung, diese Krise – die damalige wie die gegenwärtige – als eine des Denkens und des gesellschaftlichen Diskurses zu verstehen, ehe man an Reformen in der Aus- und Weiterbildung von Ärzten, der Organisation und finanziellen Ausstattung des Gesundheitssystems denken kann, die sich an den Weizsäckerschen Perspektiven orientieren.

Die ersten Adressaten solcher Überlegungen sind die Ärzte, deren Art der Ausbildung zu eben jenem mechanistischen Welt- und Menschenbild geführt hat, das für diese Krise symptomatisch ist. So erläutert Weizsäcker im ersten der drei Aufsätze, *Von den seelischen Ursachen der Krankheit*, knapp und präzise seine grundsätzlichen Vorstellungen davon, wie körperliche und seelische Faktoren bei der Entstehung einer Krankheit miteinander zusammenhängen, und stellt die biographische Methode vor, die wir schon aus den »Krankengeschichten« in Kapitel II kennen. Nicht die negative Kritik an der ärztlichen Praxis steht bei diesem Text im Vordergrund; vielmehr baut er Brücken zu Einsichten, die an die Erfahrungen eines jeden Arztes anknüpfen, für jeden nachvollziehbar sind und auf positive Weise formulieren, wie eine menschengemäße Medizin beschaffen sein kann.

Im zweiten Beitrag, *Die Medizin im Streit der Fakultäten*,

richtet Weizsäcker sein Augenmerk auf die Ausbildung, auf den Studenten und auf die Universität, deren Fakultäten nicht nebeneinander, sondern miteinander, nicht im Streit, sondern im Wettstreit arbeiten sollten. Das gilt für die medizinische Fakultät im besonderen: Hier gilt es, naturwissenschaftliche, geisteswissenschaftliche und psychologische Erkenntnisse miteinander zu verknüpfen, um dem Gegenstand der Untersuchungen, dem kranken Menschen, gerecht zu werden. Dieser Ansatz zeichnet auch die Allgemeine Klinische Medizin aus; so hieß die 1946 neu eingerichtete Abteilung an der Heidelberger Universität, der Weizsäcker vorstand, und so nennt Weizsäcker auch die Denkrichtung, die er nicht als ein weiteres Prüfungsfach verstanden wissen möchte oder gar als ein Fach, das sich vor allem der »Ganzheit« des Menschen annehmen wolle, sondern als Beitrag dazu, die Medizin wieder einfacher zu machen, das Nächstliegende stärker zur Geltung zu bringen. Das Medizinstudium an der Universität Witten/Herdecke, das mit dem sogenannten Studium fundamentale eine für alle Studierenden verbindliche Zusatzausbildung in den geistes- und kulturwissenschaftlichen Fächern anbietet, ist ein Beispiel für den Versuch, diesem Ansatz Weizsäckers zu entsprechen.

Ein weiterer Adressat, der dazu beitragen könnte, die Krise der Medizin zu beenden, sind die führenden Standesvertreter, die die herrschende Lehrmeinung prägen; an sie richtet sich der dritte hier abgedruckte Beitrag, *Psychosomatische Medizin*, den Weizsäcker 1949 als Vortrag auf dem Wiesbadener Kongreß der Deutschen Gesellschaft für Innere Medizin hielt. Seit 125 Jahren ist dieser Kongreß hierzulande das Forum schlechthin, um den Mainstream vorzugeben. 1949 wurde dort, nicht zum erstenmal, eine grundsätzliche Diskussion über die alte Frage geführt, ob und inwieweit die Psychologie ihren Beitrag zur Entwicklung der Inneren Medizin

leisten könne. Weizsäckers Vortrag löste eine kontrovers ge-
führte Debatte aus, u. a. mit dem Verbandspräsidenten Ernst
von Bergmann. Im letzten Satz hatte Weizsäcker seine Position prägnant zusammengefaßt: »Daß nämlich die Krankheit den Sinn habe, den Betroffenen zum Sinn seines Lebens
zu führen – das einzusehen hat die naturwissenschaftliche
Medizin gründlich verhindert.« Wenig später erläuterte er
vor Züricher Ärzten (1949): »Die nur naturwissenschaftlich
(physikalisch-chemisch) orientierte Pathologie besitzt aber
keine Autorität, die Erfolge oder die Methoden zu zensurie-
ren und als Neuankömmling zu beurteilen [gemeint sind die
Ergebnisse der Psychoanalyse]. Denn die psychosomatische
Medizin kritisiert sich selbst, und sie erhebt ihrerseits einen
Einwand, ja sie eröffnet einen Angriff auf die rein materielle
Darstellung und Definition des Krankheitsvorganges: sie
muß diese Darstellung und Definition schließlich als unzutreffend bezeichnen. Hat doch die Physik das Seelische und
das Menschliche (das Anthropomorphe) verbis expressis von
ihren Objekten ausgeschlossen. Ist die organische Leistung
aber etwas *anderes* als die materielle Funktion, dann war deren Gleichsetzung eben unzutreffend, und davon leiten sich
auch ganz konsequent die zahlreichen Fehldiagnosen und
Fehltherapien ab, die wir, beachten wir einmal regelmäßig
die psychischen Vorgänge, zwar verstehen können, eben darum jedoch rügen müssen. Es ist aber doch so, daß die medizinische Anthropologie die naturwissenschaftliche Patho-
physiologie nicht aus-, sondern einschließt und daß also eine
Partnerschaft und Subjektverschmelzung im Zusammenar-
beiten nicht ausgeschlossen ist.« Schon im Jahr davor hatte
Weizsäcker in seinem Vortrag *Grundfragen medizinischer Anthropologie* darauf hingewiesen, »daß die psychosomatische
Medizin [...] höchstens eine Vorbereitung ist, die noch vor
der Krise steht. Für die Krise selbst fanden wir zunächst nur

einen politischen Ausdruck. Und sie erscheint hier als eine politische, nämlich in der Unzertrennlichkeit von Macht, Geld und Naturwissenschaft. So ernst ist also die Lage, daß man das System von keinem dieser drei ändern kann, ohne auch die beiden anderen zu ändern. Und es ist auch klar, daß kein einzelner hoffen darf, durch eine individuelle Darbietung das Ganze zu verändern. Er kann ein Stückchen ändern und wird sich dabei immer einem historischen Gesamtprozeß gegenübersehen. Aber das Ziel einer anthropologischen Medizin wird dadurch doch deutlicher. Sie umschließt eine politische, eine menschliche und eine wissenschaftliche Aufgabe und kann sich nur für Augenblicke auf eine dieser drei beschränkt wähnen. Das politische Element ist mit dem Prinzip der Solidarität und Gegenseitigkeit erreicht worden, das menschliche mit dem Bilde der psychoanalytischen Übertragung und des Umgangs, das wissenschaftliche endlich mit der Veränderung der Grundlagenbegriffe und des Naturbildes. Daher kommt es, daß die Arbeit auf so verschieden aussehenden Strombahnen vorwärts bewegt werden muß.«

Zitate wie dieses unterstreichen die eingangs erwähnte Aktualität von Weizsäckers Werk; und auch die folgende Charakterisierung des Arztberufs, die aus dem Erinnerungsband *Natur und Geist* von 1944 stammt, kann ohne weiteres auf unsere heutigen Verhältnisse übertragen werden: »Da entstand immer krasser das Bild des Kassenarztes mit seiner Hundert-Patienten-Sprechstunde, seine Abhängigkeit von der Bürokratie der Ortskrankenkassen einerseits, der Ärztlichen Vereinigung andererseits, die Senkung des ärztlichen Niveaus, das Verschwinden des Hausarztes, das Unwesen der alles und jedes operierenden Spezialisten, der Unfug der Spritzen- und Tabletten-Medizin; in den Kliniken die Gleichgültigkeit gegen die sozialen Fragen, gegen die zur Volksseuche gewordene Neurose, das Gutachten-Unwesen, der Mißbrauch der wissenschaftlichen Arbeit zur Fabrikation einer Karriere, die zur sinnlosen Überproduktion von pseudoexakten Untersuchungen und einer Aufblähung des völlig unübersehbaren Schrifttums führen.«

Von den seelischen Ursachen der Krankheit ist der Titel eines Vortrages, den Weizsäcker 1946 vor der Ärzteschaft Württembergs hielt; zusammen mit einer Rede seines Freundes Richard Siebeck erschien er 1947 in *Die Medizin in Verantwortung* und 1950 in *Diesseits und Jenseits der Medizin* (vgl. Band 6 der *Gesammelten Schriften*).

Die Medizin im Streit der Fakultäten wurde 1947 in dem Buch *Vom neuen Geist der Universität* publiziert, herausgegeben vom ersten Nachkriegsrektor der Universität Heidelberg und Chirurgen K. H. Bauer. Dieser war ein Fakultätskollege Weizsäckers bereits während der Kriegsjahre in Breslau, wo beide mit einer regimekritischen Gruppe, der sogenannten »Monopolrunde«, in Verbindung standen, der auch das Mitglied des Kreisauer Kreises Hans Lukaschek angehörte (vgl. Abmeier 1989); später in Heidelberg war Bauer und Weizsäcker das Anliegen einer Neuorientierung der Universität gemeinsam. *Die Medizin im Streit der Fakultäten* erschien außerdem 1950 in *Diesseits und Jenseits der Medizin* und unter dem programmatischen Titel *Grundfragen der modernen Medizin* in *Universitas* (vgl. Band 7 der *Gesammelten Schriften*).

Psychosomatische Medizin wurde 1949 als Vortrag auf dem Kongreß der Deutschen Gesellschaft für Innere Medizin in Wiesbaden gehalten. Im gleichen Jahr nahm Alexander Mitscherlich diesen Beitrag in die *Psyche* auf. 1957 schließlich, nach Viktor von Weizsäckers Tod, erschien er in einem Gedächtnisband *Zwischen Medizin und Philosophie*, besorgt von Dieter Wyss (vgl. Band 6 der *Gesammelten Schriften*).

Von den seelischen Ursachen der Krankheit

»Von den seelischen Ursachen der Krankheit« möchte ich darum sprechen, weil wir alle in der Medizin das Gefühl haben, daß uns mit der bloß naturwissenschaftlichen und technischen Betrachtungsform etwas Wesentliches fehlt, daß in der Welt *alles mit allem noch ganz anders zusammenhängt,* daß der Mensch doch eine andere Bestimmung hat, als nur gesund zu sein, daß wir als Ärzte daran teilhaben, was aus einem Menschen in der Krankheit wird; daß wir zu wenig davon wissen, zu wenig darüber nachdenken und daß unser Handeln am Krankenbett und in der Sprechstunde ein anderes wäre, wenn wir darin klarer sähen und klarer wollten. Da sieht es dann so aus, als ob der seelische Bereich uns viel näher an diese Verantwortung und die eigentliche Bestimmung des Menschen heranbrächte als der körperliche. Der Geist der Medizin mußte gewinnen, wenn wir das Ziel, den Geist, die geistige Existenz ins Bewußtsein brächten, und das wäre eben nicht im leiblichen, sondern im seelischen Bereiche nur möglich.

Wenn das alles ganz so wäre, dann wäre gerade in diesem Kreise dieser Umweg zum Geiste, nämlich über die Seele, überflüssig. Es wäre dann so, daß man dafür den Patienten direkt zum Pfarrer schickt; oder, wenn das nicht möglich ist, daß der Arzt selbst, so gut es gehen will, ein Stück Theologie in sich aufnähme und da den Pfarrer spielt, wo seine Kunst am Ende ist. Ich will diesen Weg nicht ablehnen, aber alles, was ich im folgenden zu sagen habe, ist von ganz anderer Art. Ich meine nämlich, daß die Verhältnisse in der Regel doch anders liegen und daß die Medizin sich nicht durch eine theologische Ergänzung helfen lassen kann, sondern daß sie selbst sich helfen muß, indem sie selbst sich allmählich wandelt. Das wird eine lange, mühsame und vorsichtige Arbeit geben.

Damit soll die Hilfe der Theologie nicht abgewiesen sein. Im Gegenteil benutze ich einen Satz des Paulus, um deutlicher zu machen, was gemeint ist. Er lautet in der heute sogenannten Lutherischen Übersetzung (1. Kor. 15, 46): »Aber der geistliche Leib ist nicht der erste, sondern der natürliche; darnach der geistliche.« Wörtlicher übersetzt Karl WEIZSÄKKER[1]: »Nicht das Geistliche kommt zuerst, sondern erst das Seelische und hernach das Geistliche.« Dieses Psychische aber, darüber besteht kein Zweifel, gehört zum Fleische, zur σάρξ, also zum Vergänglichen und Verweslichen. Die ganze Stelle steht ja im Auferstehungskapitel und bewegt sich in dem Vergleiche des gesäten Weizenkornes, das erstirbt, damit neue Frucht erwachse. Ich meine, diese Stelle habe das Klärende für unser Thema: Auch die Seele, mit der die medizinische Psychologie zu tun hat, ist nicht der unsterbliche Teil, hat gar nichts zu tun mit etwas, was etwa kostbarer wäre als der Körper, sondern sie ist einfach auch ein Teil des irdischen Leibes, also »Fleisch« im Sinne des Apostels. Aber – dies ist hier die Hauptsache – sie verhält sich zum Geiste, dem geistlichen oder pneumatischen Leib, wie der Same zum neuen, anderen Gewächse. Gleich nachher heißt es (1. Kor. 15, 49): »Und wie wir getragen haben das Bild des irdischen, also werden wir auch tragen das Bild des himmlischen.«

Diese Stellen möchte ich hier benutzen, erstens um das Mißverständnis auszuschließen, als ob, wenn wir medizinische Psychologie oder Psychotherapie treiben, wir etwas täten, was der geistlichen Seelsorge schon näher käme als die Körpermedizin. Die Theologen verstehen von medizinischer Psychologie in der Regel so wenig wie die Ärzte. Und zweitens, um festzuhalten: Die Ordnung der Dinge und der

Weg der Kreatur ist, *zuerst* das psychische Bild des Irdischen, *erst dann* das geistliche Bild des Himmlischen anzunehmen. Damit wende ich mich gegen ein Verfahren, in verkehrter Reihenfolge einem Kranken geistliche Nahrung anzubieten und davon eine psychische Besserung zu erwarten. Ich kann versichern, daß dieser verkehrte Weg recht oft eingeschlagen wird, daß er oft wirkungslos, sogar schädlich ist, und zwar sowohl im ärztlichen wie im geistlichen Sinne.

Noch etwas anderes muß gleich hier gesagt werden: Die irdische und die himmlische, die psychische und die pneumatische Stufe haben etwas miteinander zu tun; die zweite entsteht aus der ersten, und der seelische Leib muß sterben, damit der geistliche Leib werde. Es ist mir deshalb unverständlich, wenn man in calvinistischer Weise die beiden Dinge voneinander trennt, so, als ob die ärztliche Handlung ganz für sich und streng nach natürlichen oder psychologischen Gesetzen zu verfahren habe, das Werk der Gnade aber ebenso abgesondert aus sich selbst und ohne menschliche Mitwirkung geschehen müsse. Ich habe erfahren müssen, daß von manchen Theologen kein Verständnis dafür zu haben ist, daß die geistliche Wandlung bereits mit den ersten Schritten der ärztlichen Behandlung auf der Tagesordnung steht (sei diese nun körperlich oder seelisch betont). Ebenso scheint nicht immer Verständnis dafür vorhanden zu sein, daß man, um predigen und um beten zu können, sich auch darum kümmern muß, daß ein aufnahmefähiger Mensch da sei. Man muß die Kirchentür aufschließen, ehe das Volk hineingehen kann, und man wird an einem Mißerfolg schuldig, wenn man dies versäumt. Diese Haltung ist die Ursache jener verkehrten Reihenfolge. Man versäumt die seelische Vorbereitung von theologischer Seite; ebenso wie von ärztlicher Seite die Zielsetzung versäumt wird: nämlich, was der Apostel die Auferstehung des Leibes nennt und was übrigens keineswegs nur der christlichen Religion, sondern jeder Religion eigen ist. Daß auch der Leib verwandelt werden muß, scheint unserer Theologie unter dem Einfluß der Spätformen des abendländischen Idealismus allmählich entgangen zu sein. Die asiatischen Religionen, der Buddhismus, Shintoismus, Zen-Buddhismus haben es besser festgehalten, woraus sich deren Einfluß auch in unseren Ländern erklärt. Es handelt sich hier um Dinge, über die man eigentlich nicht redet, sondern die man vollzieht oder die sich an uns vollziehen. Aber bei der Verwirrung, die in allen Belangen des körperlich-seelischen Zusammenhanges herrscht, ist ein Versuch sachlichen Ordnens doch nötig und hier vielleicht nützlich. Am besten pflegt ein Gespräch über Fälle und Erlebnisse aus der Praxis zu sein. Was ich hier im Vortrage sage, kann dann solche Besprechung anregen, und das ist mein Vorsatz. Ich beschränke mich auf drei Themen: *Erstens*: In *allgemeiner* Weise versuche ich, in drei Stufen zu gliedern, was unser *Denken* zu durchlaufen pflegt, wenn wir mit körperlichseelischen Zusammenhängen zu tun haben. *Zweitens* nenne ich *klinische Beispiele*, wie uns in der Erfahrung dieses seelische Moment gegeben ist. *Drittens* versuche ich, die *ärztliche Haltung* zu charakterisieren, die sich ergibt, wenn wir die Krankheit des Menschen als eine Etappe auf dem Wege zu seiner letzten Bestimmung, als eine besondere Art und Weise seiner menschlichen Unzulänglichkeit, seiner Kreatürlichkeit betrachten.

1

Wenn wir von »seelischen Ursachen« reden, denken wir als moderne, naturwissenschaftlich geschulte Leute, die wir nun einmal sind, an ein Kausalverhältnis zwischen Seele und Körper. Die Kausalität kann von der Seele zum Körper oder vom Körper zur Seele hinüberwirken. Wo die Seele auf den Körper wirkt, zeigt für jedermann nur *ein* ganz klares Beispiel: die Bewegung eines Muskels infolge einer Erregung durch den Willen, die sogenannte Willkürbewegung. Schneidet man den Nerv durch, dann ist der Muskel gelähmt. Dieser einzige Fall, zum Unglück auch noch wissenschaftlich völlig durchsichtig, ist naturphilosophisch ein gleichsam unmögliches Problem, ein erkenntnistheoretisches Monstrum. – Beim Umgekehrten, nämlich der Bewirkung einer Sinnesempfindung, wie etwa beim Sehen, Hören, durch die Reizung eines Organs, glaubt man sich – sonderbar genug – auf festerem Boden, und hier besitzt man viele Untersuchungen. Aber eigentlich ist das Verständnis dieser Kausalität vom Körper zur Seele genauso unverständlich wie vorhin die von der Seele (dem Willen) zum Körper hin. Trotzdem pflegen wir, mit Recht übrigens, bereits eine große Zahl pathologischer Erscheinungen auf diese Weise befriedigend darzustellen: die Lähmung von Muskeln, die Störungen der Sinnesorgane, wie Blindheit, Taubheit, Anästhesien und anderes.

Trotzdem gibt es eine Menge von Tatsachen, welche einen viel ausgedehnteren Einfluß des Seelischen auf den Körper zeigen. Denken wir an das Erröten bei Scham, an das Herzklopfen bei Angst, an das Erbrechen bei Ekel. Wir wissen jetzt, daß unsere Gefühle ganz ebenso auf die Körperfunktion innerer (vegetativer) Organe wirken wie der Willensvorsatz auf die Skelettmuskeln. Trotz der wissenschaftlichen Unerklärtheit müssen wir zugeben: Die Seele wirkt auf den Körper. Indes zeigt sich hier eine sonderbare Schwierigkeit, die uns gegen den Kausalbegriff mißtrauisch macht. Man kann, sieht man genauer zu, nicht mit Sicherheit feststellen, ob der Vorgang im seelischen oder körperlichen Bereich begonnen hat; man weiß nicht, »wer angefangen hat«.

Nun betrachten wir eine Gruppe, die weiterführt. Eine Menge von Muskelbewegungen, die meisten, geschehen unwillkürlich und doch so, als ob sie einem Sinne, einer Absicht, vernünftig oder gefühlsmäßig folgten. Wir verstehen sie nur als Folge, als Ausdruck verborgener seelischer Vorgänge. So die Beine beim Gehen, die Hände beim Schreiben, die Verdauungsorgane bei der Ernährung usw. Wir kommen nicht um eine neue Annahme herum: Sie werden von einer Seele, einem Teil der Seele regiert, der gar nicht ins Bewußtsein tritt. Wir stehen bei der unvermeidlichen Anerkennung des Unbewußten. Dieses Unbewußte ist nicht sinnlos, gedankenlos, gefühllos, willenlos; es hat sogar solche wertvolle Eigenschaften oft in höherem Grade als die bewußte Seele. Bei den Leistungen des Künstlers, bei den Taten der Liebe ist, scheint es, das Unbewußte daran oft das Beste davon. Wir ziehen es bei diesen Leistungen jetzt vor, unsere Bezeichnungen etwas zu ändern. Es ist vorsichtiger, hier nicht von Wirkungen der Seele auf den Körper zu sprechen, da wir ja etwas Seelisches hier nicht direkt wahrnehmen, sondern nur erschlossen haben und darum das Unbewußte genannt haben. Das Verhältnis zum Körperlichen könnte hier anders sein; das, was wir früher Körper nannten, etwas anderes sein. Wir wollen dieses unbewußt beeinflußte Körperliche künftig *Leib* nennen. Wir verstehen unter Leib etwas unbewußt beseeltes Körperliches. Wir haben gute Gründe, uns alle Zellen des Leibes als beseelt zu denken. Wir wollen uns jede Leberzelle, jede Ganglienzelle, jede Blutzelle als unbewußt beseelt vorstellen. Dies ist die zweite Stufe, die zweite Art, wie wir uns psychophysische Zusammenhänge denken müssen.

Nachdem wir dies getan haben, begegnet uns eine weitere Gruppe solcher Zusammenhänge. Es fällt uns nicht nur auf, daß die physiologischen Vorgänge unbewußt, sinnvoll und zweckmäßig sind – das sind sie nämlich nur bis zu einem ge-

wissen Grade –, sondern auch bald beglückend, bald quä-
lend, bald hilfreich, bald feindselig erlebt werden, und das
zweite besonders, wenn wir krank sind. Kurzum, zwischen
Körper und Seele tobt bald Kampf, dann herrscht auch Frie-
de, und immer stellte sich das Bild ein, daß sie sich zueinander verhalten wie Roß und Reiter. Es ist richtig, von einer
Einheit zu sprechen; aber ebenso richtig ist es, eine Zweiheit
zu nennen. Diesmal, auf dieser Stufe, ist es sinnlos, mit unserem Problem zu verfahren, als handele es sich um zwei Dinge, die nebeneinanderliegen. Das Wesentliche der Sache ist
vielmehr eine bestimmte Funktion. Vielleicht hilft auch hier
ein Vergleich. Denken wir an die Grammatik. Wenn ich zwei
Dinge nebeneinander habe, brauche ich zwei Substantiva, etwa wie Ochse und Esel. Wenn ich vom beseelten Leib spreche, muß ich eine Urteilsfunktion brauchen, wie etwa in
dem Satze: »Der Himmel ist blau«, also Subjekt, Kopula und
Prädikat. Ich muß also auch sagen, der Leib *ist* beseelt. Wie
die Bläue den Himmel darstellt, so stellt der Leib die Seele
dar, stellt die Seele den Leib dar, ist forma formarum. Jene
Funktion ist also eine *Darstellungsfunktion.*

Da die Naturwissenschaft sonderbarerweise von dieser
Darstellungsfunktion überhaupt keine Notiz nimmt, will ich
versuchen, dieser Sache noch eine präzisere, wissenschaftliche Formulierung zu geben. Nehmen wir einmal an, der
Leib tut etwas, er produziert zum Beispiel einen Pupillenreflex oder eine Herzkontraktion oder er sezerniert etwa Spei-
chel oder Harn, kurzum etwas Einzelnes. Betrachten wir dergleichen als Darstellung von etwas, dann ist das Dargestellte
immer ein bestimmter Gedanke. Also etwa der Gedanke eines Lichtschutzes der Netzhaut beim Pupillenreflex oder
der Gedanke einer Blutbeförderung für die Gewebe bei der
Herzkontraktion oder der Gedanke einer Ausstoßung von
Stoffwechselschlacken bei der Harnsekretion. Die so darge-

stellten Gedanken sind immer nur einzelne künstlich iso-
lierte, *niemals* letzte Gedanken, *Endgedanken*, keine Teleo-
logoi kann man sagen. Diese physiologischen Funktionen
sind, so verstehen wir jetzt, nur verstümmelte Endgedanken,
und zwar unbewußte, verstümmelte Endgedanken. – Nun
wollen wir auch das Umgekehrte betrachten: Wie steht es
mit unseren bewußten Gedanken, überhaupt unseren bewußten seelischen Vorgängen? Sind auch sie Darstellung von
etwas? Ja, auch diese; die bewußten seelischen Inhalte stellen
den Leib dar, und das Dargestellte sind Körpervorgänge. Es
ist zum Beispiel nicht falsch, nur einseitig zu sagen: Unsere
Wahrnehmungen stellen Gehirnvorgänge dar, sind also eigentlich Selbstwahrnehmungen. Oder: Unsere Gedanken stellen Gehirnfunktionen dar, sind eigentlich ein Selbstdenken.
Auch sie sind nur bestimmte Teilgedanken. Anschaulicher
ist zum Beispiel: Ich denke, ich will spazierengehen, aber
während ich es denke, tue ich es nicht. Oder ich denke, dieser
Mensch sieht hungrig aus, er tut mit leid; aber indem ich es
denke, tue ich nichts mit seinem Hunger. Denken, so hat
Freud einmal gesagt, ist Probehandeln. Gedanken, so sagen
wir jetzt, sind Taten, die man nicht tut, oder, weniger dialek-
tisch, Gedanken sind Darstellungen von Taten, die unvollständig sind; sie sind verstümmelte Endtaten, nicht fertige
Schöpfungen des Leibes.

Die Sache sieht jetzt ein wenig philosophisch aus; aber ich
kann es nicht vermeiden, noch einen Augenblick bei diesem
Thema zu verbleiben. Das Leib-Seele-Verhältnis, so sagten
wir, müssen wir auch als Darstellungsfunktion betrachten;
der Leib stellt seine Seele dar, die Seele stellt ihren Leib dar.
Aber beide Male sind es unfertige Leistungen: Körperfunktionen sind Darstellungen von Gedanken, aber von verstümmelten; Seelenvorgänge sind Darstellungen von Körpertä-
tigkeiten, aber verstümmelte; Endgedanken bringt die Seele

nicht, ganze Taten bringt der Körper nicht zustande. Beides zeigt das Tier, den Menschen als unzulänglich. Und dann klagt die Seele den Leib an, und der Leib ist wie ein Vorwurf für die Seele. Beide scheinen zu kämpfen, jeder seinen Mangel auf den anderen abzuwälzen oder den anderen zum Stellvertreter zu machen. Das Leib-Seele-Verhältnis ist jetzt sehr lebendig geworden und ganz wie das von Roß und Reiter, nicht wie Ochse und Esel.

Noch aber ist die wichtigste Seite nicht beleuchtet. Wir hörten, daß die Darstellungsfunktion gegenseitig ist: Der Leib stellt die Seele, die Seele den Leib dar. Das wichtigste in diesem Wechselspiel ist, daß sie einander *vertreten*. Die Beispiele dafür können wir dem einfachsten Alltag entnehmen. Wenn wir körperfaul sind, überlassen wir uns unseren Gedanken. Anstatt etwas zu tun, denken wir; wir *ersetzen* Taten durch Worte. Wenn wir aber unangenehme Gedanken haben, dann entfliehen wir ihnen durch Taten. Beides sieht unerfreulich aus, kann aber statt des negativen auch einen positiven Wert haben. So, wenn uns seelischer Schmerz zu einem Werk antreibt, das häufigste beim Künstler. Oder wenn wir aus dem Getriebe der Interessen zur Selbstbesinnung fliehen, die Forderung der Religionen. Diese wechselweise Ersetzbarkeit von Körperlichem und Seelischem ist also ein höchst wichtiges Grundgesetz der leib-seelischen Zweieinheit. Diesmal sind wir der Funktion begegnet, welche zum Verständnis und zur Kritik der meisten historischen, politischen, moralischen Erscheinungen höchst wichtig ist. Ich kann dieser Spur heute nicht folgen und nenne nur ein paar Beispiele. Betrachten wir etwa jenen Menschen, der beim Anblick des Elendes seelisches Mitleid fühlt, aber nichts tut; oder den Forscher, der eine Theorie macht, anstatt Experimente, Beobachtungen; oder den, der die Welt moralisch beurteilt, anstatt in die Politik zu gehen; oder den Richter, der straft, anstatt ein gerechteres Gesetz zu ersinnen; oder den, der den Krieg anfängt, anstatt einen neuen Vertrag auszuhandeln; oder den Arzt, der fortwährend an der Diagnose arbeitet, anstatt zu behandeln, oder umgekehrt. Jedesmal kann der Fehler in der einen oder der anderen Richtung der Ersatzfunktion liegen; daß wir aber das eine durch das andere ersetzen können, duldet keinen Zweifel. Ich meine damit nur anzudeuten, daß wir mit solcher wechselseitiger Ersetzbarkeit etwas Wichtiges für viele Verhältnisse erkannt haben. Diese Erkenntnis kann uns eine kritische Waffe geben gegenüber dem Verhalten unserer selbst und unserer Mitmenschen. Sie kann uns aber auch milde stimmen, wenn wir begreifen, daß es sich um eine Gesetzmäßigkeit der Lebewesen überhaupt handelt.

2

Nun müssen wir darangehen, diese allgemeinen Einsichten auf die besonderen Verhältnisse der Krankheit anzuwenden. Wir stellen die Frage, ob sich diese Lehren bei einzelnen Krankheitsfällen bewähren. Wir haben das Leib-Seele-Verhältnis auf drei Stufen begleitet: kausale Psychophysik, unbewußte Beseelung des Leibes und wechselseitige Darstellungsfunktion und Vertretbarkeit von Leib und Seele. Wir sollten versuchen, in jedem Krankheitsfalle diese drei Stufen zu durchlaufen; aber von einer solchen Durchführung ist die heutige Medizin noch weit entfernt. Nur dies sollten wir festhalten: Das höchste Ziel wäre in jedem Falle, zu verstehen, in welcher Weise diese Krankheit eigentlich nur ein verstümmelter Endgedanke, eine unzulänglich gebliebene Schöpfungstat ist. Denn beides würde uns den Menschen auf halbem Weg zu seiner letzten Bestimmung zeigen. Was aber ist diese letzte Bestimmung? Um dieser Frage willen sind wir Ärzte, meine ich, hierhergekommen. Ich habe in meinem Leben in früheren Jahren oftmals an Unterhaltungen zwischen Ärzten und Pfarrern teilgenommen, aber immer war es so, daß die Theologie an uns die Frage richtete, was wir etwa von der Seelenbehandlung wüßten und verstünden. Ich bin froh, daß es diesmal anders ist: Wir kommen, bei der Theologie anzufragen, um uns über den Sinn der letzten Bestimmung belehren zu lassen. Und wir hoffen, darauf vorbereiteter zu sein, wenn wir selbst so weit sind, daß wir begriffen haben, das Ziel der Medizin sei *nicht, jemand gesund* zu machen, vielmehr sei die ärztliche Therapie nur hineingestellt, nur ein Teil der Aufgabe, einem Menschen auf dem Wege zu seiner letzten Bestimmung Dienste zu leisten, die Krankheit sei nur ein Mittel dazu, eine Gelegenheit mittwegs. Die Krankheit bekommt so, statt des negativen, einen höchst *positiven* Wert; eben Gelegenheit, die menschliche Unzulänglichkeit anzugreifen, und Gelegenheit, aus der Krankheit die Wandlung zu entwickeln. Denn nicht das Geistliche ist das erste, sondern das Natürliche, aber eben im Hinblick auf das zweite, das Pneumatische. Wir sind schon sehr froh, wenn wir am ersten Stück etwas fürs zweite leisten können.

Das Gesetz der richtigen Ordnung gilt auch für unsere drei Stufen. Wir, die wir alle naturwissenschaftlich geschult worden sind, haben am wenigsten Mühe bei der ersten Stufe, der psychophysischen Kausalität. Sie ist im Prinzip schon erledigt. Zum Sehen braucht man intakte Sehbahnen, zum Verdauen richtige Sekrete, zur Muskelarbeit einen funktionierenden Kreislauf, zur geistigen Arbeit ein tätiges Gehirn und so weiter. Krankheiten sind hier eigentlich nur Unterbrechungen eines organischen Zusammenhanges.

Weniger gut, längst nicht ebenso gut, ist die Schulausbildung bei den Störungen der zweiten, der Darstellungsfunktion seelischer Inhalte durch den Leib. Es gibt eine Menge wichtiger Störungen, die als Hysterie und Neurose bezeichnet werden. Diese sind durchaus durch seelische Momente verursacht und können nur durch Psychotherapie beseitigt werden. Aber die Schulmedizin sträubt sich vielerorten noch heute gegen die grundlegende Einsicht der Psychoanalyse, wonach es Verdrängungen sind, welche sie verursachen. Verdrängung, das heißt ein Gefühl oder Gedanke, Wunsch oder Drang ist aus dem Bewußtsein ins unbewußt-seelische Gebiet verdrängt worden und führt so zu seelischen oder körperlichen Neubildungen. Hier hat ein Mensch seine Krankheit also selbst gemacht; der Fall ist gleichsam ein moralischer Fall, ist aber durch bewußte Moralität nicht zu beheben, weil der Vorgang sich eben größtenteils im Unbewußten abspielt. Auf diesem Gebiete machen Ärzte und Pfarrer die meisten Fehler, weil sie in der Erkennung dieser unbewußten Zusammenhänge gar nicht erzogen wurden und alles mit allem verwechseln, seelische Zusammenhänge für körperliche halten oder moralische Unzulänglichkeiten für Bewußtseinsmängel. Auf diesem Felde haben die Theologen mit den Medizinern am meisten debattiert; oft ohne Erfolg, weil man Abgrenzungen versuchte, wo gar keine Grenzen sind. Die Gebietsüberschreitung wäre hier Pflicht, und wir müssen FREUD sehr dankbar sein, daß er die Gebietsüberschreitung gewagt hat, denn von hier geht die wichtigste Revolution der Medizin in neuerer Zeit aus. Denn FREUD hat erkannt, daß diese Krankheiten wie Hysterie und Neurose eigentlich moralische sind, hat aber durch die Tat bewiesen, daß in Sachen der Moral nicht der Druck und nicht die Belehrung hilfreich sind, indem man seine angebliche eigene Moral sozusagen austobt, sondern die mühsame Herstellung anderer psychologischer Bedingungen. Er hat, wohl ohne es zu wissen, die Erkenntnis benutzt, die den Apostel PAULUS zum Brief an die

Römer veranlaßt hat und die er ausdrückt in dem Satze: »Die Kraft aber der Sünde ist das Gesetz.« Auch ist zu wenig bekannt, daß FREUD seine Psychoanalyse immer mehr umgebaut hat in eine Therapie der Übertragung, das heißt: in eine Wandlung der zwischenmenschlichen Beziehungen.

Heute liegt mir mehr am Herzen, etwas von der dritten Gruppe, der wechselseitigen Darstellung und Vertretung von Körper und Seele, zu sagen. Wir hörten: Der Körper stellt die Seele dar, die Seele den Körper; sie ringen miteinander, und sie lassen sich gegenseitig vertreten. Bedenken Sie, wieviel einschneidender für die gesamte Medizin es wäre, wenn von allen Krankheiten, vom Ekzem bis zur Paralyse, vom Furunkel bis zur Melancholie, von der Angina bis zum Diabetes, wenn von allen Krankheiten zu sagen wäre, daß der Mensch oder die Menschheit samt Tieren und Pflanzen sie *selbst* macht, daß sie alle gleichsam moralische Krankheiten wären! Daß sie alle Gelegenheiten zur Entschließung für die letzte Bestimmung der Schöpfung wären!

Wir werden da gut daran tun, nüchtern zu bleiben, das Einzelne, das Gegebene zu betrachten und dabei unsere Pflicht zu tun. Betrachten wir eins um das andere und das sehr wenige, was ärztliche Beobachtung zutage brachte, wobei ich mich ganz auf das beschränke, was ich selbst gesehen habe und mich nur auf mich selbst verlasse. – Es fing vor fünfundzwanzig Jahren damit an, daß eine Kranke mit schwerer Lungentuberkulose zu mir kam, sie hoffte, bei mir durch seelische Behandlung Genesung zu finden. Der Versuch fiel traurig aus; nach einem Jahr ist sie gestorben. Aber ich lernte an ihr, daß ihre Fieberkurve ein getreuer Spiegel der Gespräche und der Träume zwischen den Gesprächen war, welche entdeckten, ihre Krankheit sei eigentlich nur die körperliche Darstellung des seelischen Vorganges dabei, das heißt: der unvollendeten Gefühle und Gedanken ihres persönlichen Lebens. Sie kämpfte um ihre Liebe, sie kämpfte um ihren jüdischen Glauben, sie kämpfte um ihre leibliche Existenz, und sie unterlag dem Gesetze des Todes.

Solche Einsichten nennt man heute »biographische Medizin«. Die Krankheiten sind Darstellungen des gleichen Lebenskampfes, den wir um unser Brot, um unsere sinnliche Befriedigung, um unsere Familie, um unsere gesellschaftliche Stellung, unsere politische Ansicht und so weiter kämpfen. Krankheit, das ist gar nichts anderes als ein Rückzug von unserem allgemeinen Bewußtsein auf unsere leibliche und unbewußte Existenz.

Überspringen wir einige Stadien, um auf meistens harmlosere, aber übersichtlichere Fälle zu kommen. Es gibt im Leben Krisen, die nicht schleichen, sondern rasch sind. Kurze Konflikte – kurze Krankheiten. Zu den kürzesten gehört ein Nesselausschlag, eine Migräne, ein epileptischer Anfall. Etwas länger dauert eine Angina, eine Grippe, bei denen sich mancher nicht zu Bette legt. Wenn wir offenen Sinnes bei solchen Fällen »biographisch«, lebensgeschichtlich zusehen, entdecken wir oft genug – ich meine: immer –, daß auch hier sich ein Knoten schürzte; ohne es zu bemerken – das ist wichtig –, floh hier ein Mensch aus einer unerträglichen Situation unbewußt in die Krankheit. Die Forderungen seines Bewußtseins und die Nötigungen seiner seelisch-leiblichen Beschaffenheit fanden keinen anderen Ausweg als den der Krankheit. Nun war er nicht mehr böse, sondern krank, hatte den seelischen Konflikt durch eine körperliche Unterwerfung ersetzt, und der Körper leistete ihm den Dienst – weiterzuleben, zu genesen und neu anzufangen. – Was man die »psychogene Angina«[2] genannt hat, ist dies. Ich könnte viele Beispiele akuter Infektionskrankheiten nennen, die ich so habe entstehen sehen. Das sind also Musterfälle von »seelischen Ursachen der Krankheit«. Fälle von akuter Blinddarmentzündung, von Nebenhöhlen-Eiterung der Nase, von Pneumonie liegen ganz ähnlich. Hier käme es nur auf ein Prinzip an. Es ist klar, daß diese akuten Erkrankungen bei vertiefter Analyse auf eine langfristige Vorbereitung hinweisen. Wie man bei einem Kriegsausbruch nicht nur die sechs Stunden vor dem Marschbefehl beurteilen darf, so auch bei einem Nesselfieber, einer Angina. Aber nun kommt ein Einwand – es gibt doch Epidemien? Eine ganze Kompanie wird aus einem Feldküchenkessel verpflegt, in dem sich Paratyphus B befindet, und fast alle bekommen Brechdurchfall.

Es gibt, fürchte ich, viele solche Bedenken, aber keines, das entscheidet. Ein für allemal sollten wir uns folgendes vorhalten: Die Welt besteht nicht aus lokalen Ereignissen, sondern sie ist ein kollektiver, zusammenhängender Vorgang. Wenn wir Einzelursachen unterworfen sind, so sind wir auch Massenerscheinungen unterworfen. Eine Epidemie, ein Krieg, eine Seuche, eine Massenvergiftung sind immer solche Kollektivgeschehnisse, die genauso sinnvoll, genauso endbestimmt sind wie ein persönliches Schicksal. Die Dinge werden nicht geistloser, weil sie massenhafter sind; im Gegenteil: An den Massenereignissen erkennen wir erst recht, wie strenge wir als Personen, als Individuen um unsere persönliche Bestimmung befragt werden. Wären wir persönlich frei, dann kämen wir leichter zum Bewußtsein, worin wir schuldig, worin wir unschuldig sind. Aber unser gemeinsames Schicksal erst belehrt uns, daß wir gar nicht nur um uns selbst kreisen, sondern nur ein beschränkter Teil eines größeren, eines gemeinschaftlichen Vorganges sind. Es ist also niemals möglich, die Krankheiten nur individualistisch zu betrachten, und die naturwissenschaftliche Medizin hat ganz recht, zunächst nicht Individualbiographie, sondern kollektive Naturgesetze herauszufinden, um sie zu erklären. Nur diesen Fehler machte sie: Die Naturvorgänge sind genauso geistvoll, subjektiv und kreatürlich wie das, was die nur individualistische biographische Betrachtung zeigt.

Hiernach ist es in einem solchen Überblick kaum nötig, auf die gewissen Erfolge hinzuweisen, die sich zeigten, wenn man über die Infektionskrankheiten hinausging, wenn man die Basedowsche Krankheit, das Bronchialasthma, die Fettsucht und die Magersucht, die Allergien, die Kreislaufstörungen einer ganz ähnlichen Analyse unterwarf. Überall ergaben sich unbewußte Zusammenhänge zwischen Krankheit und Lebensschicksal; »Schicksal«, das heißt doch immer: Auseinandersetzung eines Menschen mit der Einmaligkeit seines Lebens, also mit seinem individuellen Tode – nicht mehr. Und da jedes individuelle Schicksal in den großen Ablauf der Weltgeschichte eingebettet ist, so mag es uns vielleicht im Augenblick weniger interessieren, daß es sowohl Krankheitsfälle gibt, die man besser individuell verstehen kann, als auch solche, die man nur aus dem allgemeinen Zusammenhang der historischen Zustände begreift. Immerhin, ich möchte bei dieser Gelegenheit eine Beobachtung nicht unterdrücken: Das Unglück, das uns alle betrifft, macht weniger krank als jenes, welches nur ausnahmsweise den einzelnen betraf. Oft sah ich früher, daß ein einzelner krank wurde, indem er einen Verlust seines Vermögens, seiner Karriere, seiner Liebe oder seiner Geltung erlitt; heute muß man sagen: Das Unglück macht nicht krank; im Gegenteil: Es scheint bei vielen Menschen die Widerstandskraft, sogar die Lebensdauer zu verlängern.

Nach alledem scheint mir für den Arzt ein ganz anderer Unterschied als der der Organe und Funktionen wesentlich zu sein. Gewiß, es gibt akute und chronische Infektionen, es gibt exogene und endogene Krankheiten; es gibt Augen-, Ohren-, Haut- und andere Organkrankheiten. Aber viel wesentlicher ist für den Arzt eine andere Einteilung: Es gibt *heil-*

bare und *unheilbare* Krankheiten. Auf dem Wege zur letzten Bestimmung ist dieser Unterschied bei weitem der einschneidendste und wichtigste. So, wie es leiblich unheilbare Krankheiten gibt, so gibt es seelisch unlösbare Konflikte. So, wenn Pflicht gegen Pflicht steht, etwa die Pflicht gegenüber einem Eid gegen die Pflicht der Menschlichkeit.

Es gibt also sittliche oder religiöse Konflikte, aus denen uns der Tod befreit, wie es Krankheiten gibt, die nur mit dem Tode enden können, etwa Carcinome, Sklerosen. Auch diesmal, so meine ich, darf man sagen, die tödliche Krankheit ist nur eine andere Darstellung, ein Spiegelbild der Unentrinnbarkeit der Schuld, der »Krankheit zum Tode«, wie sie KIERKEGAARD[3] nannte. Beide Arten des Schicksals laufen in die eine Allgemeingesetzlichkeit des Todes zusammen: Der »Tod ist der Sünde Sold«. Die Blickrichtung auf den Tod ist es also, welche die biologische und die pneumatische Sehweise erst vollständig zusammenschließt. Wir haben hier endlich den Endgedanken, die Endtat gefunden, an der gemessen, auf die hin ausgerichtet jene verstümmelten, jene Teilgedanken und Teiltaten verständlich werden. Jede Krankheit ist eigentlich ein Teiltod, einem Stücke Vorbereitung auf jene »letzte Bestimmung« jener eigentlicheren Wandlung, die mit dem Tode kommt, vergleichbar. Aus diesem Grunde ist die Scheidung von heilbaren und unheilbaren Krankheiten so viel schwerwiegender als die Einteilung in Organe, Funktionen und anderes.

Wir müssen noch etwas Weiteres verstehen lernen: Es gibt, genau besehen, in jedem Krankheitsfalle etwas, ein Stück, eine Seite, die unheilbar ist. Denken wir an die Amputation, an den Verlust eines Körpergliedes, einen Muskelschwund, so ist das unmittelbar einleuchtend. Aber auch jede leichte, scheinbar restlos ausheilende Wunde oder Krankheit hinterläßt eine Narbe, eine Disposition oder wenigstens eine nur in der Seele wahrnehmbare Spur unserer Verletzlichkeit, unserer Unzulänglichkeit, unserer Gefährdung, der sich der Mensch freilich nur zu leicht nicht erinnern will. Der stets tätige Prozeß des Älterwerdens allein schon bringt uns von Geburt an dem Tode ständig näher. Und jeder dieser Schritte ist auch ein Angebot zur Besinnung auf das eigentliche Ziel, jedes memento mori so ein positiver Wert der Lebensreise zu ihrem Ziele.

Das wäre der Punkt, an dem uns die Unterscheidung von heilbarer und unheilbarer Krankheit zu allgemeiner Bedeutung gedeiht: Es gibt nämlich nicht nur diese zwei Arten von Krankheiten; es gibt vielmehr bei jeder Krankheit, der leichtesten und der schwersten, der flüchtigsten und der chronischsten etwas von beiden: eine Seite der Heilbarkeit und eine Seite der Unheilbarkeit. Damit käme etwas in die Auffassung des ärztlichen Berufes hinein, was die Schulmedizin nicht zu beachten pflegt. Damit wende ich mich zum dritten und letzten Teile: der ärztlichen Haltung.

3

Die Aufgabe des Arztes sei, das gilt den meisten als feststehend, Krankheiten zu heilen oder wenigstens die Natur bei ihrem Geschäfte zu unterstützen. Kranke wollen und sollen gesund werden, nicht leiden und nicht sterben. So gewiß die Kranken das erwarten, so bekannt ist aber auch, daß der Arzt nicht alles kann. Man erwartet von ihm Kenntnisse, Kunstfertigkeit, Pflichterfüllung, aber nicht jeden beliebigen Erfolg. In dieser Einschränkung meldet sich eine dunkle Ahnung davon, daß Gesundheit nicht das einzige, nicht das höchste Gut ist. Aber man versäumt meistens die beiden Gesichtspunkte: Gesundmachen und Verwandeltwerden, vorletzte Aufgabe und letzte Bestimmung zu *verbinden*. Man verbindet die beiden nicht, weil man das Heilbare von dem Unheilbaren nicht streng zu trennen gewohnt ist. Wir grübeln viel darüber, ob wir dem Krebskranken den sicheren Tod mitteilen sollen oder nicht; aber wir denken zu wenig daran, daß der Arzt und der Kranke in jedem Falle es im Prinzip sowohl mit Heilbarem wie mit Unheilbarem zu tun haben. Wir anerkennen, daß es bei jeder Krankheit etwas gibt, was wir *nicht tun* können; aber wir sprechen dann von der Heilkraft der Natur und bedenken nicht, daß auf diese Natur kein Verlaß ist; daß die Natur mit Gesundheit und Krankheit, mit Leben und Tod nur spielt; daß gerade diese Natur also uns das Unzulängliche unseres Daseins am allermeisten vorhält. Ich wundere mich eigentlich, daß die Theologen, in der Bewunderung der Fortschritte der naturwissenschaftlichen Medizin, uns diese Ehrfurcht vor der Natur nicht entschiedener verübeln, als Pelagianismus vorhalten. Und wenn ein Arzt sich etwa der sogenannten Naturheilkunde wieder stärker zuwendet, damit scheinbar dem menschlichen Verstande weniger und der Schöpfung mehr zutraut, dann halten ihn manche Menschen für frömmer, obwohl er nur noch mehr sich vom Geiste ab- und der Natur zuwendet. Aber, theologisch gesprochen, wird er dadurch ein noch ärgerer Heide.

Wie soll nun der Arzt die Aufgabe lösen, sowohl Gesundmacher als auch Helfer zu anderer Bestimmung zu sein? Wie gesagt, diese Aufgabe ist in der Schulmedizin nicht gesehen, also auch nicht ausgebildet worden. Freilich: am wenigsten in der modernen, naturwissenschaftlich-technischen Schule. Gehen wir einhundertzwanzig Jahre zurück, dann finden wir schon wieder in der sogenannten romantischen Medizin, bei Kerner, Novalis, ein starkes Bewußtsein dieser Frage. Blumhardt in Möttlingen und Bad Boll, auch Bodelschwingh und Albert Schweitzer sind die Namen, die sich heute jedem einstellen. Die Geschichte der Medizin bis hinauf zur hohen Antike gibt ein ganz anderes Bild: Alles scheint sich um dies Verhältnis irdischer und überirdischer Mächte zu drehen.

Aber versuchen wir nun, in aller Kürze für den heutigen Arzt keine Anweisung, nur einige praktische Vorschläge zu machen. Wir werden gleich sehen, wie wenig das noch ist, wie das meiste noch zu entwickeln bleibt.

Die erste Regel wäre nach dem vorher Gesagten: Wir sollten wenigstens in jedem wichtigeren Falle versuchen, biographische Medizin zu treiben. Das heißt praktisch zunächst: den Kranken nicht schematisch ausfragen, sondern aushören: ihm ein Ohr bieten, das schweigend aufzunehmen versteht – und wir werden sehen, wie rasch und leicht er oft uns die wichtigsten Verhältnisse seines Lebens, seiner Nöte, seines Werdeganges erzählt. Wir werden alsbald die Krankheit als ein wichtiges Teilstück seinem äußeren und inneren Leben eingefügt sehen, eigentlich als Übergang, Gelenk oder Nahtstelle zweier Lebensabschnitte, als Krise oder als Schlußsumme seiner bewußten Erlebnisse, seiner unbewußten Lebensweise verstehen. Das ist es, was wir eigentlich allein »Anamnese« nennen sollten; nicht den Fragebogen nach Erblichkeit, Beschwerden und Symptomen. Dann erfahren wir auf einmal, daß der Gallenanfall nach einer Zurücksetzung, die Angina nach einer erotischen Krise, die Tuberkulose nach einer Liebesenttäuschung eintrat. Oder daß die Kreislaufstörung der Schlußpunkt einer Arbeitsmüdigkeit, die Nierenentzündung die Liquidation einer vergeblichen Anstrengung, einer verlogen gewordenen Geisteshaltung war. Ich sah kürzlich eine Menge Soldaten mit akuter Nephritis aus einem Lager kommen, in dem ein psychopathischer Offizier die Gefangenen mit unwahrer heroischer Haltung aufhetzte und quälte. Es sah diese Epidemie ganz so aus, als ob die Leute eine geistige Nahrung bekommen hätten, die gar nicht mehr nähren konnte, so, wie man etwa Wasser statt Brot aufnimmt und dieses Schein-Nährmittel dann nicht mehr los wird.

Weit entfernt, daß die biographische Anamnese sich in jedem Falle zu einer psychologischen Darstellung der organischen Krankheit zusammenschließt; immer fehlt etwas dazu; oft fehlt uns die Phantasie, der geistreiche Einfall, der uns überzeugen könnte. Und doch: Die biographische Sehweise ist unersetzlich und oft genug zwingend.

Dann müssen wir den Kranken gut und genau untersuchen, eine Diagnose machen. Das ist selbstverständlich. Zwar sagte F. Th. VISCHER[4]: »Das Moralische versteht sich immer von selbst« – das stimmt wohl nicht. Eher gilt für den modernen Arzt: Das Exakte versteht sich von selbst; aber nun kommt das Moralische. Nun müssen wir über diesen Fall nachdenken. Ich schlage etwas scheinbar sehr Äußerliches, aber recht Nützliches vor: Jeder führe ein *Tagebuch*, in welches am Abend des Arbeitstages über die wichtigsten, oder wenigstens den wichtigsten Fall des Tages eine »Meditation«, eine Besinnung eingetragen wird. Der wichtigste Fall ist der, welcher unser Gewissen oder unsere Wißbegierde am meisten aufgeregt hat. Jeder, der so verfährt, wird sehen, daß die schriftliche Formulierung allein schon der Frage näher zur vertieften Erkenntnis heranführt. Und wohl am wichtigsten ist nicht die Frage: »Was liegt vor?«, »Wie ist die Krankheit entstanden?«. Am wichtigsten sind Fragen wie diese: »Wie stehe ich zu diesem Menschen?« – »Was erwartet er von mir, und was kann ich ihm bieten und was nicht?« Unter Meditation verstehe ich also eine Unterscheidung des heilbaren vom unheilbaren Elemente. Dazu eine besondere Bemerkung.

Eine fatale Begleiterscheinung des Arztes, der sich nur als

Gesundmacher fühlt, ist die, daß er als solcher dazu neigt, den Kranken zu trösten, zu ermutigen, zu bestärken in seiner Erwartung, daß das Mittel hilft, daß es davon besser wird. Er glaubt, dem Kranken manche fromme Lüge schuldig zu sein, und verherrlicht diese fromme Lüge mit dem Worte »Suggestion«. Kein Zweifel, daß dieses Verfahren sozusagen sanktioniert ist, aber eine Art von »Verdummung zu zweien« einschließt. Der Onkel Doktor und der Neffe Kindskopf helfen einander, der Klarheit auszuweichen, und bilden zusammen einen Verdummungsbund, ein Boden, auf dem die Praxis gedeiht. Es entsteht der gesuchte, der beliebte Arzt.

Ich weiß schon, daß ich hier etwas beschreibe, was man, namentlich in der bürgerlichen Gesellschaft, nicht ausrotten kann. Aber wenn wir willens sind, der Wahrheit mehr als der Klugheit zu dienen, dann müssen wir erkennen: Der Arzt hat auch die bestimmte Aufgabe, die Kranken zu enttäuschen – zu ent-täuschen – ihre Illusion, sorgsam und gütig zwar immer, aber doch wirksam zu zerstören. Seine Praxis also auch zu verkleinern, die Unheilbarkeit des Unzulänglichen im Menschen zu enthüllen. Denn das Unzulängliche, »hier wird's Ereignis«[5]. Im Gespräch mit ECKERMANN[6] ging GOETHE einmal noch weiter; er sagte: »Wir müssen ruiniert werden.«

Das also zu entwickeln wäre eine der Aufgaben der Meditation, die man am Abend in sein Tagebuch schreibt, wiewohl nicht die einzige. Es soll darin noch anderes zu Worte kommen; die Vorschrift ist, keine Vorschrift zu machen; vor allem, man selbst zu sein.

Nach der biographischen Anamnese, nach der Meditation stellt sich als drittes etwas heraus, was ebenso gedanklicher wie praktischer Art ist. Ich nenne es mit einem Schlagwort: »*Jenseits der Therapie*«. Es gab eine Zeit, da wir in der Medizin viel von Metaphysik, von Transzendenz sprachen. Man wollte damit sagen: Die mechanistische, die biologische, die naturwissenschaftliche Theorie des kranken Lebensvorgangs genügt nicht; wir müssen sie überschreiten, »transzendieren«, an den Geist, das Wunder, das Ewige, das Göttliche dabei denken. Gut, aber wie? Der Kranke holt sich wenig aus der Weltanschauung seines Arztes, macht sich nicht viel aus seinen metaphysischen Ideen. Er oder seine Kasse, in die er bezahlt, bezahlt den Arzt, und das Ganze ist doch immer noch, unter anderem, eine Art von Geschäft, eine Art von Kaufvertrag. »Jenseits der Therapie«, das hat nur Hand und Fuß, wenn es auch jenseits dieser kommerziellen Abhängigkeit steht, und wir tun gut daran, das Wort »metaphysisch« (oder »transzendent«) zunächst einmal in *unentgeltlich* zu übersetzen. Alles, was wir unentgeltlich tun, Denkarbeit oder Handarbeit, hat viel eher Aussicht, jenseits der Therapie zu liegen, beizutragen zu der Wahrheitsfindung, die vom unheilbaren, nicht vom heilbaren Anteil der Krankheit handelt.

Wir sind sonderbare Leute. Wir schelten die Technik; aber wenn die Höhensonne, der Elektrisierapparat nicht funktionieren, keine Tabletten da sind, sind wir unglücklich. Wir haben Angst vor dem Kollektivismus, bejammern die Kassenpraxis, rühmen den alten Hausarzt; aber wenn im Wartezimmer ein paar Leute weniger sitzen, werden wir schon nervös. Statt uns zu freuen, daß wir einmal länger sprechen können, daß wir Zeit haben, einmal zuzuhören. Was wollen wir eigentlich? Wir sind Romantiker und nicht ganz aufrichtig. Wenn die Medizin sich erneuern soll, dann weiß ich nicht, zu welcher Zeit besser als heute und in welchem Lande mehr als in unserem. Das ist eine der wenigen Sachen, auf die ich mich in meinem Leben noch freue.

Kehren wir zu den seelischen Ursachen der Krankheit zurück: Sind also alle Krankheiten seelisch bedingt? Ja, denn »seelisch« heißt »leiblich«, und das heißt: beseelt-körperlich.

Der Mensch ist Fleisch aus Körper und Seele und das heißt: unzulänglich.

Es gibt keinen falscheren oder falscher angewandten Satz als: »mens sana in corpore sano«; auch er mag stoischen Ursprungs sein. Gesunde Seele in gesundem Körper? Gesund ist dieser Körper doch nur dank seiner Beseelung – bewußter und unbewußter. Wenn es richtig ist, daß der Teufel durch dasselbe Loch ausgetrieben werden muß, durch das er hereinkam, dann ist also jede ärztliche Therapie Psychotherapie und jede Krankheit psychogen. Aber das heißt nicht Gesundbeten im vulgären Sinne. Wer das Leben von BLUMHARDT oder BODELSCHWINGH etwas kennt, weiß, wie weit sie davon entfernt waren. Sie wußten aber: Nicht das Geistliche kommt zuerst, sondern erst das Seelische und hernach das Geistliche.

In jener intellektuell so schwierigen Leib-Seele-Frage kommt es auf etwas sehr Einfaches an: Es ist nicht gefragt, woher die Krankheit kommt, sondern was bei ihr herauskommt, ans Licht tritt, welche Unzulänglichkeit, und damit *die* Unzulänglichkeit.

Für mich wenigstens ist im Laufe der Jahre »Psychotherapie« das Vorbild jeder Therapie geworden – aber jede Therapie ist eine Somato-Therapie, das heißt: auch eine den Leib betreffende.

Aber das erste ist das Beseelte, das zweite das Geistliche. Bleiben wir bei unserer Medizin, aber machen wir eine Medizin der Medizin daraus – wir, die wir den »schönsten Beruf« gewählt haben.

Die Medizin im Streite der Fakultäten

Unser Thema: »Die Medizin im Streite der Fakultäten« bedient sich eines Stichwortes, welches von Immanuel KANT stammt. Als er im Jahre 1798 unter solchem Titel einige Schriften veröffentlichte,[1] hatte er die Absicht, die Stellung der Universität zu den Mächten, Staat und Kirche, zu bestimmen. Ein Religions- und ein Zensuredikt des Königs von Preußen hatte 10 Jahre lang die Freiheit der Wissenschaft und den Philosophen persönlich bedrückt; deren Aufhebung unter einem neuen König war der Anlaß, diese Schriften endlich erscheinen zu lassen. Mögen diese Anklänge ein gutes Omen sein, wenn wir uns daran machen, das Verhältnis der Fakultäten an *einem* Beispiel zu erwägen.

Freilich, ein flüchtiger Blick auf ihr Beisammensein scheint von Streit nichts Ernstliches zu zeigen. Eher meint man zu bemerken, wie sie sich im Druck der Not ein wenig enger zusammendrängen; und es wäre verwegen, einen Hausstreit zu entfachen, wo man die gelehrte Forschung in emsigem Austausch und nachbarlicher Unterstützung sieht. Eine freilich beunruhigende Spezialisierung ist doch praktisch oft gut begründet; und diese Arbeitsteilung wird wieder rückgängig gemacht, wenn der Philologe dem Historiker, der Chemiker dem Mediziner aushilft. Der Sinn der Arbeitsteilung wäre Kraftmehrung.

Trotzdem habe ich in 40 Jahren den Mangel einer Universitas literarum bei festlichen Anlässen immer wieder beklagen hören. Die Vermutung regt sich, ein kräftiger Streit würde mehr von umfassender Einheit beweisen als die schläfrige Toleranz. Nicht einmal den Kampf brächten wir zustande, geschweige denn das Universale. Wenn wir uns gelegentlich gegenseitig aushelfen, so vermeiden wir viel eher die echte

Auseinandersetzung; was fehlt, wäre der innere Zwang, die Notwendigkeit zur Gemeinschaft.

Es gibt aber doch ein Zeugnis für die tiefere Arbeit an diesem Problem. Das ist die Frage nach der *Einteilung* der Wissenschaften. Die Denkungsart der deutschen Romantik sah den Menschen im Kampf mit sich selbst. Die Verkündung ROUSSEAUS und unsere Dichtung begegneten sich darin: die Natur sei in der Zeit der Aufklärung unterdrückt worden; das Natürliche im Menschen war mit Auflehnung, Sturm und Drang als Gegenspieler der Vernunft entdeckt. In GOETHES Person sieht man dann, wie die Liebe zur Natur das Studium der Natur erweckt. Später aber wird die Wissenschaft von der Natur der vom Geiste gegenübergestellt, und bei zunehmender Neigung zum System entsteht die im 19. Jahrhundert bezeichnende Unterscheidung von Natur- und Geisteswissenschaften, gleich als ob jene romantische Entzweiung sich in wissenschaftliche Gebietsverteilung verflüchtigt und so beruhigt hätte.

Dann entstehen Motive, wie etwa dies: der Naturforscher sei doch nicht vom Begriffe des Geistes auszuschließen. Nur die Methode der Forschung sei verschieden, je nach ihrem Gegenstande; das Erkennen der Gesetze sei dem Naturforscher vorbehalten, die Schätzung der Werte aber dem, der sich den Werken menschlicher Kultur zuwende. So wurde dann von einer Heidelberger Lehrkanzel vorgeschlagen, Naturwissenschaft und Kulturwissenschaft gegenüberzustellen. Die Kulturwerte freilich, Geschichte, Politik, Sprache und Kunst dürften doch nur dem sich erschließen, der, mit subjektiver Gabe und Teilnahme, seinen Gegenstand gleichsam schon in sich selbst vorfände; jene ich-lose kalte Objektivität der Naturwissenschaften sei hier unmöglich. Mancher fragte sich, ob nicht jene Teilung der Franzosen in Sciences und Lettres klarer sei, weil sie der allzu wissenschaftlichen

Behandlung der Kulturwerte in unserem Lande besser vor-
beuge.

Es gibt noch einen anderen Einbruch in das System der
akademischen Wissenschaften: ich meine die Philosophie.
Als SCHLEIERMACHER die Aufnahme HEGELS in die Preu-
ßische Akademie der Wissenschaften verhinderte, begründete er es so: die Philosophie bedeute Höheres als Wissenschaft. Auch jene Blüte der Südwestdeutschen Philosophie
in unserer Zeit, welche den Auftrag in sich fand, die Existenz
des Menschen dem Bewußtsein zu erhellen, vertrat es, daß
die Philosophie selbst keine Wissenschaft, nur Hüterin, Richter und Freund der Wissenschaften sei. – Ein Gegenstück wäre dann auch die klinische Medizin, die, verpflichtet der Be-
dürftigkeit des kranken Menschen, doch, allzu geteilt zwischen Theorie und Praxis, als keine reine Wissenschaft mehr
gelten könne. – So, wie die Philosophie gleichsam nur die
Wahrheit der Wahrheit zeige, so die Medizin gleichsam nur
den Nutzen der Wahrheit, wobei die eine gleichsam zu hoch,
die andere zu tief zur Ebene der Wissenschaft gestellt wäre.
Das eine wie das andere greift fehl; die Philosophie wie die
Medizin sind echte Wissenschaften, gute Bürger der Universität. Aber die Universität wirkt Bildung durch Wissenschaft.
Ihre Glieder haben sich vereinigt, um Forschung in Bildung
umzusetzen. Es darf gerne geschehen, daß hier das eine, dort
das andere stärker hervortritt. So hatte Friedrich GUNDOLF
zu seiner Zeit recht, als er einmal sagte, Göttingen sei eine
Forschungs-Universität, Heidelberg eine Bildungs-Universi-
tät.

Ich meine nun, solche Gegensatzbildungen verraten ein
Bestreben, aus der überlieferten Einrichtung eine verborgene
Idee auszuschälen, eine verlorene Zwecksetzung dem wissenden Menschen wieder zu errichten. Wir wollen nicht nur hören: »Was brauchen die Menschen?«, sondern: »Wer ist der

Mensch, daß er solches braucht?« Quer durch die Fakultäten schneiden die einteilenden Systeme; von Natur, von Geist, von Kultur, von Philosophie ist in jeder Fakultät einiges anzutreffen; weder Richtung noch Umgrenzung ist aus jenen Systemen abzulesen. Und dann: ein wie zähes Leben hat doch die feste Ordnung des Mittelalters in Theologie, Philosophie, Juristerei und Medizin bis heute bewiesen. Es muß einen Grund haben.

Versuchen wir einmal – ohne Anspruch auf strengen Beweis – einen anderen Weg. Vor Jahren erzählte ein Psychologe folgende wahre Geschichte aus der Kinderstube: Der neugierige Knirps fragt die Mutter: »Mutter, wer hat denn die Welt gemacht?« – Sie sagt: »Die hat der liebe Gott gemacht.« – »Ach wer hat denn den Gott gemacht?« – »Da mußt du den Vater fragen.« – »Vater, wer hat den Gott gemacht?« – Der antwortet: »Du bist ein kleiner Metaphysiker.« Darauf der Sohn: »Und du – bist ein Krokodil.« –

Das ist der Streit der Fakultäten. Zuerst fragt der kleine Mann in der Weise der Theologie. Dann glaubt er ihr nicht ganz. Darüber wird er zum Philosophen. Die Philosophie antwortet ihm ausweichend und ein wenig ironisch. Da fängt er an, böse zu werden. Das ist der Anfang des Streites. Das Kind will wissen; doch es fragt persönlich. Es hat noch nicht gelernt, durch Trennung von Person und Sache sich aus der Affäre zu ziehen. Die mütterliche Gläubigkeit und die väterliche Philosophie stimmen nicht überein; so erhält die Autorität den ersten Stoß, und das ergibt eine aggressive Stimmung; ein Beiklang von Hohn ist nicht zu verkennen. Denn, nicht wahr?, ein Krokodil, das ist doch das Tier, welches die Kinder beißt oder frißt. Das wäre doch ein Unrecht, oder man braucht vielleicht den Doktor. Schon sind die vier Fakultäten entstanden. Wenn dann der Knabe heranwächst, auf die Schule geht, kommen noch andere Teilungen. Weder braucht Gott die Welt geschaffen zu haben noch der Schöpfer geschaffen zu sein. Die Buchstaben und die Zahlen, die Geschichten und die Lieder sind ganz natürliche Sachen, die für sich selbst bestehen. Der Junge gewöhnt sich ab, den Lehrer persönlich dafür haftbar zu machen, ihn für seine Ablenkungen gleich in ein Krokodil zu verwandeln. Inzwischen haben sich eben darum die Bereiche gesondert. Mein und Dein werden zuerst nur in der Kinderstube scharf geschieden; Kirche und Schule haben sich in den kleinen Zweifler geteilt; befehlen und gehorchen muß er und will er, aber nur in abgesteckten Gebieten. Und wo wir nicht zurückfinden zu der früheren einen Autorität, in der Glauben und Wissen noch ungeschieden waren, da reden wir uns ein, daß wir sie auch gar nicht mehr brauchen.

Bis auf den Tag, da aus unverstandener Tiefe sich die Not und der Tod einstellen, ein Geschwisterpaar, auf das die Erziehung nicht vorbereitet hat, dem die Wissenschaften nicht zu begegnen wissen. Diesmal lautet die Frage »Warum gerade ich?« – »Warum gerade jetzt?« –

Der Unglaube, die Unwissenheit, das Unrecht und die Krankheit, das sind also die vier Urstände jedes Menschen in seinem Werden, deren jeder eine Gegenanstrengung herausfordern wird – vier Schwachheiten, denen vier Stärken begegnen sollen – die vier Diffikultäten, welche vier Fakultäten beseitigen sollen. Darum ist meines Dafürhaltens die Ordnung der mittelalterlichen Universität keine Gelegenheitsform, sondern Urform. Folgen wir der Spur der *Medizin*:

Wenn der Student der Medizin die Universität betritt, erwartet ihn das schönste Studium, das es gibt. Man führt ihn einen Rundgang am Horizonte der geschaffenen Natur; bis an die Grenzen der Astronomie, bis ins Innere des Atoms; andere Entdeckungsreisen erschließen die Gestalten von Pflanzen und Tieren; Bau und Verrichtung des menschlichen Körpers werden enthüllt. Mancher verweilte am liebsten schon hier an dem ihn lockendsten Punkte. Aber der einmal gefaßte Vorsatz drängt weiter. Die Medizin soll ihn einmal ernähren. Es öffnen sich die Tore der Klinik. Wir sehen die verwirrende Fülle der Bilder. Rätselhaft ist das meiste, Ohnmacht will uns beschleichen. Nur langsam weicht der Nebel, klärt sich die Landschaft. Jetzt sind wir dankbar, daß es Schule und Anweisung gibt, den unabsehbaren Schatz überlieferten Wissens zu verwalten und auszuteilen. Es ist nun wirklich nötig, viel zu wissen, Überblick und Unterscheidung zu lernen, jedes so besonders Geartete wiederzuerkennen. Nichts hilft die allgemeinste Theorie, nötig ist es, wenigstens ein kleines Gebiet spezialistisch zu beherrschen.

Und der angehende Spezialist erst merkt recht, wie wenig man noch weiß von der Ursache und dem Fortschreiten jeder Krankheit. Und erst jetzt fällt ihm jene Vorschule wieder ein: Physik, Chemie, Anatomie und Physiologie. Jetzt gälte es, diese auch anzuwenden; damals waren sie ein Versprechen, jetzt ist es einzulösen.

Als ich jung war, wurde es üblich, daß ein angehender klinischer Assistent ein Jahr und mehr in ein theoretisches Institut ging, um eine Methode der Naturwissenschaft zu erlernen. Wie von einem Beutezug kehrte er zur Klinik zurück in der Erwartung, die Krankheitsforschung damit zu erweitern. Die pathologische Physiologie beherrschte unsere Arbeit. Das war nicht falsch, brachte aber die entscheidende Enttäuschung: wir konnten das Forschen im Laboratorium und das Tun am Krankenbett nicht mehr zusammenbringen, führten ein Doppelleben; der Kopf wurde schwer von problematischen Gedanken.

Mich deucht aber, wir seien – ehrlich gesagt – davon gar nicht überrascht gewesen. Wir glaubten von vornherein nicht mehr daran, die naturwissenschaftliche, die experimentelle Analyse allein würde je imstande sein, lebende, kranke Menschen zu verstehen, das ärztliche Handeln zu bestimmen. Wir kämpften doch im vorhinein gegen den sogenannten Mechanismus, ahnten nur noch nicht, daß geschichtliche Kräfte schon bereitstanden, die Selbstsicherheit der rein naturwissenschaftlichen Medizin zu vernichten.

In der Jugend gibt es etwas, was die Klüfte der inneren Unsicherheit überbrückt: es ist die Person des Lehrers, dessen eigene Zerrissenheit uns interessiert und insgeheim sogar beruhigt. Solange wir, dem Lehrer entfernter, noch studieren, sind wir viel problematischer, kritischer, radikaler; beobachten gründlich die Schwächen der Lehrer, den offenbaren Widerspruch zwischen ihren Reden und ihrem Tun. Üben wir dann selbst ihren Beruf aus, dann beginnen wir, selbst so wie sie zu werden; merken schließlich, daß wir das nachahmen, was wir kritisierten, ja ablehnten; daß sie ein Stück von uns wurden. Jetzt erst werden wir ganz dankbar. – Dann, langsam, Zug um Zug, beginnen die Stützen solcher Anlehnung wegzubrechen; älter, einsamer, hilfloser steht der seine Jugend Überlebende nun da; nun kommt die Angst, jetzt brechen jene alten Rätsel und Widersprüche neu hervor. Nur wem dies widerfährt, der wird jetzt frei.

Der Lehrer ist jetzt wie verschwunden. Darauf war niemand vorbereitet. Die Vergangenheit gibt keine Antwort, allein herrscht die Gegenwart. Aber mit der Vergangenheit, der Tradition stahl sich auch die Zukunft davon. Was wir bisher Zukunft, Ziele, Pläne genannt hatten, hat uns nur genarrt, war selbst nur Bild der Erinnerung, hineingespiegelt in den leeren Raum des Kommenden. Hier herrscht vergangenheits- und zukunftslose Gegenwart. Ihr Zuchtmeister ist die Notwendigkeit, ihr Preis aber die Freiheit. Nicht, wie einige Philosophen wähnten, steckt Freiheit in uns selbst;

nicht sind wir es, die auf die Freiheit zugehen. Sie kommt auf uns zu – aber im Gewande der Notwendigkeit, und das heißt: mit der Not und mit ihr der Wandlung. In diesem Augenblick, dieser Gegenwart können wir gleichsam zeitlos stehenbleiben, Ruhe finden, um uns schauen, und es zeigt sich jetzt: die Welt hat sich doch verändert. Unvermerkt hat die geräuschlose Arbeit der Zeit ein anderes Bild geschaffen; die Welt ist noch da und doch eine andere, dieselbe und doch nicht dieselbe.

Wenn ich so jetzt die Medizin meines Lebensabschnittes, von 1906 bis 1946, überblicke, so ist das, was mir den größten Eindruck macht, die *Übermacht der körperlichen Situation* des Menschen. Es ist die Abhängigkeit des Geistes vom Leibe, der Seele vom Triebe; aber auch die Klugheit dieser Leiblichkeit, die List, mit der die Krankheiten Entscheidungen herbeiführen, die dem Menschen notwendig sind; die Weisheit, die in der Materie waltet; die Hilfe, die die Natur dem Geiste bringt; die Strenge, mit der sie unsere Seele richtet; die Wahrheit, welche unsere Krankheit bringt. Dieser Blick auf den Menschen ist's, welcher die Trennung von Natur und Geist in der Medizin vereitelt.

Sie können denken, hier werde doch ein wenig optimistisch von der Krankheit gedacht; vielleicht auch: das sei ja doch verkappter Materialismus; vielleicht auch: ein kranker Idealismus, der selbst die Krankheit verklären wolle. Lassen Sie mich deshalb ein wenig objektiver von der Geschichte der Medizin der letzten 40 Jahre erzählen:

Es ist ganz richtig: Die hauptsächliche Neuigkeit der Medizin in dieser Zeit schien mir eine ganz veränderte *Einstellung zur Krankheit*: sie hat sich uns wie eine Kritik des menschlichen Lebens und Zusammenlebens aufgedrängt, und wir können nicht mehr anders, als uns mit ihr wie mit dem Prüfstein des menschlichen Benehmens und Verhaltens

auseinanderzusetzen. Kranksein ist eine Weise des Mensch-
seins. Wem es zuviel ist, wenn jemand sagt, die Krankheit
sei die Strafe unserer Sünden – und wir verstehen den, der
das ablehnt, ganz gut –, dem mag doch einleuchten: eine
Krankheit ist allemal ein Examen, in dem wir mit einer gewissen Note abschneiden werden.

Versuchen wir aber, einige bezeichnende Symptome jener
stillen, aber gründlichen Verschiebung unserer Einstellung
zur Krankheit aufzuzählen, so erlauben Sie gewiß, daß ich
die mir bekanntesten wähle. Man könnte mit anderen Her-
vorhebungen gewiß dasselbe sagen. Es kann sich dabei nur
um ein paar Reflexionen handeln.

Seit 1900, der Jahrhundertwende, regte sich etwas wie ein
Unbehagen in der Medizin. Der Widerstand kommt nicht
von außen, ist schwer klar zu deuten. Einige, dann viele, meinen, es sei doch nicht möglich, die Lebenserscheinungen auf
die Gesetze von Physik und Chemie zurückzuführen. Aber
so ging es nicht. Der Vitalismus will der Idee der Lebenskraft
eine modern angepaßte Form geben: es war vergeblich. Hinter der Ursache, sagte man, wirke doch der Zweck; die Vereinigung vieler Ursachen auf einen Punkt sei nicht Zufall, sondern sinnvoll; das Ganze doch mehr als die Summe der
Teile; die Kausalität sei nur ein Vorwand; die Konstitution,
d. i. die Zusammenstellung, sei die Hauptsache, ein schöpferischer Wille beherrsche die lebende Natur. Aber aus alledem
entstand kein einziger wichtiger Fund, kein einziges der
großartigen Mittel vom Insulin bis zu den Sulfonamiden,
von der Strahlenwirkung bis zu den Narkosen war so gefunden worden. Das alles ist richtig, schafft aber keine Methode.
Der Mißerfolg der Naturphilosophie wurde nur noch gründ-
licher sichtbar.

Die speziellen Ausführungen der Forscher bekommen dann
ein sonderbares Merkmal. Immer häufiger schreiben sie, daß

mit diesen Befunden das eigentliche Problem natürlich nicht gelöst sei. Gemeint ist: das Problem sei so kompliziert, daß die Lösung in unabsehbarer Ferne liegen werde. Daß die Mittel zu seiner Lösung falsche sein könnten, wird nicht erwogen. Die Regulation z. B. des Atemzentrums wird von immer zahlreicheren Faktoren abhängig; aber man erfährt dadurch nicht, ob das Zentrum die Peripherie oder die Peripherie das Zentrum reguliere. Das Bedürfnis dabei, der Lufthunger, kann gar nicht in die Theorie eingebaut werden, weil es keine Psychophysik gibt und die körperlich-seelische Beziehung als unerkennbar ausgeschaltet bleibt. Man kann sie eben nicht registrieren. Deswegen bleibt das eigentliche Problem »vorläufig« ungelöst. Die technische Verbesserung der Registrierung kann deswegen nichts nützen.

Das Unbehagen in der Medizin äußert sich schließlich in einer entschiedenen Wendung: die Technik nimmt rapide überhand; was einmal pathologische Physiologie war, wird kurzerhand in den klinischen Betrieb eingebaut. Unaufhaltsam wandelt sich die Krankengeschichte in einen Katalog von Befundzetteln, die diagnostische Fabrik entfaltet eine reiche Beschäftigung; eine überstarke Vorstellung von dem, was technisch nötig sei, verscheucht die unlösbaren Probleme; keiner, auch nicht einer, kann sich dieser Technisierung entziehen; sie ist ja längst die Form geworden, in der wir die Übermassen der Krankheitsfälle, die sozialen Bedürfnisse, namentlich auch die Ansprüche der Versicherung allein befriedigen können. Der Kranke muß »verarztet« werden, wie man sich jetzt ausdrückt, und es ist das kein schlechtes Wort für diesen Vorgang. Wenn der Arzt das Zimmer betritt, fällt sein erster Blick auf die Kurve am Kopfende des Bettes, nicht auf den Kranken. Eine Heidelberger Klinik hat sie deshalb dort entfernt – mit Recht. Und der Kranke ist längst gewöhnt, von seiner Krankheit in chemischen und technischen

Hieroglyphen zu reden, mit Worten zu operieren, deren Sinn für ihn dunkel bleibt und darum gerade ihn befriedigt. Was dieser Kranke erwartet, ist ein Mittel, das hilft, und er hat recht. Aber er denkt es sich im Bilde von Apparaten in verdunkelten Zimmern, von Gläsern, Strahlen, chemischen Fabriken und elektrischen Maschinen. Was man so schildert, ist eine Karikatur; aber sie ist nicht immer falsch.

Blicke ich auf die Generation meiner Lehrer, so ist seit ihnen die Medizin ungeheuer technisch, aber auch außerordentlich therapeutisch geworden. Die Jüngeren können sich nicht vorstellen, wie wenig damals am Kranken getan wurde, können sich aber auch nicht bewußt sein, wie kurz der Weg vom Kopf zur Hand geworden ist. Der Schritt aber von der pathologischen Physiologie zur technisch-therapeutischen Gesundheitsfabrik hat mehr als eine Klärung gebracht. Das erste ist das Bewußtsein, hier liege auch eine Gefahr. Kein bedeutender Arzt, der sie nicht sähe und zu bekämpfen sucht. Solange man sich den Naturwissenschaften unbefangen hingab, ohne die technische Konsequenz zu ziehen, blieb diese Gefahr unerkannt. Das zweite ist ein kräftiger praktischer Sinn. Die akademischen Kliniker des 19. Jahrhunderts waren vornehme Bürger einer Gemeinde von Forschern, sozusagen Vertreter einer bürgerlichen Aristokratie der Wissenschaft. Heute stehen sie alle auch im Kampf um nützliche Einrichtungen, praktische Lösungen für das Gemeinwohl, den Gesundheitsdienst. Sehen wir auf den Schritt der Chirurgie von der großen Operationstechnik zur Wiederherstellungschirurgie und konservativen Therapie; blicken wir auf die Einführung der Arbeitstherapie, der Umschulung, der sozialen Wiedereingliederung und viele ähnliche Dinge; auf die ganze Wendung des Internismus von den großen Schulkrankheiten, dem schweren Fall zur kleinen, aber sozial-wichtigen Störung, so wird uns deutlich, was vor sich ging: eine neue Einstellung zur Krankheit. Die Enträtselung eines Naturvorganges interessiert noch, aber der Zweck und Mittelpunkt ist die Abhängigkeit der Menschen von ihrer Natur. Vorher gilt die Neugier dem Menschen in der Natur, jetzt der Natur im Menschen. Vorher erschien der Mensch im Weltraum umherbewegt, nun entsteht die Bewegung wieder in ihm selbst. Jetzt dreht sich wieder die Sonne um die Erde, wie vor KOPERNIKUS, genauer: die Umwelt um den Menschen.

Es ist also, als würde die kopernikanische Korrektur des Weltbildes noch einmal auf den Kopf gestellt, und ein solches Unternehmen kann denn nicht ohne Erschütterung vor sich gehen. – Jedermann weiß, daß heute die Ärzte einen viel größeren Wert auf seelische Momente legen. Man hört sogar, das Psychische sei natürlich die Hauptsache, was natürlich nicht so »natürlich« ist. Zuerst hatten die Ärzte einmal zu lernen, wie man seelisch bedingte Leiden von körperlichen unterscheiden kann, und das hieß doch: beides trennen. Dann kommt erst der andere Schritt: auch in jeder körperlichen Krankheit sei die psychische Ursache, der biographische Sinn, die unbewußte List, die Weisheit oder Bosheit der Materie selbst zu erkennen, und das hieß doch: beides (Körper und Geist) wieder zu vereinigen. Und dieses schwere Geschäft, kaum mit Mut begonnen, stößt nun auf manchen verdrießlichen Widerstand, Unglauben und Mißverstand. Aber dies wäre wenig, muß wohl auch so sein. Das Schwere in dem Unternehmen liegt darin, daß dieser Mensch hier aufgefordert ist, sein *Unzulängliches* selbst wahrzunehmen. Erschaffener Geist drängt hier ins Innere der Natur und fände dort den Unzulänglichen – sich selbst. Das ist's, warum wir uns sträuben und entweichen möchten, wenn man uns unsere Angina oder unsere Stoffwechselstörung als eigenste Handlung, als Produkt unserer selbst, unseres Selbst vorstellen will. Wir ahnen: hier würde sich ein Ausweg versperren, eine neue Verantwortung auf uns legen, von der wir noch nichts gewußt haben. Aber die Tür nach innen ist einmal aufgerissen und ist nicht mehr zu schließen; zuerst waren es die Religionen, die Philosophien gewesen. Jetzt hat die ärztliche Psychologie etwas Ähnliches unternommen.

Soviel wir da bisher erkennen konnten, haben z. B. Ausbruch und Verlauf gewisser Infektionskrankheiten mit den sittlichen Situationen eines Menschen sehr vieles gemeinsam, mit seinen kulturellen Tätigkeiten aber fast gar nichts zu tun. Auch bei einer ganzen Anzahl anderer Krankheiten, etwa des Kreislaufs und Stoffwechsels, zeigte sich, wie der biographische Zusammenhang mit den erotischen oder moralischen Krisen, die auch Dauerkrisen sein können, unverkennbar ist. Und man kann erstaunt sein über das Gewicht, welches gerade diese sittlichen Bereiche unseres Lebens in der Pathologie haben sollen. Indes sind wir darauf schon vorbereitet durch die Psychologie der Neurosen, die ja ebenfalls eine solche Entstehung haben und nicht selten körperliche Symptome bilden. Es liegt also nahe genug, es mit der Tiefenpsychologie auch bei organischen Störungen zu versuchen. Aber die Einführung der Psychoanalyse Sigmund Freuds in die allgemeinere Medizin hat eben erst begonnen. Damit ist eine Art von Moralwissenschaft in die Medizin gelangt; man merkt, wie der Streit der Fakultäten in ihr selbst anhebt.

Diese Bedeutung von Gut und Böse bei organischen Krankheiten wirkt besonders befremdend. Wir müssen aber bedenken, daß man hier nicht festgestellt hat, die Schuld- und Gewissenserlebnisse seien die Ursache der Krankheit. Niemals ist festzustellen, die moralische Krise sei das erste, die Krankheit das zweite gewesen – oder umgekehrt. Man weiß – wie bei einem Streit – nicht, wer angefangen hat. Es liegt sogar eine erkenntnistheoretische Unentscheidbarkeit vor, wer angefangen hat. Das darf uns auch vor einer Überschätzung gerade der moralischen Betrachtungsweise warnen. Man hat Anhaltspunkte, daß amoralische Bereiche, wie der von »schön« und »häßlich«, von »richtig« und »unrichtig«, ebenfalls eine entscheidende Rolle spielen. Seitdem wir z. B. die Physiologie der willkürlichen Bewegungen näher analysiert haben, bemerkten wir, daß solche Instanzen in ganz analoger Weise zwar amoralisch, doch nicht weniger geistig im organischen Geschehen wirken. Damit hängt wohl zusammen, daß wir einen so großen Teil der krankhaften Prozesse bei Mensch und Tier ganz gleichartig ablaufen sehen.

Nur aus diesem amoralischen Aspekt des Leibes ist auch zu verstehen, daß die Naturwissenschaft ihren großen Erfolg in der Medizin haben konnte. Die Einführung der Naturwissenschaften in die Medizin ist schon längst erfolgt, gilt in der Neuzeit als ihr sicherster Bestand. Doch eines ist hier zu bedenken: das Weltbild der Physik hat sich jüngst fundamental gewandelt, und die Folgen dieser Wandlung sind in der Medizin noch nicht spürbar geworden.

Es gibt aber noch ein anderes Gebiet, auf dem sich jene veränderte Einstellung zur Krankheit ablesen läßt, es ist gleichsam ein politisch-juristisches Lebewesen, das sich im Schoße der Medizin zu regen begonnen hat. Die naturforschenden Ärzte, welche unsere Pathologie aufgebaut haben, und die wir als die klassische bezeichnen dürfen, faßten den Gedanken nicht ins Auge, daß der Mensch, auch der kranke also, als einzeln isolierter gar nicht existiere, sondern in jeder Hinsicht Glied einer Kette, nur als Figur im Schachbrett überhaupt etwas sei. Die einzelne Figur gibt kein Spiel. Gewiß zog VIRCHOW analogiehafte Parallelen zwischen Zellstaat und Demokratie, die nicht alle glücklich waren. Gewiß dachte Robert KOCH unermüdbar an die soziale Hygiene der Seuchen. Gewiß erkannten die Franzosen FÉRÉ und FOUR-

NIER die Erbleiden in Familien und Sippen. Gewiß sprach man auch damals von der Krankheit einer Großstadt, einer Klasse, eines Volkes. Aber dies Soziale baut sich aus den Individuen auf. Wie aber, wenn das Individuum sich aus dem ursprünglicheren Sozialen herstellte? Wie, wenn ein kollektives Wesen existierte, noch bevor es sich zu individualisieren begann? Von den Physikern haben wir zu lernen, daß die Identität der elementaren Teilchen nicht festzuhalten ist, daß das Bild der Welle genügt, um die Funktionen darzustellen. Diese gleichsam politische Qualität der Materie kann man auch aus der Biologie ablesen, und längst war es möglich, aus den Einungen und Teilungen der Zellen zu entnehmen, die Zahl sei nicht die letzte Instanz des Lebens, die numerische Betrachtungsform nur eine untergeordnete unter vielen. Die Haut des Menschen ist nicht länger die Grenze seiner Individualität, denn durch seine Kräfte ist er mit den Kräften seiner Umwelt unlösbar verschmolzen, sich nur gestaltend, indem er sie gestaltet; von ihnen gestaltet, indem er sich gestaltet. Was Krankheit ist, erfahren wir ja nur in dieser Wechselwirkung, und diesmal ist auch die Philosophie der Embryo, der sich im Schoße der Medizin zu neuem Leben regt.

So hat auch politische Philosophie nun das Gesundheitswesen der letzten 50 Jahre (oft unbewußt) umzustellen begonnen in Erscheinungen, die von den besten bis zu den schlimmsten reichen, die wir kennen. Ich spreche natürlich vom Werke der Sozialversicherung, das in den 90er Jahren des vorigen Jahrhunderts begann, von der Entstehung des Kassenarztes und der Kassenmedizin, von der Sicherung des wirtschaftlich Schwachen, von der Katastrophe staatlichen Zugriffes und schließlich der staatlosen Gewalttat. Da ist dann die Spannweite des Segens und des Unsegens offenbar geworden. Wieweit nun die Begründung ärztlichen Handelns auf das Prinzip der Versicherung die beste Form auch der Zukunft sein wird, darf füglich erneuter Prüfung unterworfen werden. Die Aufgabe des Kranken, mit seiner Krankheit sich auseinanderzusetzen, die Gestaltung der Krankheit durch ihn selbst, diese »Krankheitsarbeit« kann er nicht mit dem Gefühl der Sicherung allein antreten. Er braucht dazu auch den Proberaum der Funktionen. Die Sicherung soll ihm etwas von der Last abnehmen, aber nicht die Hauptsache, den Gesundungsraum. Geschieht das doch, dann ist er der besten Kraft schon beraubt. Wir werden also die Unterstützung festhalten, die Institution aber umbauen müssen. Auch hier müssen der Kliniker und der Finanz- und Staatsmann wieder zusammentreten.

Hier hat sich aber noch eine ebenfalls unvermutete Neuheit ergeben. Die Kritik, welche der strenge Sozialismus, der Marxismus an der Rechtsidee des Besitzes übt, begann auch am Besitz des eigenen Körpers wirksam zu werden. So, wie aus der Französischen Revolution die allgemeine Wehrpflicht hervorging, haben die weiteren politischen Ereignisse Formen der allgemeinen Dienstpflicht in dem größten Teil der Welt entstehen lassen. Aber eine jede solche Einschränkung der individuellen Freiheit trifft den Leib. Jedes Recht auf eine öffentliche Unterstützung bringt mit sich einen Verzicht auf ein Stück individuellen Besitzes auf den eigenen Leib. Was man vom Einzelnen fordern kann, muß zunehmend auch der Arzt bestimmen. Er soll die Arbeitsfähigkeit feststellen und so einen Rechtstitel begründen helfen, dabei also zwischen Rechten des Staates und Rechten des Einzelnen entscheiden. Da nun die Arbeit des Menschen ein durchaus psycho-physischer Begriff ist, können die unpsychologischen Untersuchungen nicht auslangen. Das Verfügungsrecht über meinen Leib ist nicht weniger, ja noch mehr eingeschränkt als das über meine Gedanken (»Gedanken sind zollfrei«, sagt Shakespeare[2]), wo irgendwelche Gesetze erlassen werden.

Die Medizin also kommt in den Fall, von sich aus den individuellen mit dem kollektiven Anspruch zu vergleichen.

Ich meine nun, die Medizin müsse von sich aus etwas wie eine Habeas-Corpus-Akte ausmitteln, also das Besitzrecht am eigenen Leibe umschreiben. Das kann sie selbstverständlich nicht, wenn die Begriffe Krankheit und Gesundheit nur naturwissenschaftlich definiert sind, auch nicht, wenn sie unter Leib die Summe der unbeseelten und unbelebten Atome versteht. Nun, die eigentliche Medizin wollte so auch niemals verstanden werden. Aber man darf sagen, sie habe sich in der wissenschaftlichen Grundlegung wohl doch eine Zeitlang zu einseitig auf die sogenannte exakte Naturwissenschaft verlassen. Als dann die politischen und sozialen Ordnungen immer mehr in Bewegung gerieten, machte sich ein Mangel einer Lehre vom Menschen, einer medizinischen Anthropologie, fühlbar. Die Idealtypen, welche die Antike, das Christentum, die Dichtung oder die Kulturphilosophien geschaffen hatten, waren doch nicht ohne weiteres einsetzbar; sie blieben der persönlichen Neigung eines gebildeten Arztes anheimgegeben. So muß die Medizin selbst neu beginnen. Da kann sie natürlich nur da anknüpfen, wo sie selbst jetzt steht. Wir müssen *das* fortsetzen, was unsere Väter begonnen haben, aber das Wesen des Menschen ist aus der Naturwissenschaft nicht ablesbar.

Der stärkste Eindruck, den der Arzt empfängt, blickt er aufs menschliche Wesen, ist seine leibliche Abhängigkeit. Es ist wirklich so, wie die Bibel sagt: »Der Geist ist willig, aber das Fleisch ist schwach.«[3] Und daß gerade *diese* Religion die Auferstehung des Leibes lehrt, wird vielleicht keines der Weltkinder so bereit sein, wieder zu verstehen, wie der Arzt. Denn der erkennt, beim Studium seiner Kranken und seiner selbst, daß gerade dieser Leib, Körper und Materie nicht nur schwach, sondern auch geistreicher, vernünftiger, auch sittlicher und inniger fühlend – wir sagen jetzt meist: »psychologischer« ist, als wir gedacht hatten. Das zeigt uns eine scharf genug beobachtete Krankengeschichte am besten. Sogar die neue Physik hilft uns, das zu verstehen, wenn sie der Einführung des Subjektes in ihre Natur nahe kommt. Jene Überwältigung eines Menschen durch den Leib und die Entdeckung, wie hoch die Begabungen des Leibes doch sind – das sind ja nur zwei Seiten derselben Sache: die Natur ist beredt.

Aber eines möchte ich dabei doch noch sagen: Es war heute nicht die Rede davon, daß Medizin doch Heilkunde, Heilkunst ist. Das versteht sich zwar für sie von selbst, soll aber auch in ihrem Begriff vom Menschen zum Ausdruck kommen. Wir haben ihm zwei Merkmale gegeben: das Unzulängliche und die leibliche Abhängigkeit; wir bestimmen diese Abhängigkeit aber (im Gegensatz zum Stoiker, für den der Leib ein Kerker ist) positiv, als Gabe. Der Begriff der Materie wandelt sich dabei, und lange wissenschaftliche Arbeit wird nötig sein, um das zu klären. Die Richtung möchten wir doch mit einem Worte andeuten; versuchen wir es an der Spur, welche die Sprache weist: »materia« stammt von »mater«, die Mutter. Die Dame Medizin hat den Auftrag der Mütterlichkeit, sie soll bewahren. Das Allmenschliche, das ihr begegnet, die Urkrankheit der Schwäche, Angst, Schwindel und Schmerzen darf sie zu allererst als Schöpfungsakt verstehen, und das soll niemals für sie undeutbar werden, auch in den besonderen Untersuchungen und Begriffen nicht. Das ergibt aber auch eine besondere und eigentümliche Forschungsweise, die heute nicht zur Sprache gekommen ist, die aber einheitlicher Förderung bedürfen wird.

Und damit habe ich jetzt auch noch der Fakultät und Universität zu danken, welche solchen Auffassungen einen Lehrstuhl für »Allgemeine klinische Medizin« errichtet hat und ihrer Verfolgung einen Platz anweist, auf dem sie sich bewähren oder widerlegen lassen soll. Das Wort: »allgemein« bedeutet hier nicht eine zentrale oder umfassenwollende Stellung; auch nicht ein neues Fach für die Prüfung. Es ist auch nicht so zu verstehen, daß hier die »Ganzheit« des Menschen zu einer Besonderheit zu machen sei. Der Mensch ist keine Ganzheit, er ist ewig unfertig. Die Krankheit ist dem Ganzen nur insoferne näher, als in ihr das Unganze unseres Wesens offenbar wird. – Dieser Gedanke ist auch nicht entstanden, weil sich die Medizin in einen »Streit der Fakultäten« verwikkelt hat, sondern weil ein *Streit der Fakultäten in der Medizin* sich entwickelt hat. Denn das ist freilich unverkennbar: der Methode nach begegnen sich hier naturwissenschaftliche, geisteswissenschaftliche und psychologische Erkenntnisse; gegensätzlicher, weil zwingender, heute. Aus dem Streit soll ein Wettstreit werden. Es ist klar, daß jeder Untersucher der Methode, die er selbst beherrscht, am meisten Vertrauen schenkt; die längst eingeführten haben dann weniger um Anerkennung zu kämpfen als die jüngeren. Auch ist z. B. der Gewißheitscharakter der Psychoanalyse von anderer Art als der auf Sinneswahrnehmung und Logik beruhender Forschung; ihre Einführung in die allgemeine Medizin hat erst vor etwa 10 Jahren begonnen. Da wird dann die Art des Unterschieds leicht mit dem Grade der Sicherheit verwechselt. Auch ist die Beweiskraft eines einzelnen Falles an sich nicht geringer als die einer Statistik vieler Fälle; wie auch ein einziger archäologischer Fund eine ganze Kunstepoche beweisen kann. Zählen und Messen ist nicht an sich exakter als richtig übersetzen, richtig deuten.

Und endlich darf man sagen, es würde einen Fortschritt der Medizin bedeuten, wenn sie wieder einfacher würde. Ich weiß, daß damit ein delikates Problem berührt ist. Ich kann hier nur eine Überzeugung an die Stelle einer Darstellung setzen. Wenn der heute gezeigte Streit der Fakultäten in der Medizin etwas beitrüge, das Einfachere, das Nächstliegende mehr zur Geltung zu bringen, dann wäre dies allein eine Rechtfertigung der »anthropologischen Medizin«, wie wir sie nun einmal getauft haben.

Und da wäre dann auch einmal etwas Gutes von unserer deutschen Lage zu sagen: unsere Einschränkungen bergen *eine* Kostbarkeit: das ist der Zwang und die Gelegenheit, das Nötigste zuerst zu tun, das heißt: aus den einfachen Elementen des Menschen das zu holen, was am würdigsten ist, geholt zu werden.

Vertrauen Sie dieser Lage, vertrauen Sie sich. Überschätzen Sie nicht den bloßen Willen, glauben Sie an die Gewalt der Schöpfung selbst. Wir freuen uns auf diese Arbeit, die wir in *jeder* Lage des Leibes fördern können.

Psychosomatische Medizin

Meine Damen und Herren! Es hängt viel davon ab, was wir überhaupt krank nennen, und nicht jedes Kopfweh braucht als Krankheit anerkannt zu werden. Danach gelten dann nicht alle, die zum Arzte kommen, als krank; aber auch nicht alle, die krank sind, gehen zum Arzte. Für das Gesundheitswesen eines Landes ist diese Patientenströmung aufschlußreicher als ein wissenschaftlicher Krankheitsbegriff; die Patientenströmung zeigt den Krankheitsbegriff, der wirksam ist, nicht den, der richtig wäre.

Es sind nun besonders auch religiös-erregte, politisch-bewegte und moralisch-erschütterte Naturen, welche sich der psychosomatischen Medizin zuwenden. Philosophisch-problematische Menschen interessieren sich für sie, ergreifen sie aber nicht praktisch. Bei den Patienten aber sind es oft die Enttäuschung nach somatischer Therapie, die Ahnung eines anderen Zusammenhanges und ein kräftiger ursprünglicher Sinn, welche eine andere Behandlung suchen lassen.

Die Seele scheint den so Zugewandten doch wichtiger zu sein als der Körper; aber gerade diese merken dann, der Leib sei doch die am meisten gewisse, die unanfechtbare Bewährung der Seele.

So will ich also versuchen, ob hier eine gewisse Klärung möglich ist. Von einer auch nur kurzen Einführung in Arbeitsweise und Problemlage kann freilich keine Rede sein. Sondern die Situation, welche der erste Halbtag dieses Kongresses festhalten sollte, besteht darin, daß die ganze Medizin teils durch Kritik von außen, teils durch Selbstkritik, teils durch die Einwirkung psychologischer Denkweise und Methode vor neuen Aufgaben steht. Was bisher in stiller Bemühung und abgesondertem Schrifttum verblieb, das soll diesmal als ein Anliegen aller Ärzte und in jedem Falle von Krankheit in der Öffentlichkeit ausgesprochen werden. Aber die Einführung von Psychologie ist dabei nur ein Symptom. Es handelt sich um eine andere Auffassung des Menschen, des kranken Menschen, der Krankheit und der Therapie. Es kommt hier nicht darauf an, Beispiele und Argumente dafür zu bringen, sondern es handelt sich darum, daß eben, weil dies der Fall ist, jede rein anatomische Beschreibung, jede rein physiologische Analyse bereits einen Fehler enthält, wenn sie Tun und Leiden des menschlichen Subjektes nicht enthält.

Mit dieser Formulierung wird klar, daß die Dinge jetzt ganz anders stehen wie damals, als FREUD[1] für einen Zweig der Psychiatrie, für die Hysterien, die Phobien und die Zwangsneurosen eine neue Auffassung vorlegte. Heute handelt es sich um die gesamte Medizin. Auch die Erscheinungsweisen des Kampfes sind darum andere; aber die sind nicht mein Thema. Nicht die Streitformen sind zu betrachten, sondern das Wesen des Vorganges ist zu bestimmen, die ersten Ergebnisse sind zu erinnern, die Aussichten abzuschätzen.

Wenn man die Ansichten von RÖSSLE[2] vom Entzündungsvorgang analysiert, wenn man DOERR[3] über die Virusforschung hört, dann erfährt man auch dabei, daß die Auffassung der Lebensvorgänge sich verändert hat; ohne daß hier Psychologie verwendet wird, ist das lebende Gebilde eines, von dem Dinge ausgesagt werden, die man nur von einem Subjekte aussagt. Das ist nicht einmal besonders neu. Auch VIRCHOW tat das zuweilen, und viele Kliniker des 19. Jahrhunderts mischten ganz unbefangen psychische und somatische Beobachtungen. Charakteristisch ist heute, daß man ein Entweder-Oder sehen will, bezeichnend ist ein Kampf.

Ich entsinne mich eines Kongresses, auf dem Friedrich KRAUS sich über den Ausdruck »lebendes Eiweiß« lustig machte. Wenn es Eiweiß ist, lebe es nicht, und wenn es lebt, sei es kein bloßes Eiweiß. Dies nun könnte man heute nicht mehr sagen. Denn es gibt keine Merkmale, um durch Beobachtung festzustellen, was lebt und was nicht lebt. Zwar wollen wir niemanden abhalten, seine naturphilosophischen Meinungen darüber bekanntzugeben, und niemanden verhindern, sich mit anderen darüber zu streiten. Aber uns interessiert eigentlich nur, was empirisch untersuchbar und entscheidbar ist, und da zeigt sich, daß die Grenzen zwischen lebend und tot weder im Raum noch in der Zeit, noch dynamisch und kausal beobachtbar sind. An die Stelle von Substanzen wie Lebendes, Totes, aber auch von Substanzen wie Körper, Seele, Geist sind Bezugsverhältnisse, Umgangsformen getreten. Als wahr soll nur gelten, was man entscheiden kann, indem man es verändert.

Das sind sehr eingreifende Neuerungen. Ihre Folge wird anschaulicher, wenn man ins Auge faßt, welche Bedeutung die Wissenschaften und die Wissenschaftlichkeit für die praktische Medizin haben. Früher sagte man, die Wissenschaft sei die Grundlage der praktischen Medizin, und die Akademiker fühlten sich wohl dabei. Heute können wir uns klarmachen, daß auch die Wissenschaft etwas ist, was eine ganz bestimmte menschliche Haltung unter anderen darstellt, daß sie nicht ein göttlicher Strahl von oben ist, der eine Sonderstellung der Verehrung fordern kann. Sie ist ein so zweischneidiges Schwert, daß man mit ihr Gutes und Böses tun kann und tut. Wenn Wissenschaft der letzte Gott ist, dann ist sie kein Gott.

(Schon weiß ich, daß sich jetzt bestimmte Leute zu ärgern beginnen. Ich wünsche das nicht zu vermeiden, bin aber kein Freund von unnötigen Streitigkeiten.) Sehen wir uns um nach einem Halt. Ein Halt wäre treuliche, redliche *Beobachtung*, verbunden mit wachsamer, mißtrauischer Kritik von

Motiv und *Ziel*. Ich glaube, daß seit KANT und der Naturwissenschaft des 19. Jahrhunderts die Kritik der Beobachtung, also von Sinneswahrnehmung und Logik, vorläufig abgeschlossen ist. Aber die Kritik von Motiven und Zielen hat eben erst begonnen. Zum Beispiel fragen wir jetzt ernstlich, inwieferne wissenschaftliche Objektivität nicht sakrosankt ist, wenn Naturwissenschaft eine Form der Naturbeherrschung, Objektivität eine Art, die Subjektivität zu vernichten, ist. Natürlich kann man das Reinheits-Ethos der letzten Jahrhunderte repetiert aussprechen und rühmen; warum auch nicht? Aber keine Antwort ertönt da auf die Frage: wie kommt es dann, daß in der Anwendung so unerwünschte Dinge getan werden? Wenn die Erkenntnis gut war, warum kann ihre Anwendung so schlecht sein? Nach meiner Ansicht muß die Erkenntnis sich jetzt fragen, ob sie wirklich gut ist. An die Repetieruhr gewöhnt man sich, bis das Gewissen unerweckbar wird.

Ist nun die sogenannte psychosomatische Medizin imstande, die Reform der Medizin heraufzuführen, welche das Gewissen fordert, welche der Mensch brauchen wird? An ihrem Teile: Ja, wenn es ihr gelingen sollte, den Sinn einer Funktionsstörung, die Sprache des Organischen allmählich zu entziffern. Davon sind wir noch sehr weit entfernt. Aber man begnügt sich zu oft mit irgendeiner Reaktion. Ein Beispiel: wenn jemand die vasomotorische Reaktion auf künstlich-suggerierten Schreck oder auf künstliche Freude registriert, dann treibt er nur Psychophysiologie. Wie bei einer exakten objektiven Naturwissenschaft bemüht er sich sogar, die Frage auszuschließen, welchen Sinn in einem solchen Versuch Schreck und Freude überhaupt noch haben. Angeblich dient der Versuch der Wissenschaft, und das genüge. Er genügt aber nicht, und dies gibt auch keine gute Wissenschaft. Denn hier verleugnet man die Frage nach Motiv und Ziel des Gan-

zen. Wenn aber jemand zu begreifen sucht, welchen *Sinn die-*
ser bestimmte Schreck, welchen *Wert diese* Freude haben
(was auch die Vasomotoren ausdrücken), dann hat er das
Subjekt eingelassen und anerkannt. Wir müssen also eine naturwissenschaftliche und eine anthropologische Psychosomatik unterscheiden; und ich werde nur der letzteren die Fähigkeit zur Reformation der Medizin zusprechen. Nur wenn
die psychosomatische Medizin das Subjekt einläßt, Motiv
und Ziel erwägt, den Umgang des Menschen mit sich selbst,
der Menschen miteinander kultiviert, nur dann kann sie das
leisten, was schon so oft ohnmächtig und nicht immer aufrichtig verlangt wurde: »die Überwindung von Materialismus und Mechanismus«, oder noch verfehlter: »Synthese«,
»Ganzheit«, »Dienst an der Menschheit«.

Aber ich besinne mich: nicht den Groll gegen Halbheiten
will ich verlautbaren, sondern einen gangbaren Weg suchen.
Obwohl die psychosomatische Medizin noch kein ausgewach-
sener Herkules ist, sondern ein bambino, so hat sie doch mit
der Schlange des Äskulap zu kämpfen und steht auch so
schon am Scheidewege. Wenn ich das ältere deutsche und –
soweit erreichbar – das neuere anglo-amerikanische, namentlich amerikanisch-gewaltige Schrifttum betrachte, so
mischen sich darin noch zwei unvereinbare Tendenzen. Es
kann zwar auch nützlich sein, zu hören, was statistisch über
den Einfluß von Anstaltsleben, Psychosen, Soldatendasein
auf den Verlauf von Tuberkulosen zu erheben war. Aber wie
der äußere und innere Konflikt – die ja gar nicht trennbar
sind – in einem tuberkulösen Prozeß zum Ausdruck kam,
in ihm materialisiert wurde, andere Gedanken und Gefühle
dabei entstanden, darüber erfahren wir dort nichts. (Und
dasselbe ist vom Ulcus, von der Angina pectoris, der Kreislaufstörung, der Tonsillitis zu sagen.) Welche anderen Wege
die Therapie künftig gehen soll, das wird nicht deutlich, wenn

man unter psychosomatischer Medizin nichts versteht als die fortgesetzte Anwendung der Laboratoriums-Apparaturen auf die zum Objekt versteinerten Affekte der Insassen eines Spitals.

Nun machen wir eine wohlwollende Annahme. Der psychophysiologische und statistisch rechnende Arzt sei ein sehr netter Mensch, ein gütiger, sich krank arbeitender Doktor; auch hochgebildet und nicht auf Geld aus; auch ein Menschenkenner und Weltkundiger. Was ist gegen ihn eigentlich zu sagen? Ganz genau das, daß er einen falschen Begriff von der Wirklichkeit hat. Und nun sei aufgeführt, was Psychosomatik verlangt, wenn sie anthropologisch sein will. *Erstens* geht es nicht, in der Psychosomatik auf der somatischen Seite eine hochentwickelte Naturwissenschaft einzusetzen, auf der psychischen aber sich einer Trivialität zu bedienen, die denn doch auch kein so gutes Licht auf solche Forscher fallen läßt. Da spricht man von Aufregung, Spannung, Erotik, Zorn, Angst, Lust in einem groben oder sentimentalen Sinne, welcher dem Ärztestand schon oft, zumal bei den Dichtern, ganz mit Recht geschadet hat. Was soll man dazu sagen, wenn irgendwo die Beziehung von Genie und Tuberkulose als eine Frage der physischen Inaktivität behandelt wird?

Hier muß aber ein Punkt zur Sprache kommen, der überall, besonders aber in Deutschland, die Verständigung hindert. Seit den Vorsokratikern wird zugegeben, daß hinter der Erscheinung etwas anderes stecke; daß nicht die Wahrnehmung der Sinne, sondern dieses Verborgene die Realität enthalte. Die Anstrengung, dies Tieferliegende zutage zu bringen, heißt Wissenschaft. Was aber der Naturwissenschaft recht ist, das ist der Psychologie billig. Trotzdem scheinen viele zu meinen, die seelische Realität liege offen und sei mit Händen zu greifen. Der schwerste Vorwurf ist hier nicht

der seelenlosen Medizin zu machen, sondern *der* psychosomatischen, welche das Körperliche kritisch und analytisch,
das Seelische aber unanalytisch, unkritisch, phänomenal behandelt. – Gehen wir noch einen Schritt weiter. Die psychosomatische Medizin muß eine *tiefenpsychologische* sein, oder
sie wird nicht sein. Ein Verhängnis, dessen Wurzeln ich heute
nicht verfolge, hat bewirkt, daß die Psychoanalyse Sigmund
Freuds zuerst mißhandelt, dann nicht selbst erprobt und
dann verfälscht worden ist, und dies leider besonders von
der reichsdeutschen Psychiatrie, obwohl die Psychoanalyse
vor allem die tiefenpsychologische und wissenschaftliche Po-
tenz ist, kraft welcher eine Psychosomatik aufgebaut werden
muß. Wenn ich das ein Verhängnis nannte, so ist dies der
mildeste und weiseste Ausdruck, den ich meinem Alter und
meiner Selbstbeherrschung abgewinnen kann.

In der Nebellandschaft des Bewußtseins liegt das nicht
vor, was Grund und Ziel unserer Gedanken, Gefühle und
Handlungen ist. Sowohl die körperlichen Vorgänge wie die
unbewußt-seelischen sind dem Bewußtsein verborgen. Daß
nun das Körperliche *und* das Seelische aus solcher Verborgenheit wirkt, das macht die Tiefenpsychologie zur Schwester der Organmedizin; diese Verschwisterung ist unzertrenn-
bar. Das heißt, das Seelisch-Unbewußte müsse mit gleicher
Akkuratesse und Kritik erforscht werden wie der Körpervor-
gang.

Zweitens kann die Medizin an Psychosomatik nur genesen,
wenn sie sich im Verhältnis der Subjekte zueinander bewegt,
also auch den Forderungen der *sozialen*, kollektiven und gegenseitigen Wirklichkeiten genügt. Zu jener Zeit, als man
das Bedenkliche der rein naturwissenschaftlichen Betrachtung, der Verobjektung, zu fühlen begann, hat man geglaubt,
der Personalismus, ja das Individualisieren jedes einzelnen
Falles könne die nötige Korrektur bringen und die Gefahr

bannen. Aber man war nicht vorbereitet, den mechanistischen Begriff zu opfern, und der Versuch mißlang. Nun habe ich schon vorhin die Forschung als eine Umgangsform bezeichnet. Dieser eigentlich erkenntnistheoretische Begriff soll uns jetzt helfen, zu zeigen, was es mit der sozialen Struktur der Psychosomatik eigentlich auf sich hat. Körper und Seele *sind* keine Einheit, aber sie gehen miteinander *um*. Es gibt da ein Streben zur Trennung, und eines zur Einung. Es gibt da Verdrängung, aber auch Begegnung. Zelle verkehrt auch mit Zelle, Organ mit Organ, Lebewesen mit Lebewesen, Seele mit Seele, mit sich selbst und mit anderen, Mann mit Weib, Eltern mit Kindern, Gruppen und Völker miteinander. Das Eigene begegnet dem Fremden. In jeder dieser Umgangsarten entstehen auch die Störungen, die wir Krankheiten nennen. – Es ist nun sonderbar, daß man den Naturgesetzen Allgemeingültigkeit zuschrieb, dem Seelenleben aber die Palme der Individualität erteilte. Aber es ist falsch. Die Folge war auch, daß die Individualpsychologie gepflegt wurde, die Kollektiv- und Massenpsychologie aber in Anfängen hängenblieb und heute noch der Entfaltung harrt. Freuds Psychoanalyse liegt etwa in der Mitte zwischen beiden, indem sie von der individuellen Beobachtung zu allgemein geltenden Strukturen wie zum Beispiel Ödipuskomplex, Trieblehre und Übertragungsregeln vordrang. – Indem man dann die Aufgaben des Miteinanderlebens sozialpolitisch zu lösen und auf die Ökonomie abzuschieben unternahm, versäumte man in der Medizin die Erforschung des Umganges der Subjekte. Und indem man die Seuchen bekämpfte und die Erbforschung unternahm, übersah man die Pathologie der Familie, der Erziehung. So kommt es dann, daß heute das Eheproblem, die Fortpflanzungsfrage, die Berufsfrage in die Sprechstunde hereinragen, als wären sie da Fremdkörper, obwohl wir nun doch wissen, daß deren Konflikte zur Pathogenese der Tuberkulose, des Ulcus, der Hypertension und der Angina tonsillaris und so weiter gehören wie das Wasser zum Blut und das Eiweiß zur Zelle. Der Umgang des Einen mit dem Andern, der Wenigen mit den Vielen ist also ein Grundproblem einer anthropologischen Psychosomatik.

Drittens endlich wird diese Einführung der Subjekte also nicht nur besagen, daß Tiefenpsychologie erforderlich ist; sondern sie wird ganz ebenso besagen, daß die naturwissenschaftliche *Biologie* (allmählich oder revolutionär) verändert werde. Schon einleitend wurde das Beispiel der Entzündung, der Virus- und Zellforschung dafür angeführt. Hier ist von eigentlicher Psychophysik nichts, vom Subjektbegriff sehr viel zu bemerken. Die Beschränktheit meiner Kenntnisse zwingen mich zu dem Hinweis, daß auf selbstbearbeitetem Felde, in der theoretischen Neurologie, der Sinnes- und der Willkürbewegungsphysiologie, sich breite Möglichkeiten gezeigt haben, auch *experimentelle* Psychosomatik zu treiben. In den Befunden von Funktionswandel und Gestaltkreis haben meine Mitarbeiter und ich ein Beispiel vorgelegt, wie der Umgang mit der Natur auch experimentell so veranstaltet werden kann, daß wir sowohl der körperlichen wie der seelischen Erscheinung gleichzeitig begegnen und ein anschauliches Bild des psychophysischen Zusammenhangs gewinnen, welches keine Naturphilosophie zu bieten vermag.

Nun sei aber der verbleibende Zeitraum der internen Klinik gewidmet. Was hat denn die psychosomatische Klinik bisher geleistet? Wer so fragt und unter »Leistung« nichts verstünde als die Verwertbarkeit im modernen Betriebsstaat, der müßte etwa antworten: bei den meisten inneren Krankheiten nichts, bei einigen davon wenig, aber auch da nur in einzelnen Fällen. Nur in diesen könne von einer Konkurrenz mit den modernen biochemischen Mitteln die Rede sein. So würde auch ich urteilen, wenn ich mich dem Betriebsstaatideal unterwürfe. Ich tue es aber nicht. Ich glaube also, daß da eine Klärung nötig ist. Die Bewertung der theoretischen und praktischen *Erfolge* hängt davon ab, ob Medizin und die Ärzte sich der Bewertung des Betriebsstaates anschließen oder ob sie den Wert des Menschenlebens ganz woanders, sagen wir einmal in seiner menschlichen Vervollkommnung, sehen. »Vollkommenheit« weder nur individuell noch nur kollektiv, sondern sowohl individuell als kollektiv. Für den Betriebsstaat ist Gesundheit gleich beliebiger Verwertbarkeit, zum Beispiel in der Wehrmacht, im Erwerbsleben, durch Arbeit, ja sogar im privaten Glücksgefühl. Diesen Begriff lehne ich ab. Was aber verstehe ich, so fragen Sie, unter »Vollkommenheit«? – Ich glaube nicht, daß man hier von entgegengesetzten Ideen oder Weltanschauungen reden sollte. Täte man dies, so bliebe nur entweder Toleranz oder aber Messerkampf um den Gewaltsieg. In keinem der zwei Fälle käme es zur Verwirklichung der menschlichen Vervollkommnung. In beide Fälle sind wir sowieso verstrickt in dem Rhythmus von Frieden und Krieg. Sondern unentschieden vor den Anmaßungen der Weltanschauungen und Ideen wollen wir, nein, müssen wir das Bessere suchen. Was ist das Bessere? Der Betriebsstaat oder die menschliche Vervollkommnung?

Hier nun hat die Medizin auch in der psychosomatischen Gestalt ein Wort zu reden und zu helfen. Ich sagte schon, es komme nicht darauf an, plausibel zu machen, daß auch die Seele mitwirkt. Das bestreiten nur prinzipiell unverbesserliche Charaktere. Es kommt hier darauf an, daß in der organischen Krankheit auch der Körper ein Wort mit*redet*. Die Entzifferung der Organsprache ist hier das Geschäft, die Übersetzung in das der Seele verständliche Wort die schwierige, aber lösbare Aufgabe. Was wurde *darin* bisher geleistet, und wo liegt die Schwierigkeit?

Zunächst sei betont, daß die Rückverlegung des Problems

in ein bestimmtes anatomisches Gebilde, nämlich das Nervensystem, gar nichts hilft. Man hat sich zuerst gewöhnt, statt psychisch nervös zu sagen. Die Nerven sollen krank sein, nicht die Seele. Jetzt sind es meistens die »Drüsen«. Dieser Euphemismus tritt auch dann in der Amtskleidung der Wissenschaft auf. Viele Prozesse, beim Ulcus, beim Bronchialasthma, bei der Kreislaufkrankheit, sollen »eigentlich nur« auf der nervösen Inkoordination, besonders im sympathischen, im autonomen Nervensystem beruhen. Von dem kann man dann sagen, seine Reflexe, deren Regulation seien in Unordnung, als ob die Regulation etwas physiologisch Verständliches wäre. Auch schien man zu denken, das Nervensystem stände der Seele näher, als ob wir zu dieser Einschränkung ein Recht hätten. Dann sagte man, die anatomische Veränderung, auch die Nekrose, sei die *Folge* der funktionellen. Ich bin nicht so sicher, daß diese Form der funktionellen Pathologie so gut begründet ist, als erwünscht wäre. – Ich habe ernstliche Zweifel, daß der Gedanke überhaupt richtig ist. Schließlich gewöhnte man sich auch, statt von moralischer Sünde von psychischer Störung zu sprechen, und endlich, statt von menschlicher Bosheit von Krankheit zu reden. Alle diese Umbenennungen nun – die Nervosität, die Neurodystonie, die Psychoneurose und die Moralkrankheit – sind im Hinblick auf die menschliche Bestimmung des Menschen Feigenblätter. Sie verhüllen die bitterliche Scham und sie fingieren objektive Sachverhalte zur Bemäntelung des heiklen Kampfes um den Sinn des Lebens. Sehr klar kommt diese Feigenblattmethode zur Anschauung in den Krankheitseinteilungen: in der Unterscheidung von Psychose, Neurose und Organkrankheit. Entweder soll »nur« die Seele, oder »nur« der Körper krank sein. Die Einheit der Medizin ist damit zerstört. Dann kommt die Umkehrung: bei den Psychosen soll nur das Gehirn, bei den Organkrankheiten eigent-

lich die Seele das Kranke sein. Sonderbar, wie sicher das manche Kollegen behaupten, als ob sie es wüßten. Und hierher
gehört ein Wort über die sogenannte Psychogenie organischer Krankheit.

Es handelt sich also um die Vorstellung, daß eine Angina,
ein Ulcus, eine Tuberkulose oder auch eine Nephritis, He-
patitis, ein Karzinom oder eine Leukämie durch seelische
Ursachen entstehen. Nun weiß ich, daß der Gebrauch des
Kausalbegriffes etwas Unvermeidliches an sich hat. Auf einer bestimmten Stufe der Gedankenentwicklung ist er unvermeidlich, aber auch nur da. Eine Omnipotenz hat er nicht.
Und um das psychophysische Verhältnis darzustellen, ist der
Kausalbegriff überhaupt zu eng und ganz problematisch.
Wenn ich also einige Fälle publiziert[4] und ein Vielfaches davon gesehen habe, in denen die Angina tonsillaris auf dem
Höhepunkt einer biographischen Krise eintrat, so habe ich
doch (trotz der vorzüglichen Monographie von BILZ 1936[5])
den Ausdruck »Psychogene Angina« nicht akzeptiert, und
zwar aus mehreren Gründen. Einer davon ist, daß es kein Be-
obachtungsmittel gibt, um in irgendeinem Falle zu bestimmen, »wer angefangen hat«, die Psyche oder das Soma. Ein
anderer Grund ist, daß ein wesensmäßiger Vorrang, weder
der des Körpers vor der Seele noch umgekehrt, zu behaupten
ist. Seelisches drückt sich in der Körpersprache aus, Körperliches in der seelischen; das ist keine Kausalität, und wenn
man schon von Psychogenie spricht, dann sollte man nur
ein geschichtliches Werden meinen, in dessen Verlauf *anstelle* seelischer Vorgänge körperliche Veränderungen auftraten
und umgekehrt.

Lassen Sie uns dies noch genauer ansehen. Was heißt »anstelle«? Zum Beispiel aus der Klinik der Migräne, Angina
pectoris und der Cholecystopathien sind täglich Beobachtungen zu entnehmen, daß statt eines in der Liebe, in der

Fortpflanzung, in der Arbeit, im Geiste ungelebten Lebens ein körperliches Symptom auftritt. Jetzt hat man einen Menschen, der ein in der Liebe, in der Fortpflanzung, der Arbeit, dem Geiste verkürztes Leben und dazu eine Krankheit hat. Ist das so schwer zu verstehen? Schwer ist nur, das in jedem konkreten Falle zu Gesichte zu bringen. Die Kollegen aber, welche dieser Spur folgen wollen, bitte ich um folgendes: Betrachten Sie bitte die Schwierigkeiten nicht gleich als Gegenargumente. Auch wir wissen, daß in einer Epidemie die individuelle Pathogenese nicht auslangt; auch wir wissen, daß die psychosomatische Pathogenese, zum Beispiel bei Ulkus oder Thyreotoxikose bald gelungen, bald mißlungen ist; auch daß beim Karzinom, den Blutkrankheiten die Zahl der Versager weit überwiegt. Wie aber die Forschung zeigt, hat sich der Umkreis dieser Aufklärung ständig vergrößert, die Grenze der Psychosomatik von den Konversionshysterien zu den Organneurosen, von da zu den Infektions-, Stoffwechsel-, Kreislauf- und Hormonkrankheiten und so fort immer weiter vorgeschoben. Ein »bis hierhin und nicht weiter« grundsätzlicher Art ist da nicht zu sehen, und wie wenig ist bisher erforscht!

Sorgen, meine Damen und Herren, machen mir andere Dinge und erlauben Sie, daß ich einiges davon ausspreche. Zunächst das Bild der Literatur. Auf der einen Seite sieht man da eine unentwegt fortgesetzte Ignorierung der Psychosomatik bei durchschnittlich nicht schlechtem Niveau der naturwissenschaftlichen Methode, aber ständig sinkender Führung durch große Probleme. Auf der andern Seite eine »psychosomatische« Denkweise mit einer geradezu barbarischen Psychologie. Nur wenige Namen wären zu nennen, die einen Träger von höherer psychologischer Bildung und Ausbildung verkünden. Und damit ist auch ein Wort über die Ausbildung nicht zu vermeiden. Es ist kein Geheimnis, daß der sehnsüchtige Wunsch unserer Studenten und Ärzte nach psychotherapeutischer Ausbildung nicht befriedigt wird. Ich sehe ein, daß dies heute auch noch nicht möglich ist, muß aber von dieser Stelle aus sagen: sorgen wir dafür, daß möglichst bald diesem Bedürfnis genug getan werde. Welcher Art diese Psychologie aber sein muß, wurde bereits gesagt.

Eine Sorge ganz anderer Art ist dann die folgende: Erfahrungen, die bei uns Dr. KÜTEMEYER[6] gemacht hat, lassen vermuten, daß, wenn einmal die psychotherapeutische Auflösung und Heilung einer schweren Organkrankheit gelingt, im Gefolge ein Zustand eintreten kann, der an eine Psychose grenzt. Das wäre ein Sachverhalt, der in einer früheren Arbeit von GROTE und MENG[7] über Magersucht mit dem Worte »Organpsychose« angedeutet wurde. Wie auch dies ernste Problem sich weiter entwickele, es veranlaßt folgende Überlegung: Wenn die Organkrankheit ein Stellvertreter eines ungelösten Konfliktes ist, wenn auch sie eine Art Flucht aus dem Konflikt in die Krankheit sein kann,* wenn sie also gleichsam eine Materialisierung des Konfliktes ist, dann ist mit ihrer Spiritualisierung auch der Konflikt wieder da. Anders ausgedrückt, die gelungene Psychotherapie organischer Krankheit ist dann zugleich eine Neuproduktion eines Konfliktes. Wenn aber der Konflikt nun zu vorher unerhörten

---

* Die »Flucht in die Krankheit« ist ein ganz summarischer, nur vorläufiger Ausdruck; die »Stellvertretung« ein abstrakter, absichtlich blasser Begriff; die »Psychogenie« wird wie gesagt leicht mit einer Kausalvorstellung verwechselt. Viele Krankengeschichten lassen erkennen, daß die Pathogenese eigentlich ein Stück von dem ist, was André GIDE[8] die Dekristallisation der Liebe nennt. Aber seit wir die Psychoneurosen und die organischen Krankheiten genauer verglichen, fällt uns auf, daß die Vernachlässigung des nutritiven Vorganges (psychologisch: »Hunger«) in der Psychoanalyse nicht mehr möglich ist. Das Verhältnis der nutritiven und der sexuellen Sphäre gehört daher jetzt zu den dringlichsten Problemen der psychosomatischen Medizin und ist hier noch nicht darzulegen.

Gedanken, zu größeren Taten führt, dann wird es eine Umwelt geben, welcher das gar nicht gefällt. Ob Ehescheidung, politischer Umsturz oder religiöse Revolution – allemal wird der *so* Geheilte zum Gegner gewohnter Ordnung werden und sein Arzt von den Freunden und Nutznießern dieser bisherigen Ordnung mißbilligt werden. Was ich hier ausspreche, ist zur Hälfte Prophetie, zur anderen Hälfte aber Beschreibung von bereits Geschehendem.

Es hätte keinen Sinn und wäre nicht aufrichtig, diese Seite unseres Themas zu verbergen. Die recht verstandene psychosomatische Medizin hat einen umstürzenden Charakter. In einer solchen Situation wird dann öfters gesagt, ehe man etwas einreiße, solle man etwas Besseres an die Stelle setzen. Dieser Rat ist nicht ganz anschaulich, denn es ist nicht zu sehen, wie an demselben Orte das Alte *und* das Neue stehen sollen. Aber allerdings: wo das Leben ein sinnvoller Widerspruch ist, da soll es, da muß es auch die Therapie sein. Unter den mannigfachen Erscheinungsweisen der Antithetik sei zum Schluß noch eine einzige genannt. Therapie, das heißt: ärztliches Handeln, beteiligt sich am Krankheitsvorgang, begleitet ihn, vermischt sich mit ihm, wirkt mit am Verlauf. Wenn nun die Therapie eine psychosomatische wird, dann hat ihr Weg etwas von einem Rundgang an sich. Was auf dem Hinwege links war, ist auf dem Herwege rechts. Mit der Spiritualisierung im einen Sinne ist die Materialisierung verknüpft und umgekehrt. FREUD[9] sagt einmal: was Es war, soll Ich werden. Das sagt auch die Natur, das sagt die Krankheit, das sagt die Therapie. Aber alle drei sagen auch, was Ich war, soll Es werden. Die Materialisierung, die Ausdrucksweise in der Organsprache, die Vertretung des seelischen Konfliktes durch eine körperliche Auseinandersetzung, die Abschlagszahlung durch einen lokalen Entzündungsprozeß, durch einen partiellen Zelltod – das alles sind Hergänge, in denen aus Ich ein Es wird, und das sowohl bei dem, was wir Narbe, Chronizität, Schlaf, Altern, Abbau wie bei dem, was wir Heilung nennen. Diese gegenläufige Orientierung in psychosomatischer Therapie ist zuerst schwer wahrzunehmen und will gelernt sein. Dann zeigt sich, daß wir da nur etwas kultivieren, was in dunkler oder roher Weise schon immer da war; es handelt sich nur um eine Neuigkeit, die schon immer zur Wahrnehmung bereitlag.

Es ist wahrscheinlich, daß das Verhältnis von Psyche und Soma sich im modernen Menschen sehr verändert hat, und das auf eine Weise, welche der Verbreitung einer psychosomatischen Medizin sehr ungünstig ist. Die Laterne ist, wenn ich so sagen darf, außerhalb des Hauses angezündet. Die Entfremdung von Körper und Seele geht heute sehr weit. Durch den Sport sucht man sie wieder zusammenzubringen, aber der sportive Mensch hat oft den Fehler einseitiger Spezialisierung. Die Spaltung von Kopf und Unterleib ist in allen Schichten der Gesellschaft verbreitet, und dann hat man, wie ein Kranker mit Angina pectoris von mir kürzlich träumte, einen abknöpfbaren Hundekopf, der vor einem Lichte angebracht ist.

Viele von uns glauben, daß auch Art und Häufigkeit der Krankheiten sich verändert haben. Die Kreislaufkrankheiten, auch Diabetes, Ulcus und Rheumatismus hätten zugenommen, die Infektionskrankheiten abgenommen. Wenn sich darin, wie mir möglich scheint, die besondere *Art* der seelisch-körperlichen Entfremdung ausdrückt, dann ist die psychosomatische Medizin, obwohl erschwert, besonders nötig.

Aber die Schwierigkeit liegt nicht nur in der Krankheitsforschung selbst. Ein größerer Teil des Publikums steht der psychosomatischen Erklärung fremd, gleichgültig, widerstrebend oder feindselig gegenüber. Ihnen leuchtet eine *un*wirksame chemisch-physiologische oder physikalische Behandlung *allein* ein. An dieser Art des ablehnenden Widerstandes beteiligt sich ein großer Teil der Ärzte; auch der jungen. Sie gewinnen dadurch eine Übereinstimmung 1. mit ihren Patienten, 2. mit der Heilmittelindustrie und 3. mit einem Geist der Zeit, der ihnen wirtschaftliche Prosperität verheißt.

Noch ein Zusammenhang darf hier nicht übergangen werden, nämlich die Sozialversicherung und das Kassenarztwesen. Ein wichtiges Merkmal ist hier das Prinzip der Sicherung. Dieser große Komplex macht aus der Krankheit einen Rechtsanspruch, eine Sekuritätsvorstellung, und die Sicherung wird schließlich zum Krankheitenerzeuger. Diese Bedeutung hat seit den Renten- und Rechtsneurosen noch zugenommen: die Auswahl und die Bewertung der sogenannten organischen Krankheiten erfolgt nach dem Sekuritätsprinzip, und der Aufwand richtet sich nach wirtschaftlichen und politischen Zusammenhängen, nicht nach der Idee der Krankheit.

Andere und auch ich haben auf diese Dinge so oft vergeblich hingewiesen,[10] daß ich heute glaube, daß eine Reform der Sozialversicherung nicht von der Einsicht in diesen ihren Fehlgang kommt. Die Ärzte haben das gleiche erfahren müssen: ihr Verlangen nach einer Reform der Sozialversicherung blieb bisher vergeblich. Nun: ist nicht eine psychosomatische Medizin ein neuer Versuch, einen neuen Weg zur Besserung dieser Kassenarztverhältnisse zu finden? Wenn die Erfahrung kommt, daß Krankheiten von der Entfremdung von Seele und Körper wirklich herkommen, wenn auch nur ihre zunehmende Verbreitung daher rühre, dann werden auch die Nationalökonomen und Politiker eines Tages fragen müssen, ob sie ihr Geld nicht besser anwenden, ihre Macht nicht anders besser erlangen könnten.

Und dann erst begänne die Pathologie der Krankheiten selbst und die Methode in der Praxis. Während ich die Zusammensetzung von Psychotherapie und Klinik früher nur als Konflikt, Spaltung und Widerspruch empfunden habe, erlebe ich diese Vereinigung heute als Bedürfnis, Beruhigung und Methode. Jene Doppelformel: aus Es soll Ich, und aus Ich soll Es werden, ist jetzt die gültige Beschreibung der Krankheit und die Anweisung zur Therapie. Dazu gehört zweierlei: 1. Jeder organische Vorgang, also etwa Entzündung, Hypertonie, Hyperglykämie, Abmagerung, Ödem, muß als Symbol, nicht als Funktion begriffen werden. Hier liegt ein langer Weg der Forschung noch vor uns. Das bisher Geleistete ist nur einem Abtasten einer Kontur vergleichbar, über das zu referieren interessant, aber nicht dankbar, nicht einmal ratsam wäre. 2. Jede Psychotherapie – und damit fürchte ich den Protest mancher Psychotherapeuten zu provozieren, riskiere ich aber noch mehr ein Mißverständnis vieler Organiker –, jede Psychotherapie muß, indem sie etwas Unbewußtes bewußt macht, auch ein Stück Bewußtsein verdrängen. Mit diesen zwei Anforderungen ist der Arzt auf lange Zeit hinaus reichlich beschäftigt.

Aber anstelle einer strengen Darlegung dieser Dinge sei zum Schluß noch auf etwas hingewiesen, was die Angst vor den hohen Anforderungen einer zweifachen Ausbildung hoffentlich mildert. Ich meine nämlich, daß mit psychosomatischer Medizin die Heilkunde und -kunst nicht noch komplizierter, sondern daß sie wieder einfacher wird. Es gibt in der Sprechstunde für mich heute täglich einen Kampf gegen die organische Schulmedizin. Daß nämlich die Krankheit den Sinn habe, den Betroffenen zum Sinne seines Lebens zu führen – das einzusehen hat die naturwissenschaftliche Medizin gründlich verhindert. Daß auch die Naturwissenschaft das unbewußte Verdienst hatte, die Menschen zur Einsicht ihres Unwertes zu zwingen – das mag ein späteres Geschlecht wissen: jetzt noch führt die Naturwissenschaft davon ab –, das sagt Ihnen ein begeistert in ihr Erzogener.

VI.
Pathosophie

Die *Pathosophie* ist nicht nur ein für das Verständnis von Weizsäckers Denken zentrales, sondern auch ein wissenschaftshistorisch bedeutendes Werk. In diesem reichen und vielschichtigen Text, der weit über medizinische Belange hinausführt, zieht Weizsäcker am Ende seines Lebens als Arzt, Forscher und Philosoph Bilanz und begründet seine neue Anthropologie. Der leidende Mensch ist Ausgang und Ziel einer »an Haupt und Gliedern« zu reformierenden Medizin. Nur eine Theorie der Heilkunde, die zugleich eine Theorie des Menschen ist, kann Grundlage für die Humanmedizin sein. Der Begriff Pathosophie bedeutet übersetzt »Weisheit des Leidens«; es ist hier aber nicht einfach das Leiden der Gegenstand oder das Objekt einer Krankheitslehre, sondern unter Pathosophie versteht Weizsäcker eine Lehre über das Leiden, die den Kranken als Subjekt mit einbezieht. Den Begriff »pathisch« definiert er in den *Erklärungen*, die er bereits dem *Gestaltkreis* nachgestellt hat, als diejenige »Seite der biologischen Existenz, in der diese Existenz nicht als Daseiende gegeben ist, sondern als ›will‹, ›kann‹, ›darf‹, ›soll‹, ›muß‹ zur Entscheidung aufgegeben ist. Der pathische Charakter macht auch die Indeterminiertheit des Lebenden aus und wurzelt im Grundverhältnis«. Als Mensch, als Subjekt erfahren wir uns am ehesten über Gefühle und Empfindungen, weniger über Intellekt und Rationalität. Gefühle trügen nicht, in ihnen – viel mehr als in dem, was wir wollen oder intendieren – empfinden wir uns am intimsten, am unverwechselbarsten.

Aus der pathosophischen Bestimmung des menschlichen Daseins erfolgt in den zentralen Kapiteln der *Pathosophie* die Grundlegung einer Krankheitslehre: Im Anschluß an die

Einführung der biographischen Methode wird eine neue Ordnung von Krankheitseinheiten vorgeschlagen. Der Sinn alles Wissens ist mehr als Wissenschaft, wissenschaftlicher Objektivismus ist eine Abstraktion. So entwirft Weizsäcker eine allgemeine Krankheitslehre, die Bau, Funktion, Struktur des Organismus und des Geistes thematisiert, während seine spezielle Krankheitslehre Atmung, Ernährung, Stoffwechsel, Kreislauf und Nervensystem behandelt. Der anschließende »Versuch einer Enzyklopädie« stellt in gesonderten Textstücken zentrale Themen der pathischen Existenz heraus – z. B. Schmerz, Wille, Sexualität, Bewußtsein, Staat, Macht, Lüge, Tod – und schließt mit einer Theorie des Menschen. Dazu gehört zunächst die Vertrauensfrage zwischen dem Arzt und dem Kranken; dann werden auch religiöse, soziale, psychologische und rechtliche Aspekte berücksichtigt. Weizsäckers Gestaltkreislehre zeigt die Methode des Umgangs mit biologischen Erscheinungen, als Theorie des biologischen Aktes steht sie zwischen Physik und Anthropologie. Mit der *Pathosophie* will Weizsäcker nun »das Medizinische am Menschen menschlich darstellen«.

Paul Christian, langjähriger Mitarbeiter und später Nachfolger Weizsäckers auf dem Heidelberger Lehrstuhl für Allgemeine Klinische Medizin, resümierte in seiner Rezension der *Pathosophie* von 1957: »Das in vieler Hinsicht ›schwierige‹ Buch, von dem man erwarten muß, daß es neben Zustimmung auch Widerspruch, Feindseligkeit und Ablehnung begegnen wird, übt den besonderen Reiz aus, daß es solchermaßen gerade das Wesen des ›Pathischen‹ spiegelt: die Unruhe, die Leidenschaft und die Zwiespältigkeit der menschlichen Existenz.« Eine umfangreiche Werkinterpretation der *Pathosophie* ist 1991 von Winfried Rorarius vorgelegt worden, wird aber auf den Leser nicht unbedingt einfacher oder verständlicher wirken als das Original. Nachdem die *Pathosophie*

2005 als Band 10 der *Gesammelten Schriften* erschienen ist, wurden mit Rezensionen in der *Neuen Zürcher Zeitung* (Hagner), der *Frankfurter Allgemeinen Zeitung* (Weichelt und Jütte), der *Süddeutschen Zeitung* (Eckart), dem *Deutschen Ärzteblatt* (Hoffmann) und in *psycho-logik* (Rinofner-Kreidl) sowie mit Udo Benzenhöfers jüngst veröffentlichtem Buch *Der Arztphilosoph Viktor von Weizsäcker. Leben und Werk im Überblick* kritische Anmerkungen, aber auch moderne Interpretationen des Weizsäckerschen Werkes vorgelegt.

Weizsäcker hat grundsätzlichen Zweifel an der Objektivität medizinischer Erkenntnisse, solange nicht Leib und Seele, psychische und physische Symptome im Sinne einer umfassenden Krankheitslehre aufeinander bezogen werden, solange nicht das Subjekt wieder in medizinische Fragestellungen eingeführt und die Biographik und Individualität des Patienten als Teil des ärztlich-forschenden Prozesses verstanden werden. Eine solche Haltung muß Widerspruch hervorrufen bei denen, die sich oft dogmatisch und streng an Methoden klammern und nur Fragestellungen bearbeiten, die mit diesen Methoden erschlossen werden können. Folgerichtig sind manche Reaktionen von Ablehnung bis hin zu Feindseligkeit geprägt, wenn mit Weizsäcker Positionen hinterfragt werden, die zuvor gültig und unverrückbar schienen. Zwar kann es durchaus sein, daß man die tiefgründige *Pathosophie* zweimal lesen muß, doch die Lektüre ermöglicht es, gerade als Arzt die eigene Rolle in der Gesellschaft kritisch zu betrachten und Fragen zuzulassen, um damit offen für Veränderung zu werden. Man wünschte sich, Weizsäckers Texte würden in der Bibliothek eines jeden Arztes stehen und sein Appell aus dem Vortrag *Psychosomatische Medizin* (1949) ernst genommen werden: »Betrachten Sie bitte die Schwierigkeiten nicht gleich als Gegenargument.«

Aus der *Pathosophie* ist hier zum einen die »Einleitung«

ausgewählt worden, die in ihrem ersten Teil das Wesen des Menschen zu bestimmen sucht und im zweiten die Bedingung des Gesund- und des Krankseins, die in jeder Biographie ihren Ausdruck findet. Zum andern ist ein Auszug mit der Überschrift »Der Unverstand der Funktionen« nachzulesen: ein kurzes Beispiel dafür, wie Weizsäcker sich von der herkömmlichen Art der Betrachtung trennt, die, einer Zirkelfigur gleich, etwas Behauptetes durch Behauptung begründet, statt unvoreingenommen Zusammenhänge zu betrachten und zu erkennen, daß unsere Hypothesen sich nicht immer bestätigen lassen. Denn schließlich, so Weizsäcker, könne kein Mensch von Verstand vom Verstand viel halten.

Die *Pathosophie* ist wohl in den Jahren 1948-51 geschrieben und vom Autor nicht mehr für den Druck überarbeitet worden. Die Ausgabe, die 1956 – und in zweiter, unveränderter Auflage 1967 – bei Vandenhoeck & Ruprecht in Göttingen erschien, ist eine vom Lektor Hellmut Beele für den Druck bearbeitete Fassung von Texten, die der Heidelberger Arzt Ernst Scheurlen zusammengestellt hatte. Für die neue Edition der *Pathosophie* als Band 10 der *Gesammelten Schriften* konnten als Vorlage ein überwiegend erhaltenes Manuskript, eine Maschinenabschrift und eine korrigierte Fassung des Typoskripts genutzt werden.

Einleitung I

Das Unternehmen dieses Buches braucht nicht besonders begründet zu werden, denn eine Begründung ist nicht möglich. Es gibt Dinge, die ihr Daseinsrecht nicht von anderen Dingen ableiten können, sondern deren Dasein unmittelbar aus einem Recht, da zu sein, hervorgeht. Zu diesen Dingen gehört auch ein Buch wie dieses, und man müßte ihm also, um es abzulehnen, sein Recht bestreiten, nicht nur einzelne Inhalte kritisieren.

Das Dasein eines Menschen gilt hier als quaestio juris, nicht als quaestio facti.[1] Ich bestreite nicht, daß es auch Tatsächliches an einem Menschen festzustellen gibt, zum Beispiel die Augenfarbe oder die Körperlänge. Aber das Menschliche daran ist nur von bestimmten Wünschen aus zu beurteilen. Ich sage nicht, daß diese Wünsche »im Grunde« immer dieselben sind oder – idealistisch – sein sollten. Ein Bonmot sagt: »jeder spinnt anders«. Aber man kann nicht sagen, wer oder was ein Mensch, die Menschen oder der Mensch *ist*; man kann immer ⟨ *nur* ⟩ sagen, was er sein sollte.

Eine andere Art, dies auszudrücken, ist die, daß ein Mensch ein Ding mit einem Subjekt ist. Die Subjektivität ist es, welche objektive Aussagen verhindert oder wenigstens so relativiert, daß kein Ende abzusehen ist. Jemand kann natürlich behaupten, daß jemand faul ist. Aber wie will er die Anstrengung ermessen, die jener machte, um seine Faulheit zu überwinden? Immer muß man zugeben, daß die Faulheit eben auch in der Faulheit, sich zu überwinden, besteht. Man kann die Faulheit nur an einer Faulheit messen, aber es gibt keinen Meterstab dafür, und die Sache liegt anders als bei der Körperlänge, weil es kein Einheitsmaß der Faulheit gibt.

Ein Mensch behauptet also ein Daseinsrecht; er ist nur zu

beurteilen von Wünschen aus, wie er sein sollte, und seine Subjektivität ist unergründlich. Trotzdem sage ich nicht, daß man ihn nicht erforschen könne, daß es da nichts zu lernen gäbe, daß Forschung und Lehre nicht vorbedacht, vorbereitet und auf die richtige Bahn gebracht werden könnten. Eine Lehre vom Menschen, eine Anthropologie, und auch eine medizinische, muß sogar sehr sorgfältig überlegt werden, ehe man sie unternimmt. Dabei spielen vorhergehende Erfahrungen mit Menschen eine große Rolle. – Was mir dabei den größten Eindruck macht, ist das, daß trotz ihrer anatomischen Ähnlichkeit verschiedene Menschen so ungeheuer verschieden sind. Ebenso verschieden, wie Schöne und Abscheuliche, Türken und Engländer, Brave und Schufte, Großindustrielle und Professoren, Männer und Weiber verschieden sind. Noch viel verschiedener also, als Ziegen und Hunde oder Bären und Ochsen anatomisch und physiologisch verschieden sind.

Da nun zwischen der Verschiedenheit der Menschen und dem Unfrieden der Menschen eine nahe Beziehung zu vermuten ist, so, als ob Unfriede, Streit, Kampf, Krieg und Tötung aus der Verschiedenheit irgendwie hervorgingen, so ist ein Interesse am Wesen dieser Verschiedenheit unvermeidlich. Ich halte das für ein aktuelles Thema, denn die gegenwärtige Epoche ist sich dieses Zusammenhanges halb bewußt, ohne sich über ihn ganz klar zu sein. Zum Beispiel fehlt uns gänzlich das Vertrauen, es genüge, die Verschiedenheit der Menschen wissenschaftlich genau und richtig zu beschreiben. Denn wir wünschen außer der Beschreibung eine Anweisung, wie man sie und ihre Gefahren überwinden könne. Der praktische Zug, der so in die wissenschaftliche Arbeit kommt, ist aber nicht einheitlich. In der Medizin hat er ein anderes Gesicht als in der Politik, Wirtschaft, Rechtskunde oder dem Militär. Die Beschränkung einer Anthropologie auf ein Gebiet, hier das medizinische, kann nur den Wert haben, daß der Autor hier, im Besitz zulänglicher Sachkenntnisse, seine Beispiele wählt; aber nicht den, daß er gerade und nur von hier aus das Wesen des Menschen versteht, denn dieses entfaltet sich nur, wenn keine einschränkende Voreingenommenheit ihn geradezu verhindert, die rechtliche, politische, ethische oder militärische Bedingtheit auch wahrzunehmen. Mit anderen Worten: auch eine medizinische Anthropologie muß diese rechtlichen, politischen oder ethischen Seiten des Menschlichen in sich aufnehmen und, mindestens vorbereitend, so gut wie möglich klarstellen, will sie das Medizinische am Menschen menschlich darstellen. Mag man auch zuerst erschrecken vor diesem Umfang der Aufgabe; es könnte sein, daß nach ihrer Lösung das übrige Geschäft nicht nur zutreffendere Ergebnisse, sondern auch kürzere und einfachere Wege gehen kann, indem wesentlich und unwesentlich dann erst trennbar werden. Zum Beispiel könnte es sein, daß von den körperlichen Erscheinungen der Krankheit nur diejenigen wichtig sind, welche eine eigenartige Wirkung auf das Menschliche des Menschen haben, während die Ursache eines irreparablen Verlustes an Zellen und Geweben ziemlich nebensächlich ist. Man merkt schon, daß die Überschätzung des Begriffes der Ursache auf solche Weise korrigiert würde.

Diese Medizinische Anthropologie hat also ihren Schwerpunkt in einer Anthropologie, während das Medizinische die äußere Form, die Beispiele, die Mittel der Darstellung abgibt. Die Einführung des Subjektes in die Pathologie und Medizin besagt, daß jeder Mensch auch hier als ein moralisches Wesen gelten muß; und wenn wir uns nach Vorgängern oder Vorbildern umsehen, dann tauchen alle die Namen und Werke auf, die ein Bild des Menschen darzustellen versucht haben. Aus den letzten Jahrhunderten also sind zum Beispiel

Gracian, Montaigne, Bacon, Pascal wichtiger als Sy-
denham, Haller, Virchow oder Koch. Die Gruppe der
Moralisten aber und die der medizinischen Forscher stehen
doch nicht nur nebeneinander, sondern sie sollen aufeinander bezogen werden. Eine Art der Beziehung ist schon die
Kritik, und diese ist wechselseitig. Es kann von der Moral
aus kritisiert werden, daß die Naturwissenschaft den Menschen a-moralisch vorstellt; aber auch von der Naturwissenschaft aus, wenn die Moral den Menschen wie als ob er kein
Naturwesen wäre, behandelt: die Moral wird jetzt biologisch
oder physikalisch kritisiert.

Der Ausdruck »Moral« ist hier nur in Ermangelung eines
besseren gebraucht worden. Aber es kommt in dieser Einleitung auf keine terminologische Frage an. Gemeint ist, daß
keine Sache und kein Ding, sondern etwas Menschliches,
das Menschliche im Menschen, zur Sprache kommen soll.
Statt des griechischen Wortes anthropologisch könnte man
auch das lateinische human brauchen. Ich habe in jedem
Falle damit reichliche Anknüpfungen und Stützen in der geschichtlichen Überlieferung. Aber bevor hier eine Wahl versucht wird, soll ein Punkt, der gleich wichtig ist, berührt werden: die gegenwärtige Situation. Unser Unternehmen muß
auch als aktuelles vorgenommen werden. Was wir zu über-
legen haben, soll sowohl in der Folge der Geschichte einen
Sinn, wie in deren Gegenwart und Zukunft einen Wert zu er-
ringen suchen. Beides fordert sich sogar gegenseitig. Man
kann die Geschichte nicht bewerten und deren jetzt gesche-
henden Teil entwerten. Ich glaube nun, daß der Gegensatz
von unfriedlichem Geschehen und Sehnsucht nach Frieden
die Aktualität ausdrückt, in der wir uns befinden. Wenn dieses Thema auch den Beifall meiner Leser findet, und wenn es
zentral ist, dann wird unser Unternehmen sich im Einklang
mit der Epoche befinden, in der wir zu leben haben.

Einleitung II

Die Vorstellung, daß die Mehrzahl von uns Menschen die längste Zeit ihres Lebens gesund sei und daß wir nur da und dort und dann und wann krank würden – diese Vorstellung ist leider ganz unzutreffend. Sie ist ebenso falsch, wie es wäre zu glauben, daß der Hauptteil des gesellschaftlichen und des politischen Lebens sich moralisch und juristisch einwandfrei abspiele und nur hin und wieder ein Unrecht geschehe, das dann, wieder in der Mehrzahl der Fälle, bemerkt, aufgegriffen und geahndet würde. Auch dies ist aber ein falsches Bild; die Summe des fortwährend erzeugten Unrechtes ist ganz ungeheuer, und das meiste davon bleibt unkorrigiert und straflos; auch nimmt diese Summe fortgesetzt zu, weil ein ungesühntes Unrecht durch zeitliche Entfernung nicht weniger Unrecht wird (»Verjährung« ist ein praktisches Verhalten, kein natürlicher Vorgang). Ebenso ist der Grundzug des sogenannten normalen Lebens, daß es, sieht man sich's nur genau an, eben nicht wirklich gesund verläuft und nur aus bestimmten Rücksichten so genannt wird. Welcher Körper wäre makellos gebildet? Welche Konstitution gegen Keime der zahlreichen Infektionen so immun, wie es doch nachweislich möglich ist? Welche Familie ist frei von erblichen Schäden? Welche Biographie ungestört durch greifbare Erkrankung? Welches Seelenleben frei von Neurose oder pathologischen Zuständen oder Zügen?

Man kann natürlich mit der in der Schule üblichen Pedanterie einwenden, der Begriff der Krankheit müsse zuerst einmal definiert werden. Aber jede solche Definition wäre ja eine noch viel größere Willkür als der freie, jedoch vom Takt geleitete Sprachgebrauch. Zum Beispiel kann man eine statistische Ausmittelung verlangen, was noch normal ist, was nicht. Aber wer sagt uns, ob eine Glatze oder ein schlechter Schlaf überhaupt und in jedem Falle beachtet werden sollen? Krank – das ist einer von den Begriffen, die gar nicht definierbar sind; durch welche vielmehr gewisse Definitionen erst möglich werden. Hier ist es ähnlich wie mit den Worten Leben, Schönheit, die auch ihren Sinn eigentlich erst durch Äquivokation, durch ein fortgesetztes Überschreiten der eigenen Bedeutungszone erhalten. – Überhaupt ist es nicht wahr, daß nur das, was man beweisen kann, gewiß ist. Es gibt Erkenntnisse, die man aussprechen muß und die durch ein Beweisverfahren nur an Evidenz abnehmen: Axiome, Grundlagen, einmalige Wahrnehmungen, Erfahrungen – das sind Beispiele für Gewißheiten, die nicht abgeleitet werden können, aus denen sich aber etwas ableiten läßt.

Krank oder krankhaft ist also der vielleicht größere Teil unseres Lebens und jedenfalls ein viel größerer Teil als das, was davon bemerkt und anerkannt wird. Es ist ja nur unsere abgestumpfte Empfindlichkeit, die uns übersehen läßt, daß ein fetter Bauch, ein schlechter Zahn, eine gelangweilte oder unzufriedene Stimmung bereits zu den Abweichungen gehören, die nur dem Grade, nicht der Art nach von den größeren Krankheiten sich unterscheiden. Auch ist es bei den meisten Menschen so, daß ihr Instinkt fürs Krankhafte mißleitet ist. Der Hypochonder übertreibt, er ist über das Wesen und die Ursache seiner Leiden falsch beraten. Aber er hat doch recht damit, daß er sich kritisiert. Wenn unser Schönheitsgefühl, unser moralischer Instinkt so scharf wären, wie sie sein müßten, dann erst würden wir die fremden und eigenen Mängel so bemerken, wie es nötig wäre. Denn was krank ist, das ist auch unschön und ist auch nicht recht. Und umgekehrt: Wir haben viele Möglichkeiten, das Häßliche und das Unrechte als pathologisch zu verstehen. Es gibt keine Vorschrift, wo wir damit unbedingt haltmachen müssen. Wenn ich keinen

Mißbrauch damit treibe, so steht es mir frei, jede Lüge, jeden Mord als ein psychopathologisches Phänomen aufzufassen, und es sind sittlich hochstehende Vorschläge daraus hervorgegangen.

Man versteht das kranke Wesen am besten, wenn man sich das ganze Leben als einen unablässigen Krieg mit der Krankheit vorstellt. Gesunde Zeiten sind Fortsetzungen dieses Krieges mit anderen Mitteln. Wer ein Sinnesorgan besäße, welches eigens fürs Krankhafte da wäre und welches so stets bereit und hell wie das Auge wäre, der begriffe diese beständige Entstehung des Gesunden aus der Abwehr des Kranken am leichtesten. Wer sich für völlig gesund hält, der ist nur blind für das Pathologische. Und man kann das Kranke nicht aus dem Gesunden ableiten, sondern muß versuchen, die Entstehung des Gesunden aus dem Kranken zu begleiten. Man sieht, das ist eine optimistische Vorstellung, denn sie führt vom Schlechten zum Guten hin, nicht umgekehrt. Freilich, man muß mit dem Schlechten anfangen, und das will fast niemand.

Aber die Hauptschwierigkeit liegt doch darin, sich belehren zu lassen. Die Forschung tritt der Natur oft, ohne es zu wissen, so entgegen, als ob sie, die Forschung, die Natur erklären müßte; sie spricht dann von einem Gegenstand, der dann Widerstand leistet. Aber die Natur erklärt sich selbst, wenn man es ihr erlaubt. Man muß nicht sie belehren, sondern sich von ihr belehren lassen. Wie aber? Ich versuche seit langer Zeit bei jeder Widerwärtigkeit aus dem Leibe zu verstehen, was damit gemeint sein kann. Eine üble Stimmung, ein apathischer Zustand, eine schlaflose Stunde haben doch zu bedeuten, daß mein Körper sich meinen Wünschen widersetzt, daß er mich zu einem anderen Wunsch oder zu einem anderen Weg überzeugen möchte. Ich soll anscheinend meine Gedanken ändern oder meine Handlungen durch andere ersetzen. Dann freilich weiß ich oft nicht, ob der Körper recht hat, denn er könnte sich irren oder durch mich selbst verwirrt worden sein. Diesen Streit muß man aushalten; oft muß man eine Krise abwarten und überstehen; dann geht es eine Zeitlang wieder leichter.

Ein großes Hindernis dabei sind eingewurzelte Gewohnheiten; es sind Gewohnheiten des Denkens und Vorstellens, ja, sogar Gefühlsgewohnheiten. Aber die Gefühle trügen doch noch am wenigsten, da unechte Gefühle viel leichter sich als falsche fühlen, während bei Vorstellungen und Gedanken der Irrtum ein vollständiger sein kann. Da gilt es dann, weiter den Ansturm der Fakultäten auszuhalten. Eine Fakultät sagt »ich bin die Philosophie«, eine andere »ich bin die Theologie«. Auch die Physik, die Physiologie, die Psychologie sprechen in dieser Ich-Form, als ob es so etwas in der Natur gäbe, während es sich doch nur um Institutionen, Betriebsgemeinschaften, Übereinkünfte über eine Methode handelt. Das alles sind spezifische Gewohnheiten, die man vielleicht gerade jetzt einmal aufgeben muß, auf die Gefahr hin, isoliert dazustehen, ohne Hilfe und Anerkennung.

Unter Widerwärtigkeiten aus dem Leibe verstehe ich zunächst solche Empfindungen oder Erfahrungen wie Schmerz, Schwäche, Schwindel, Übelkeit. Aber der Begriff des Leibes darf hier nicht zu enge gefaßt werden. Auch Angst, Gespanntheit, Stimmungen kommen angeflogen, für uns *wie* aus dem Leibe – das genügt für die Charakterisierung, daß sie aus dem Leibe stammten. Es gibt dann aber Erscheinungen, die nicht nur als Widerwärtigkeiten kommen, sondern auch willkommen sind; sie gehören trotzdem auch hierher, nämlich Schlaf, Atmung, Hunger, Durst, Geschlechtsdrang, Aufnehmen der Nahrung und Abgeben des Kots und Urins, Schwitzen, Trunkenheit, Träumen, Trauer. Bei ihnen allen gibt es eine Lustform und eine Unlustform, und trotzdem kommen sie auf wie aus dem Leibe, von ungefähr. Und die Unlustform ist es, durch welche ⟨wir⟩ sie den Widerwärtigkeiten zuzählen. Unsere Aufzählung ist selbstverständlich noch unvollständig. Die Hauptsache ist, daß wir durch sie auf jene ganz bestimmte, hier gemeinte Art belehrt werden können, welche nun noch näher zu erörtern ist. Wir werden nämlich belehrt, wenn wir sie fragen, was sie eigentlich bedeuten. (Wir vermeiden also noch auf lange hinaus die aggressive Frage: wie sie zu erklären seien.)

Es ist klar, daß die Frage nach der Bedeutung eine intellektuelle Frage ist, die man intelligent beantworten muß. Es ist ein Beweis von Unerzogenheit oder Oberflächlichkeit, wenn man sagt, daß dazu Intuition genüge. Denken ist nötig. Jemand, ich glaube JANET[2], hat gesagt, daß alle Gedanken nur verhinderte Handlungen sind. Es sei; aber wenn das zutrifft, dann ist es ein Beweis mehr, daß man, um die Handlungen des Leibes zu verstehen, denken muß. Da gibt es also hier gar keinen Gegensatz zur Physiologie und Anatomie; nur machen diese beiden Wissenschaften eine Ausklammerung: Sie lassen die Nuance des »Widerwärtigen« weg und stellen sich kalt und gefühllos gegen diese Färbung. Fast möchte ich sagen, sie stellen sich stoisch, heidnisch-philosophisch gegen diese Affekte, als fürchteten sie sich vor dem, was man dann im 18. Jahrhundert die »Empfindsamkeit« genannt hat. Die Erkenntnis, die wir hier suchen, sträubt sich möglichst wenig gegen eine denkende Erfahrung der Empfindungen, der Gefühle; sie will etwas aus den leidenden Zuständen lernen, welche uns der Leib beschert.

Um darin voranzukommen, müssen wir aber äußerst genau und sorgfältig verfahren. Wir dürfen uns nicht beeilen, uns keine voreiligen Abkürzungen und Verallgemeinerungen leisten, die eigentlich Vergröberungen und Verrohungen bedeuten würden. Etwas Derartiges wäre zum Beispiel, daß wir die Logik, die Mathematik, die rationale Klarheit als die Bedingung jeder möglichen Erfahrung voraussetzen – ein Irrtum, der KANT unterlaufen ist. Auch das Logische entsteht erst mit und in der Erfahrung der Leidenszustände. – Auf der anderen Seite soll der Zustand des Leidens nicht nur Unlust bedeuten. Auch dies wäre eine Einengung. Nur ein Finsterling, ein Pessimist würde die Freude, das Glück, die Lust und die Wollust ausschließen. Die Quellen unserer Erfahrung entspringen im Dunkel und der Qual des Erdinnern, aber auch auf den Höhen der Gebirge und aus dem Glanz der Seen. Leidend nennen wir nur den Zustand des Menschen im Verhältnis zur Natur, ja, zu sich selbst. Nur weil wir erfahren haben, daß die schmerzenden und quälenden Formen des Leidens über die Wahrheit weniger zu täuschen vermögen als die freundlicheren und friedlicheren Zustände, müssen sie als die belehrenderen gelten. Denn erlitten und empfangen werden die einen wie die anderen, und beide können wir nicht machen. Das ist der springende Punkt.

Ein Schmerz nun oder eine Angst drängt uns zu einer Denkarbeit. Die Widerwärtigkeit macht uns zum Problematiker. Das ist fast eine Art von Urphänomen. Wie ist das möglich? Die genaue und sorgfältige Beobachtung, nicht eine erklärende Theorie kann einigen Aufschluß geben. Da sieht man dann Überraschung, aber auch den Eindruck der Bestätigung, der Notwendigkeit; man sieht Verständnis, aber auch Zweifel; man sieht sogleich auch Flucht, Abwehr oder Angriff. In jedem Falle: Anfang einer ganz neuen Reihe von Ereignissen, Empfindungen, Gedanken und Vorsätzen. Der Schmerz also, ebenso auch die Angst, die dann den Gang zum Arzte einleiten, sind Ausgangspunkt eines ganzen Bündels von neuen Entfaltungen, die kein Mensch sofort als gestaltete Einheit darzustellen vermöchte.

Schmerz und Angst sind nur zwei besonders häufige Anlässe für den Gang zum Arzt. Es gibt noch eine Menge anderer Anlässe, und sehr oft ist auch diese Motivation weniger naiv und der Hergang ein mehr indirekter. Es kommt hinzu, daß Schmerz und Angst kein Beweis für Krankheit sind; sie können Folge von Krankheit sein – wenigstens ist das die allgemeine Meinung; auch der Normale könne beides bekommen; es könne sogar ein Beweis von Normalsein sein, daß man Schmerz oder Angst unter bestimmten Bedingungen bekommt; überdies könnte es notwendig sein, verschiedene Arten von Schmerz und von Angst auseinanderzuhalten. Man sieht, wir sind bereits mitten in der Denkarbeit, die wir vorausgesagt haben; wir sind der Problematiker geworden, der der Kranke nach unserer Behauptung werden soll.

An dieser Denkarbeit beteiligt sich alsbald der Arzt, die Medizin, die Wissenschaft. Und, sagen wir es nur gleich, in der Hauptsache ist die Denkarbeit vergeblich. Es handelt sich um eine Art des Denkens, die an sich nicht wirksam ist. Dieses theoretische Denken nützt bei der Krankheit nur, wenn es praktisch angewendet wird. Es ist kein an sich heilkräftiges Denken, so wie wir es uns etwa bei Zaubersprüchen oder bei suggestiven, hypnotischen Beeinflussungen vorstellen oder wie man es bei der Unterweisung durch den Brahminen oder den Starosten sich vorstellt. Denn das wissenschaftliche Denken ist objektiv und stellt die Sache nur so dar, wie sie, unbeeinflußt gedacht, ist. Unsere Denkarbeit ist also noch nicht die Krankheitsarbeit, die der Patient leisten muß, und sie kann nur indirekt etwas beitragen.

Die Medizin unserer Zeit ist nach der herrschenden Auffassung angewandte Wissenschaft. Man müßte sich genauer ausdrücken und sagen: Anwendung einer Wissenschaft. Kann man aber eine objektive Wissenschaft überhaupt anwenden? Objektiv stellt die Wissenschaft die Dinge dann dar, wenn sie das darstellt, was vom Menschen unbeeinflußt vor sich geht und vorhanden ist. Diese Voraussetzung wird in dem Augenblick hinfällig, wo die Vorgänge, zum Beispiel in der Krankheit, beeinflußt werden, also auch als beeinflußbar durch den Arzt vorausgesetzt werden. Im Begriffe der angewandten Wissenschaft oder der Anwendung der Wissenschaft liegt also ein ungeklärter Widerspruch oder mindestens eine Schwierigkeit, wenn es sich um die objektive Wissenschaft handelt.

Dies sind aber nur erkenntnistheoretische, logische Schwierigkeiten. Für die praktische Medizin tritt ein viel ernsterer Fall ein, wenn sich Zweifel am Werte des wissenschaftlich geführten Handelns einstellen. Gegeben ist, daß durch Bekämpfung der Kindersterblichkeit, Chirurgie und Chemotherapie eine solche Herabsetzung der Mortalität und eine solche Verlängerung der mittleren Lebensdauer eintritt, daß Überbevölkerung, soziale Revolution und Krieg unmittelbar dadurch entstehen. Gegeben ist ferner, daß die ärztliche Handlung unter diesen Verhältnissen kein Erkenntnismittel besitzt, um zu entscheiden, ob das Leben, welches sie erhält oder verlängert, erhaltungs- und verlängerungswürdiger oder -unwürdiger ist als ein anderes. Wenn nun die Ärzte nicht wissen, ob sie Verbrecher und Schurken oder Helden und zum mindesten gesittete und vernünftige Leute retten, dann müssen sie wenigstens ein Vertrauen haben, daß von einer anderen Instanz aus die richtige Unterscheidung und Regulierung des Zusammenlebens der Menschen erfolgt. Sonst, ohne dieses Zutrauen, wäre der Mediziner nicht aktionsfähig. Denn wir halten als geklärt fest, daß die objektive Naturwissenschaft in sich keine derartige Instanz zur Unterscheidung eines Verbrechers von einem Helden besitzt.

Es ist eine faszinierende Meinung, daß ein solches Dilemma für die objektive Naturwissenschaft dadurch entstanden sei, daß sie den Gottesbegriff aus sich entfernt hat. Daß sie das getan hat, kann nicht bezweifelt werden. Die exakte Naturwissenschaft ist atheistisch. Bis etwa zum Westfälischen Frieden durfte man das nicht aussprechen. Man war wissenschaftlich geworden, beeilte sich aber hinzuzufügen, daß man Theist sei. Dann kam eine Zeit, in der das nicht nötig war. BARRÈS³ sagte zum Beispiel: je suis athée, mais naturellement je suis catholique. Ebenso sagten bis vor kurzem die Ärzte: Ich bin wissenschaftlich, aber natürlich bin ich Nationalsozialist. In einem anderen Lande lautete die zweite Satzhälfte anders. Auch in unserem Lande sagt man jetzt anders. Der zweite Halbsatz soll auswechselbar sein. Rein grammatikalisch gesprochen, steckt in dem »aber natürlich bin ich« etwas viel Einfacheres, nämlich ein Relativsatz von der Form: Dies ist ein wissenschaftlicher Arzt, welcher Nationalsozialist ist. Oder noch kürzer ein einfaches Subjekt-Prädikat-Verhältnis: ein nationalsozialistischer Wissenschaftler. Bleiben wir bei diesem kürzesten Extrakt, weil die Sache am einfachsten wird. Simplex sigillum veri.

Nun kann man nicht zu jedem Subjekt jedes beliebige Prädikat hinzufügen. Es ist nicht möglich, von einem hölzernen Eisen zu sprechen. Aber es ist möglich, von einem heißen Eisen zu reden. Die Frage ist dann, ob ein nationalsozialistischer oder bolschewistischer oder demokratischer Arzt ein hölzernes oder ein heißes Eisen ist. Es ist offenkundig, daß hierüber keine Weltentscheidung vorliegt, die, so wie das Fallgesetz, »immer und überall« gilt. Man sagt sonderbarerweise, es gäbe verschiedene Weltanschauungen, aber wir wissen, daß es nur eine Welt geben kann und daß eine augenblickliche, sofortige Entscheidung nicht möglich ist. Der Einzelne entscheidet sich nur im Rahmen des geschichtlichen Prozesses. Unsere grammatikalische Vereinfachung kann also das Dilemma nicht lösen. Aber sie war auch unvollständig. Vom weltanschaulichen oder politischen Standpunkte aus konnte man auch umgekehrt verfahren und sagen: Jener Satz redet nicht vom nationalsozialistischen u. s. w. Arzt und Wissenschaftler, sondern vom wissenschaftlichen oder ärztlichen Nationalsozialisten. Man hätte eigentlich sagen müssen: Ich bin nationalsozialistisch, aber natürlich bin ich wissenschaftlicher Arzt. Oder: Ich bin Demokrat, aber natürlich bin ich ein wissenschaftlicher Arzt. Die Frage, ob derselbe Arzt in seinem einen Leben einmal das eine und dann das andere *sein* kann, ist nicht so wesentlich, da nicht nur er, sondern eine nichtidentische Macht entscheidet, ob er das *ist* und ob er das sein *darf.* Es muß uns hier etwas anderes interessieren. Wie, wenn nun jemand käme und sagte: Ich bin Demokrat, aber natürlich bin ich ein unwissenschaftlicher Arzt? (So, wie wenn Barrès geschrieben hätte: ich bin Katholik, aber natürlich bin ich Atheist?) Ich meine, diese Frage müßte denjenigen interessieren, der, um seinen Kopf nicht zu verlieren, sich gezwungen sieht, seine politische Weltanschauung zu wechseln oder wenigstens aufzugeben, der dadurch seine innere Sicherheit verliert, und, da seine Wissenschaftlichkeit mit seiner Weltanschauung eine unlösbare Einheit bildete, auch seine wissenschaftliche Sicherheit verliert. Da ihn nun weder seine Weltanschauung noch seine Wissenschaft mehr sichern können – und wir sprechen hier von seiner inneren, geistigen, charaktervollen Sicherheit, nicht von seinen Kalorien allein – so muß er neu anfangen, nicht nur ohne Weltanschauung, sondern auch ohne Wissenschaft. Denn man kann ihm nicht zumuten, in drei Tagen eine neue Weltanschauung oder gar eine neue Wissenschaft zu bilden. Unser Thema ist also jetzt der unwissenschaftliche Arzt oder vielmehr ärztliche Anfänger.

Ist es wirklich nötig, so weit zu gehen? Es ist eigentlich unnötig, weil wir ihn, den unwissenschaftlichen Arzt, längst ha-

ben. Die Frage ist nur, warum und mit welcher Rechtfertigung. Und da hat unsere spitzfindige grammatikalische Überlegung doch ein wesentliches Moment aufgedeckt: Die Zusammenhänge lassen sich nur verständlich darstellen, wenn
der Faktor des Vertrauens in eine Sicherheit beachtet wird.
Niemand kann mich hindern, von einem hölzernen Eisen
im Ernste zu sprechen, aber ich laufe Gefahr, für geisteskrank oder wenigstens für dumm zu gelten, wenn ich den
Widerspruch nicht zugebe oder nicht merke. Zu jener Zeit
nun, als der Gottesbegriff aus der Wissenschaft entfernt wurde und dies zuzugeben keine Gefahr mehr war, da ruhte die
Sicherheit in der Wissenschaft und in der allgemeinen Anerkennung ihrer Autonomie. (Historisch freilich ein langer,
komplizierter Entwicklungsweg.) Die Lage wird also in dem
Augenblick wieder fatal, wo diese Sekurität in den Armen
der autonomen Wissenschaft wieder dahinschmilzt. Sehr abkürzend kann man sagen, die Wissenschaft habe ihre Macht
zu sichern vom Gottesbegriff übernommen, ja, habe sie nur
dadurch bekommen können, daß dieser Gott, der bereits ein
bloßer Begriff geworden war, vollends entfernt wurde. Aber
wer kennte nicht die Schwierigkeit, zu diesem abgesetzten
Gott zurückzukehren! Unser unwissenschaftlicher Anfänger
kann daher nichts Besseres tun, als daß er seine Lage studiert. Ob er sich nun wie ein Lagergefangener oder wie ein
in der Wüste Verirrter vorkommt – als ein freier Mensch
kann er sich nicht betrachten. Der Befund ist auf alle Fälle
der einer ganz übermächtig eingeengten Freiheit.

Irgendwelche Erinnerungen, irgendwelche Vergleiche spie-
geln ihm freilich das Ideal einer größeren Freiheit vor. Aber
diese Erinnerungen und Vergleiche stimmen ihn eher zornig
als hoffnungsvoll. Zu übermächtig wirken die unmittelba-
ren, aber wiederholten Erfahrungen. Der Begriff der freien
Wissenschaft ist an sich schon fragwürdig genug; aber nun

geht der Zweifel noch eine ganze Bewußtseinsschicht tiefer, denn wenn selbst die Wissenschaft frei wäre, würde sie das Vertrauen in eine Sicherheit bieten? Philosophierend kann man es lernen und begreifen, daß jede echte Freiheit nichts anderes ist als eine Bindung an eine höhere, gesetzgebende Macht, an eine nicht nur oberflächliche, veränderliche, sondern tiefere, ewige Notwendigkeit. Aber diese philosophische Einsicht – bezieht sie sich denn auf die Wissenschaft? Was ist, wo ist Wissenschaft? Die Frage ist jetzt untrennbar von der des sichernden Vertrauens; da ein Mangel an Sicherheit Mangel an Vertrauen und ein Mangel an Vertrauen den Verlust der Freiheit nach sich zieht. Freiheit der Wissenschaft besteht nur dort, wo auch Gewissensfreiheit ist; sie wäre danach noch mehr ein ethisches als ein theoretisches Gut. Ist also Gewissensfreiheit ein mögliches Gut?

Der Unverstand der Funktionen

Die Gedankengänge dieses Kapitels zeigen nachgerade eine Struktur, die ihnen im Urteil verantwortungsbewußten Denkens sehr schaden könnte. Das Behauptete wird vorweg behauptet, dann begründet und nun erst recht behauptet. Eine Petitio principii ist unverkennbar, und der Beweis kann einer Kritik nicht standhalten, wenn sein Beweismittel die Behauptung selbst ist. Diese Zirkelfigur ist schlecht damit verträglich, daß die Erfahrung a posteriori als die Grundform hier akzeptiert wurde. Ich kann mich dieser Vorwürfe nur erwehren, wenn das Behauptete nicht wegen des Beweisens einleuchtet, sondern weil es interessant, fruchtbar, vielleicht neuartig wirkt und überhaupt trotz seiner Zirkelform auf andere Gedanken bringt. Von diesem Vorteil und Vorsprung über anerkannte Lehren erhoffe ich mir in den beiden folgenden Abschnitten noch mehr als in den drei vorhergehenden. Meister des Aphorismus wie NOVALIS, LICHTENBERG, NIETZSCHE haben uns gezeigt, daß die völlige Enthaltung von der Beweisform die Kraft des Eindrucks erhöht und den Stil reinigt. Aber GOETHE[1], gewiß ein Meister des Aphorismus, hat ihm doch auch noch etwas mehr entlockt: Der Aphorismus kann zur Maxime erhöht werden. Dies offenbart, daß der Aphorismus doch minderwertiger ist: Er kokettiert mit dem Stile und entzieht sich den Bewährungsproben. Ein richtiger Weg muß zu etwas führen, wozu auch andere Wege führen. Deshalb müssen diese verschiedenen Kapitel sich nicht nur jedes für sich, sondern durch eine Konvergenz bewähren.

Schon im ersten Abschnitt dieses Kapitels wollte ich Verwunderung darüber anregen, daß wir unserem Organismus soviel verstandesmäßiges und logisches Benehmen zutrauen, ihm aber Gefühle, Unvernünftigkeiten und die ganze Blind-

heit und Taubheit, deren der bloße Wille fähig ist, abspre-
chen. Die Funktionen des Körpers sollen uns zu etwas dienen;
aber woher wissen wir denn eigentlich, daß dieser Knecht so
dumm, gehorsam und entmannt bleibt, wie er bleiben soll?
Wir sind fürwahr gewarnt. Denn wenn wir vorhin auch behauptet haben, daß jede Bewegung Leidenschaft ist, so haben wir doch nicht sagen können, daß dies immer offenbar
zutage tritt. Trotzdem sind beständig Andeutungen mit den
Funktionen verbunden, die uns warnen könnten. Was immer wir mit dem Leibe erleben, es ist fast immer eine *Stimmung* dabei. Nennen wir sie Schmerz, Behagen, Unlust oder
Lust – die gewisse Tönung oder Färbung, die doch auch neue
Ansprüche stellt, ist doch meist dabei.[2] Die Stimmung, als
Abglanz der Leidenschaft, nimmt sich wie ein Überrest ver-
drängter Leidenschaft aus, die sich doch nicht ganz unsichtbar hat machen lassen.

Aber diese Darstellung rechnet offenbar immer noch mit
einer Teilbarkeit der Leidenschaft und mit einer Selbständig-
keit der Bewegung, als ob diese sich von jener auch trennen
könnte. Wenn aber ich mein Herz bänglich klopfen fühle,
wenn ein Gefühl der Schwäche von meiner Magengegend
aufsteigt, wenn meine Glieder müde sind, dann sind im Hintergrunde für den Physiologen viel präzisere Funktionen des
Organes gedacht oder vermutet. Der Begriff der Funktion ist
von den Wissenschaften allmählich unerhört präzisiert worden und hat in der Physiologie, Physik und Mathematik eine
Schärfe bekommen, die niemand übergehen kann. Die Theoretische Physik hat überdies seine Macht so sehr erweitert,
daß er Begriffe wie Materie, Kraft und Anschauungen wie
Raum, Zeit, Bewegung in sich aufgesogen und aufgelöst hat.
Hier zeigt sich eine Art Omnipotenz des Funktionsbegriffes,
die schließlich auch für Physiologie und Biologie musterhaft
bleibt.

Wirft man sich dann zurück in die Erfahrung der menschlichen Pathologie, Klinik, Psychologie und nähert sich damit unserem »menschlichen Apriori«, dann entfernen sich jene Funktionen in schattenhaftes Dunkel. Sie sind jetzt nur durch vorgebildete Methoden herbeizuholen und dienen nun wie Anwendung auf etwas. Im gleichen Augenblick verschwindet aber auch wieder die Färbung der Stimmung. Es ist nicht zu übersehen: die Anwendung der Funktionen und die Wahrnehmung der Stimmungen stören einander gegenseitig. Bei solchem Verhältnis wäre die Störung am besten durch eine reinliche Scheidung zu vermeiden: divide et impera.

Wir machen jetzt die Hypothese, der Leib lebe am besten, wenn seine Funktionen ungestört ablaufen. Innerhalb dieser Hypothese ist natürlich ein Wertbegriff gesetzt worden. Was am besten ist und was als Störung bezeichnet wird, hängt vom Werte irgendeines Ideals ab. Wertfrei zu bestimmen wäre nur die Funktion selbst, und die wird jetzt zu einer Bedingung, daß jener noch unklar bestimmte Wert (die Gesundheit) überhaupt verwirklicht werden kann. Wir haben nun zu prüfen, ob unsere Hypothese in der Erfahrung zu bestätigen ist. Was ich hier als Hypothese bezeichne, ist aber die Denkweise einer ganzen Epoche der Medizin, nämlich der naturwissenschaftlichen.

Mit einiger Überraschung müssen wir jetzt feststellen, daß unsere Hypothese von der Erfahrung nicht bestätigt wird. Man kann als Beispiel von Funktion wählen, was man will: mechanische, chemische, elektrophysikalische oder muskelphysiologische Funktionen – in jedem dieser Fälle ist integrierend für das Vorhandensein von Funktion ihr gesetzmäßiges Verhalten. Wenn sich nun in einem lebenden und integralen, das heißt unversehrten Organismus die Funktionen wie gesetzmäßige Abläufe verhielten, so wäre dieses Verhalten der Abläufe mit dem Fortleben unvereinbar. Wären Tiere *wirklich* Reflexmaschinen, dann würden sie sofort zugrunde gehen wie ein ohne Fahrer fortrasendes Auto.

Da ich diesen Satz früher an mehreren Stellen ausführlich begründet habe, wiederhole ich nur ein paar Beispiele und ziehe deren Konsequenz.

Kein Mensch von Verstand kann vom Verstand viel halten. Aber es heißt behutsam mit solchen Zweideutigkeiten umgehen. Es gibt genug Leute, die sich daraus eine Denunziation des Autors oder auch einen Freibrief für ihre anzustellenden Dummheiten holen. Das musterhafte Vorbild für einen klugen und graziösen Umgang mit dem Verstande bleibt KANT. Er nimmt ihn gerade so weit ernst, daß er noch keine Angst vor ihm hat, sperrt ihn ein und füttert das schöne Raubtier mit der lockenden Speise der Wissenschaft. Hinter der Noblesse seines Stils verbirgt sich viel ernste Sorge um den im Barock überheblich gewordenen Geistmenschen. Nun sind diese Sorgen nicht mehr an der Tagesordnung. Der Tatmensch, der Sinnenmensch und der Funktionsmensch sind die neuen Themen. Also der Unverstand, nicht der Verstand ist es, der Freude und Leid bringt. Wir haben kein Recht, ihm weniger Höflichkeit, Weisheit und Klugheit entgegenzubringen als der Große des Rokoko dem Verstande.

Ich kann mich einer gewissen Schadenfreude nicht erwehren, wenn Leute, die ihr ganzes Leben lang von den Funktionen des pflanzlichen, tierischen und menschlichen Organismus gesprochen haben, nun böse werden, wenn ihnen eine Funktion aufgetragen wird, die ihnen nicht gefällt (z. B. Stubereinigen) oder ihnen die Funktion einer Bürokratie »ihre« Zeit raubt. Eine Funktion scheint also nur so lange erwünscht, als sie mir dient, nicht, wenn ich ihr diene. Genauer noch: Sie ist willkommen, solange mir die Funktion *so* dient, wie es mir gefällt; und solange habe ich auch nichts dagegen, wenn man in diesem Falle sagt, daß ich ihr diene. Solange mir mein Körper gehorcht, gehorche ich ihm gerne. Das ist beim Stoffwechsel, der Muskelarbeit, der Geschlechtlichkeit, der Sinnestätigkeit, ist mit Wachen und Schlafen, mit Wirken und Empfangen, Hergeben und Behalten so.

Sind nun also die Funktionen verständig oder unverständig? Der sicherste Weg, sich dieser Frage zu entledigen, ist der, daß man sie als falsch gestellt bezeichnet. Denn natürlich komme es nur darauf an, ob man sie verständig oder unverständig benutze, denn an sich seien sie weder das eine noch das andere. Gut, also kann man Funktionen benützen? Kann man also auch wählen, wie und ob man sie benützt? Darüber kann doch für einen Teil der Funktionen gar kein Zweifel bestehen und mit Hilfe der Selbstzerstörung (partiell auf alle Art, total durch Selbstmord) mindestens auf eine bestimmte Weise und in bestimmter Richtung. Was heißt also benützen? Wenn nämlich Wahl und Benutzung ohne Zweifel möglich ist, wenn es der Verstand ist, der solches tut, dann ist doch mindestens eine Entsprechung vorhanden. Es gibt also dem Werte der Verständigkeit, dem Verstandeswert entsprechende und nicht entsprechende Funktionen. Weiter kommen wir bei dieser Überlegung nicht, und bis zu der ontischen Aussage, die Funktion »ist« verständig oder unverständig, reicht dies nicht.

Ganz anders wird die Situation, wenn wir uns auf unser praktisches Verhalten zur Funktion besinnen. Es gibt manchen Anlaß, sich an ihr zu ärgern. Hunger und Kälte, Schmerzen und Schwäche, Schwindel und peinlicher Drang sind ärgerlich und mehr als das. Und in anderen Fällen begleitet das Gegenteil die Funktion: Lust und Wollust sind viel zu arme, ja ärmliche Worte, um diese Stimmungen zu bezeichnen, und diesmal haben wir Grund, dankbar zu sein; wir sind es viel zuwenig. Die pathische Aussage ist direkt, bleibt glaubwürdig und undialektisch, und sie fördert unser

Problem viel mehr. Ich und jede andere Person darf sagen, ich leide an der Funktion, ich danke ihr. In dieser Beleuchtung wäre der Verstand oder Unverstand der Funktion weit mehr als ein problematischer Begriff, denn hier ist die Funktion angesprochen, und sie hat uns angesprochen. Ist das so im Dialog Befindliche aber noch die Funktion selbst?

Mit dieser Gegenüberstellung des ontischen und des pathischen Existierens ist der hier entscheidende Punkt erreicht. Der Unverstand der Funktionen besteht darin, daß ein lebendes Wesen, welches sich der Gesetzlichkeit der Funktionen *unterwürfe*, zugrunde gehen müßte. Nicht ihre Gesetzlichkeit dem Begriffe nach, sondern die völlige Herrschaft derselben wäre gefährlich und wird es, wo bestimmte Krankheiten sie in Kraft setzen. Jetzt ist Anpassung, Regulation, Funktionswandel, Entwicklung usw. nicht mehr möglich, und ohne diese ist kein Leben möglich. Umgekehrt, wenn in anderen Fällen kein Verlaß auf die Gesetzmäßigkeit der Funktionen wäre, so träte gleichfalls Störung und Lebensunfähigkeit ein. Damit ist nicht gesagt, daß das Leben verstandesmäßig *oder* unverstandesmäßig sei; es ist beides, und es behält also die Wahl, entweder den gesetzmäßigen Ablauf zu benutzen oder ihn zu unterbrechen. *Darin* also liegt der Unverstand der Funktion, daß sie nur verfügbares Objekt bleibt, und nicht darin, daß sie an sich unverständig ist.[3]

Der Abschnitt ist nicht abzuschließen ohne des feindseligen Untertons zu gedenken, der gegenüber dem Funktionsbegriff merkbar wurde. Er gilt seiner Logizität. Das Leben scheint die Logik nicht zu lieben, und im Überschwang kann es sie verachten, überrennen oder hassen. Wir nannten es darum auch antilogisch[4], und das Wort Biologie ist deutlich genug so gebildet, daß man eine Überwindung des Widerspruchs von Bios und Logos für möglich halten soll. Aber die Antilogik des Lebens will, daß es sowohl lebensfeindlich wie *unverständig* wäre, dem Lebenden das Logischsein aufzuzwingen, und das wäre auch, es in Funktionen aufzulösen. Ein Unverstand des Verstandesgebrauchs also wäre das erste, was wir so begriffen haben. Aber dabei bleibt es nicht. Es handelt sich nicht nur um eine bestimmte Art des Verstandesgebrauchs; denn im Gebrauch, der unvermeidlich ist, wird der Gegenstand selbst so gedacht und angeschaut und als so *seiend* genommen, wie er nur behandelt wurde.

Aus dem Als-ob wird ein Ist. Aus der pathischen Begegnung wird die ontische Realisierung. Jetzt hat man das Lebende so gemacht, daß es sich logisch benimmt, und daraus resultiert seine Tötung. Das ist also das Ergebnis der unverständigen Anwendung des Verstandes, und daher stammt das Recht, vom Unverstand der Funktion zu sprechen. Von hier aus entsteht, rückläufig und im Gegensinn dieser Abschnittfolge, aus dem Unverstand der Funktion wieder der Wahn der Materie und die Tücke des Objektes. Von hier aus geschehen die tötenden Taten, die man dann mit dem Schrecken des Zauberlehrlings wahrnimmt: Man hat sie selbst getan, und die Illusion ist nicht länger zu erhalten, als hätte man mit diesem Objekte nie etwas zu schaffen gehabt.

Anhang

Anmerkungen

I. Erinnerungen

Meines Lebens hauptsächliches Bemühen (1955)

1 Schiller F (1800) Die Piccolomini. 1. Akt, 1. Szene

2 Freud S (1917) Eine Schwierigkeit der Psychoanalyse. (1940 ff) Gesammelte Werke. Hrsg v A Freud, Bd XII, Frankfurt: Fischer (WW)
Freud S (1917) Vorlesungen zur Einführung in die Psychoanalyse. WW XI
Freud S (1933) Neue Folge der Vorlesung zur Einführung in die Psychoanalyse. WW XV

3 von Goethe J W (1796) Xenien. Hrsg v R von Otto, Frankfurt: Insel (1985)

4 Nietzsche F (1887) Also sprach Zarathustra. Ein Buch für Alle und Keinen. In: (1955) Friedrich Nietzsche. Werke in 3 Bänden. Hrsg v K Schlechta, Bd 2, München: Hanser

5 Iamblichos (1963) Pythagoras. Legende. Lehre, Lebensgestaltung. Griechisch und deutsch. Hrsg, übers u eingel v M von Albrecht, Zürich, Stuttgart: Insel

6 Diels H (⁶1958) Fragmente der Vorsokratiker. Griechisch u deutsch. Hrsg v W Kranz, Bd 1, Berlin: Weidmann

7 Buch Hiob. Altes Testament

8 von Weizsäcker V (²1946) Studien zur Pathogenese. GS VI (1986)

9 de Spinoza B (1677) Die Ethik. Nach geometrischer Methode dargestellt. Übers O Baenisch, Einl R Schottlaender. Philosophische Bibliothek Bd 92, Hamburg: Meiner

10 de Montaigne M (1580) Essais. Hrsg v RR Wuthenow, Frankfurt: Insel (1976)

11 Bacon F (1597) Essays. Übers u hrsg v E Schücking, Sammlung Diederich Bd 71, Wiesbaden: Diederich (1946)

12 Gracián B (1647) Hand-Orakel und Kunst der Weltklugheit. Übers v A Schopenhauer, Stuttgart: Reclam (1986)

13 Rousseau J-J (1755) Abhandlung über den Ursprung und die Grundlagen der Ungleichheit unter den Menschen. Übers u hrsg v P Rippel, Ditzingen: Reclam (1998)

14 Freud S (1917) Vorlesungen zur Einführung in die Psychoanalyse. WW XI

Erinnerungen an Viktor von Weizsäcker (1987)

1 von Weizsäcker V ([4]1955) Klinische Vorstellungen. GS III (1990)

2 von Weizsäcker V (1949) Begegnungen und Entscheidungen. GS I (1986)

3 Sternberger D (1929) Charlie Chaplin, Der Idiot, Don Quijote. Versuch über die komische Existenz. In: Die Kreatur 3 (1929/1930). Hrsg v M Buber, V von Weizsäcker, J Wittig, Nendeln: Kraus Reprint (1969)

4 s. Anm 2

5 von Weizsäcker V (1930) Soziale Krankheit und soziale Gesundung. GS VIII (1986); Grundbegriffe der Sozialversicherung und Sozialpolitik. 7 S. Antragstellung bei der Notgemeinschaft 18. 4. 1932. Bundesarchiv Koblenz R 73/16584

6 von Weizsäcker V (1930) Behandlungsrecht – nicht Berentungsrecht, Kap. 5. In: Soziale Krankheit und soziale Gesundung. (s. Anm 5)

7 s Anm 5

8 von Weizsäcker V (1935) Studien zur Pathogenese. GS Bd VI (1986)

9 von Weizsäcker V (1934) Ärztliche Fragen. Vorlesungen über allgemeine Therapie. GS Bd V (1987)

10 von Weizsäcker V (1941) Arzt und Kranker. GS Bd V (1987)

11 von Weizsäcker V (1954) Briefwechsel mit Freud. In: Natur und Geist. Erinnerungen eines Arztes. GS Bd I (1986)

12 von Weizsäcker V (1934) Wege psychophysischer Forschung. Festrede bei der Stiftungsfeier der Akademie am 3. 6. 1934. GS Bd VI (1986)

13 von Weizsäcker V (1941) Der Gestaltkreis. Theorie der Einheit von Wahrnehmen und Bewegen. GS IV (1997)

14 von Weizsäcker V (1942) Das Antilogische. In: Diesseits und Jenseits der Medizin (1950). GS VII (1987)

15 von Weizsäcker V (1956) Die Pathosophie. GS Bd X (2005)

16 Jaspers K (1951) Rechenschaft und Ausblick. Reden und Aufsätze. München: Piper

17 von Weizsäcker V (1946) Anonyma. GS Bd VII (1987)

II. Krankengeschichten

Gesichtslähmung (1941)

1 Charcot JM (1892) Poliklinische Vorträge. Bd 1. Übers. v S Freud,
Leipzig, Wien: Deuticke

Das pathische Pentagramm (1947)

1 Kierkegaard S (1844) Der Begriff Angst. Eine simple psychologisch-
hinweisende Erörterung in Richtung des dogmatischen Problems
der Erbsünde, von Vigilius Haufniensis; (1965) Gesammelte Werke.
11. und 12. Abt. Übers v E Hirsch, Düsseldorf: Diederichs

Diabetes (1950)

1 Grafe E (1938) Zur Frage des traumatischen und Kriegsdiabetes und
seine Begutachtung. Medizinische Klinik 34, 403-6, 430-2
2 Umber F, Rosenberg M (1927) Gibt es einen traumatischen Diabetes? Klinische Wochenschrift 6, 5-11
3 Dunbar HF (^{2}1938) Emotions and Bodily Changes. New York: Co-
lumbia University Press
Dunbar HF (1948) Psychosomatic Diagnosis. New York, London:
Hoeber
Dunbar HF (1951) Deine Seele, dein Körper. Psychosomatische Medizin. Übers v G Wagner, Meisenheim/Glan: Westkulturverlag
4 Bernard C (1850) Chiens rendus diabétiques. Comptes rendus Soc
Biol 1, 60 ff
5 Grafe E (1931) Die Krankheiten des Stoffwechsels und ihre Behandlung. Fachbücher für Ärzte Bd XIV, Berlin: Springer; (^{2}1955) Ernäh-
rungs- und Stoffwechselkrankheiten und ihre Behandlung. Berlin,
Göttingen, Heidelberg: Springer
6 von Noorden C (1898, ^{2}1907) Die Zuckerkrankheit und ihre Behandlung. Berlin, Hirschwald; von Noorden C, Isaac S (^{8}1927) Berlin: Springer

III. Grundfragen medizinischer Anthropologie

Der Arzt und der Kranke (1926)

1 Platon (1971) Der Staat. Bearb v D Kurz, Griech Text v E Chambry, übers v F Schleiermacher; Platon. Werke in acht Bänden. Griechisch und deutsch. Hrsg v G Eigler, Bd 4, Darmstadt: Wissenschaftliche Buchgesellschaft

2 Kraus F (1919) Die allgemeine und spezielle Pathologie der Person. Klinische Syzygiologie. Nach gehaltenen Vorlesungen. Allgemeiner Teil (1926) Besonderer Teil 1: Tiefenperson. Leipzig: Thieme

3 Descartes R (1644) Principia philosophiae. (1964) Œuvres de Descartes. Hrsg v Ch Adam, P Tannery, Tom 8, 1, Paris: Vrin; (³1911) Die Prinzipien der Philosophie. In: René Descartes. Philosophische Werke. Übers u hrsg v A Buchenau, Bd 2, 3. Abt. Philosophische Bibliothek Bd 28, Leipzig: Meiner

4 Planck M (1926) Physikalische Gesetzlichkeit im Lichte neuerer Forschung. Die Naturwissenschaften 14, 249-61; (1958) in: Physikalische Abhandlungen und Vorträge. Aus Anlaß seines 100. Geburtstages (23. April 1958). Hrsg v d Verband Deutscher Physikalischer Gesellschaften u d Max-Planck-Gesellschaft zur Förderung der Wissenschaften, Bd III, Braunschweig: Vieweg

5 Kant I (1781, ²1787) Kritik der reinen Vernunft. (⁴1975) Immanuel Kant. Werke in sechs Bänden. Hrsg v W Weischedel, Bd II, Darmstadt: Wissenschaftliche Buchgesellschaft

6 Kant I (1788) Kritik der praktischen Vernunft. WW IV

Über medizinische Anthropologie (1927)

1 Freud S (1914) Zur Geschichte der psychoanalytischen Bewegung. WW X

2 von Haller (1753) De partibus corporis humani sensilibus et irritabilibus. Commentarii societatis regiae scientarum Gottingensis, Tom II ad annum MDCCLII, Göttingen: Vandenhoeck; (1922) Von den empfindlichen und reizbaren Teilen des menschlichen Körpers. Dtsch hrsg u eingel v K Sudhoff, Klassiker der Medizin Bd 27, Leipzig: Barth

3 Köhler W (1920) Die psychischen Gestalten in Ruhe und im stationären Zustand. Eine naturphilosophische Untersuchung. Braunschweig: Vieweg

4 Carnot NLS (1824) Réflexions sur la puissance motrice du feu et sur les machines propres à développer cette puissance. Paris: Blanchard (1953); (^{2}1909) Betrachtungen über die bewegende Kraft des Feuers und die zur Entwicklung dieser Kraft geeigneten Maschinen. Übers u hrsg v W Ostwald, Ostwalds Klassiker der exakten Wissenschaften Bd 37, Leipzig: Engelmann
5 von Weizsäcker V (1923) Das Antilogische. Psychologische Forschung 3, 295-318. GS II (1998)
6 Lipps Th (^{2}1906) Leitfaden der Psychologie. Leipzig: Engelmann
7 Kant I (1790) Kritik der Urteilskraft. WW V
8 Kant I (1781, ^{2}1787) Kritik der reinen Vernunft. WW II

Krankengeschichte (1928)

1 Platon (1971) Der Staat. Bearb v D Kurz, griech Text v E Chambry, übers v F Schleiermacher; Platon. Werke in acht Bänden. Griechisch und deutsch. Hrsg v G Eigler, Bd 4, Darmstadt: Wissenschaftliche Buchgesellschaft

IV. Die Einheit von Wahrnehmen und Bewegen

Wahrnehmung (1940)

1 Dauser H (1939) Versuche über die Wahrnehmung von Scheinbewegungen durch perspektivische Verschiebungen bei aktiver Kopfbewegung. Diss. Heidelberg
2 Fischer MH, Kornmüller AE (1930) Der Schwindel. S. 442-94 in: Handbuch der normalen und pathologischen Physiologie. Bd XV, I, hrsg v A Bethe, G von Bergmann, G Embden, A Ellinger, Berlin: Springer
Vogel P (1931) Über optokinetische Reaktionsbewegungen und Scheinbewegungen. Pflügers Archiv ges Physiol 228, 631-43
Hebel K (1943) Die Relativität der Wahrnehmung von Ruhe und Bewegung. Eine experimentelle Untersuchung am optolabyrinthären System. Z Sinnesphysiol 70, 75-123
3 Vogel P (1933) Studien über den Schwindel. Sitzungsber Heidelberger Akad Wiss, Math-nat Kl, 5. Abh, Berlin, Leipzig: de Gruyter

Funktionswandel und Gestaltkreis (1950)

1 Gelb A, Goldstein K (1920) Psychologische Analysen hirnpathologischer Fälle aufgrund von Untersuchungen Hirnverletzter. Bd 1, Leipzig: Barth

2 Stein J (1924) Die Labilität der Drucksinnschwelle bei Sensibilitätsstörungen. Dtsch Z Nervenheilk 80, 57-74

3 d'Alembert J (1789) Esprit, Maximes et Prinzipes de d'Alembert. Hrsg v J Chas. Genéve, Paris: Briand

4 Müller J (1838) Handbuch der Physiologie des Menschen für Vorlesungen. Bd 2, 2. Abt: Der speciellen Physiologie fünftes Buch: Von den Sinnen. Coblenz: Hölscher

5 von Helmholtz H (1856-66) Handbuch der physiologischen Optik. In: Encyklopädie der Physik, hrsg v G Karsten, J von Kries, Bd II: Die Lehre von den Gesichtsempfindungen. Hrsg v W Nagel, J von Kries, Hamburg, Leipzig: Voss; (^{3}1910) Bd 3: Die Lehre von den Gesichtswahrnehmungen. Hrsg v J von Kries, Hamburg, Leipzig: Voss

6 Vogel P (1933) Studien über den Schwindel. Sitzungsber Heidelberger Akad Wiss, Math-nat Kl, 5. Abh, Berlin, Leipzig: de Gruyter

7 du Bois-Reymond E H (1912) »Ignorabimus« (Darüber werden wir auch in Zukunft nichts wissen). Über die Grenzen des Naturerkennens. In: Reden. Hrsg v E Du Bois-Reymond. Bd 1, 441-64, Leipzig: Veit

8 Christian P (1950) Neuere Ergebnisse der Funktionsanalyse auf dem Gebiet der Wahrnehmung und der Motorik. Dtsch Z Nervenheil 164, 54-65

9 Ruffin H (1929) Über die Gewinnung von Erlebnisinhalten des epileptischen Anfalls- und Ausnahmezustandes mit Hilfe von Wachsuggestion und Hypnose. Dtsch Z Nervenheilk 107, 271-315

10 Vogel P (1931) Über die Bedingungen des optokinetischen Schwindels. Pflügers Arch ges Physiol 228, 510-30; (1933) Studien über den Schwindel. Sitzungsber Heidelberger Akad Wiss, Math-nat Kl, 5. Abh, Berlin, Leipzig: de Gruyter

11 Christian P (1939) Über unbewußte Vestibulariswirkung. Z Neurol 165, 214-19; (1940) Wirklichkeit und Erscheinung in der Wahrnehmung von Bewegung dargestellt an experimentellen Beispielen. Z Sinnesphysiol 68, 151-84; (1948) Vom Wertbewusstsein im Tun. In: Beiträge aus der Allgemeinen Medizin 4, 1-20

12 Derwort A (1938) Untersuchungen über den Zeitablauf figurierter Bewegungen beim Menschen. Pflügers Arch ges Physiol 240, 661-75; (1943) Über die Formen unserer Bewegungen gegen verschiedenartige Widerstände und ihre Bedeutung für die Wahrnehmung von Kräften. Z Sinnesphysiol 70, 135-83; (1948) Zur Psychophysik der handwerklichen Bewegungen bei Gesunden und Hirngeschädigten. In: Beiträge aus der Allgemeinen Medizin 4, 21-77

13 Hebel K (1943) Die Relativität in der Wahrnehmung von Ruhe und Bewegung. Z Sinnesphysiol 70, 75-123; (1944) Experimentelle Untersuchungen zum Verständnis des zentralen Schwindels nach Schädeltrauma. Dtsch Z Nervenheilk 156, 14-63; (1948) Labyrinthär und optokinetisch ausgelöste Nachbild-Bewegungen in ihrer Abhängigkeit von Reiz, Subjekt und Umwelt. Dtsch Z Nervenheilk 159, 3-56

V. Grundlagen einer neuen Medizin

Von den seelischen Ursachen der Krankheit (1947)

1 Weizsäcker K (1875, [12]1937) Das Neue Testament. Tübingen: Mohr

2 Bilz R (1936) Psychogene Angina. Epikritische Betrachtungen über eine Mandelentzündung und ihre Psychopathologie. Zentralbl Psychothr 9, 1. Beih, Leipzig: Hirzel

3 Kierkegaard S (1849) Die Krankheit zum Tode. Eine christliche psychologische Erörterung zur Erbauung und Erweckung. (1957) Gesammelte Werke, 24. u 25. Abt, Düsseldorf: Diederichs

4 Vischer FTh (1879) Auch Einer. Eine Reisebekanntschaft. ([10]1903) 2 Bde Stuttgart, Leipzig: Deutsche Verlags-Anstalt

5 von Goethe JW (1832) Faust. Der Tragödie zweiter Teil; ([10]1976) Goethes Werke. Hamburger Ausgabe in 14 Bd. Hrsg v E Trunz. Bd 3: Dramatische Dichtungen, 1 Bd, München: Beck

6 Eckermann JP (1836) Gespräche mit Goethe in den letzten Jahren seines Lebens. Leipzig: Brockhaus; ([26]1975) Hrsg v HH Houben, Wiesbaden: Brockhaus

Die Medizin im Streite der Fakultäten (1948)

1 Kant I (1798) Der Streit der Fakultäten. WW VI

2 Shakespeare W (1611) Der Sturm. 2. Akt, 2. Szene

3 Matthäus 26, 41

Psychosomatische Medizin (1949)

1 Freud S (1933) Neue Folge der Vorlesungen zur Einführung in die Psychoanalyse. WW XV

2 Rössle R (1944) Nachtrag zu den »serösen Entzündungen« und nochmals zum Entzündungsbegriff. Virchows Arch 311, 281-4

3 Doerr R (1943) Die Infektion als Gast-Wirt-Beziehung mit besonderer Berücksichtigung der tierpathogenen Virusarten. Arch ges Virusforschung 2, 88-153

4 von Weizsäcker V (1933) Körpergeschehen und Neurose; (1935) Studien zur Pathogenese. GS VI (1986)

5 Bilz R (1936) Psychogene Angina. Epikritische Betrachtungen über eine Mandelentzündung und ihre Psychopathologie. Zentralbl Psychothr 9, 1. Beih, Leipzig: Hirzel

6 Kütemeyer W (1947) Wandlungen medizinischer Anthropologie. Beiträge aus der Allgemeinen Medizin 1, 45-63; (1956) Medizinische Anthropologie in der Inneren Klinik. In: Viktor von Weizsäcker. Arzt im Irrsal der Zeit. Eine Freundesgabe zum siebzigsten Geburtstag am 21. 4. 1956. Göttingen: Vandenhoeck & Ruprecht; (1963) Die Krankheit in ihrer Menschlichkeit. Zur Methode der Erschließung und Behandlung körperlicher Erkrankungen. Göttingen: Vandenhoeck & Ruprecht

7 Grote LR, Meng H (1934) Über interne und psychotherapeutische Behandlung der endogenen Magersucht. Schweiz med Wschr 64, 137-41

8 Gide A (1937) Journal des Faux-Monnayeurs. Œuvres complètes. Hrsg v L Martin-Chauffier, Bd 13, Paris: Nouvelle revue française

9 s. Anm 1

10 von Weizsäcker V (1930) Soziale Krankheit und soziale Gesundung. GS VIII (1986)

VI. Pathosophie

Einleitung I und II (1956)

1 Kant I (1781, [2]1787) Kritik der reinen Vernunft. WW II

2 nicht Janet, sondern Freud sagte: »Denken ist ein Probehandeln«. S Freud (1911) Formulierungen über die zwei Prinzipien des psychischen Geschehens. WW VIII

3 Barrès M (1913) Mes cahiers. Edition Plou. Paris: La Palatine

Der Unverstand der Funktionen (1956)

1 von Goethe JW (1840) Maximen und Reflexionen. ([10]1976) Goethes Werke. Hamburger Ausgabe in 14 Bd. Hrsg v E Trunz. Bd 12: Kunst und Literatur. München: Beck
2 Schultz-Hencke H ([2]1947, [6]1989) Der gehemmte Mensch. Entwurf eines Lehrbuchs der Neo-Psychoanalyse. Stuttgart: Thieme
3 Die hier auftauchende Freiheits-Antinomie im Sinne der Kritik der reinen Vernunft kritisiere ich [d. i. Weizsäcker] im Abschnitt über pathische Kategorien, S 87 [Gesammelte Schriften, Bd X, S 87].
4 vgl Kapitel »Logophanie« in der Pathosophie; von Weizsäcker V (1950) Das Antilogische. GS VII (1987)

Literaturverzeichnis

1. Nachweis der im vorliegenden Band abgedruckten Texte Viktor von Weizsäckers in der Reihenfolge ihrer Anordnung

Meines Lebens hauptsächliches Bemühen. Mit einer autobiographischen Einleitung versehener, redigierter und etwas gekürzter Vortrag. Hamburg am 27. 6. 1947 und Lübeck am 28. 6. 1947; S 243-63 in: Wegweiser in der Zeitwende. Selbstzeugnisse bedeutender Menschen. Hrsg E Kern, München, Basel: Reinhard (1955); S 372-92 in: Viktor von Weizsäcker. Gesammelte Schriften. P. Achilles, D. Janz, M. Schrenk (†), CF von Weizsäcker (†) (Hrsg) unter Mitarbeit v M. Kütemeyer, W. Rimpau, W. Schindler (GS). Bd VII (1987)

Angst. Psychogenie. (Herzneurose). V in: Klinische Vorstellungen. Hippokrates 9, 722-6; ([2]1941, [3]1947, [4]1955) Stuttgart: Hippokrates. Spanische Übersetzung v J. Solé Sagarra. Barcelona: Ed. Pubul (1946); S 30-3 in: GS Bd III (1987)

Gesichtslähmung. Leib und Seele (Facialislähmung). XIV. Klinische Vorstellungen. Hippokrates 10, 343-5; Stuttgart: Hippokrates ([2]1941, [3]1947, [4]1955); Spanische Übersetzung v J. Solé Sagarra. Barcelona: Ed. Pubul (1946); S 66-70 in: GS Bd III (1987)

Das pathische Pentagramm (Lungenblähung, Herzinsuffizienz). XXVI. Fälle und Probleme. Anthropologische Vorlesungen in der Medizinischen Klinik. Beiträge aus der Allgemeinen Medizin H. 3, Stuttgart: Enke (1947, [2]1951); Klinische Vorstellungen. Psyche 1, 560-81 (1947); Spanische Übersetzung v J. Solé Sagarra. Barcelona: Ed. Pubul (1950); S 170-5 in: GS Bd IX (1988)

Diabetes. XXIII in: Der kranke Mensch. Eine Einführung in die Medizinische Anthropologie. I. Teil. Klinische Vorstellungen. Stuttgart: Koehler (1951); niederländische Übersetzung v L van der Horst, Amsterdam: Veen (1955); Spanische Übersetzung v V. Schulz, J. Soles, Prologo: R. Sarro, Barcelona: Miracle (1956); S 473-82 in: GS Bd IX (1988)

Der Arzt und der Kranke. Die Kreatur 1, 69-86 (1926); Arzt und Kranker I. Leipzig: Koehler & Amelang, 62-88 (1941, ²1947, ³1949); Die Kreatur 1, 69-86, Nendeln/Liechtenstein: Kraus Reprint (1969); S 214-32 in: Was ist Krankheit? Erscheinung, Erklärung, Sinngebung. Hrsg KE Rothschuh, Wege der Forschung Bd CCLXII, Darmstadt: Wissenschaftliche Buchgesellschaft (1975); S 9-26 in: GS Bd V (1987)

Über medizinische Anthropologie. Vortrag. Kölner Kant-Gesellschaft, Februar 1927; Philosophischer Anzeiger 2, 236-54 (1927); S 35-61 in: Arzt und Kranker I. Leipzig: Koehler & Amelang (1941, ²1947, ³1949); S 97-116 in: von Weizsäcker V, Wyss D: Zwischen Medizin und Philosophie. Mit einer Gedächtnisrede von Wilhelm Kütemeyer. Göttingen: Vandenhoeck & Ruprecht (1957); Japanische Übersetzung v T. Hamanaka Tokio: Iwanamishoten (1984); S 177-94 in: GS Bd V (1987)

Krankengeschichte. Die Kreatur 2, 455-73 (1928); S 120-48 in: Arzt und Kranker 1. Leipzig: Koehler & Amelang (1941, ²1947, ³1949); Die Kreatur 2, 455-73, Nendeln/Liechtenstein: Kraus Reprint (1969); S 11-31 in: Medizinisch-psychologische Anthropologie. Hrsg W Bräutigam, Wege der Forschung, Bd CCXXVIII, Darmstadt: Wissenschaftliche Buchgesellschaft (1980); S 48-66 in GS Bd V (1987)

Wahrnehmung. I. Einführung, Kap 2 in: Der Gestaltkreis. Theorie der Einheit von Wahrnehmen und Bewegen. Leipzig: Thieme (1940, ²1943, ³ 1947, ⁴1950, 1968, 1986, 1996 unveränderte Nachdrucke der 4. Auflage); Suhrkamp: Frankfurt (1973); Französische Übersetzung v M. Foucault, D. Rocher. Bruges: Desclée de Brouwer; Spanische Übersetzung v A. Serrate. Prólogo: A A Villar. Madrid: J Morata (1962); Japanische Übersetzung v B. Kimura, T. Hamanaka: Tokio: Misutzu-Shobo (1975); S 106-10 in: GS IV (1997)

Funktionswandel und Gestaltkreis. Vortrag. Tagung der Gesellschaft Deutscher Neurologen und Psychiater in Göttingen, 22.-25. 9. 1949; Deutsche Zeitschrift für Nervenheilkunde 164, 43-53 (1950); S 619-31 in: GS Bd III (1990)

Von den seelischen Ursachen der Krankheit. Vortrag vor der Ärzteschaft Württembergs. Tagung der Evangelischen Akademie Bad Boll, 5. 5. 1946; S 27-44 in: Siebeck R, von Weizsäcker V: Die Medizin in

der Verantwortung. 2 Vorträge. Schriftenreihe der Evangelischen Akademie, Reihe V: Naturwissenschaften und Medizin 2, Tübingen: Furche
(1947); S 115-35 in: Diesseits und Jenseits der Medizin. Arzt und Kranker, Neue Folge. Stuttgart: Koehler (1950); S 399-416 in: GS Bd VI
(1986)

Die Medizin im Streite der Fakultäten. Vortrag. Universität Heidelberg
1946; S 158-70 in: Vom neuen Geist der Universität. Hrsg KH Bauer,
Schriften der Universität Heidelberg, Bd 2 Berlin, Heidelberg: Springer
(1947); S 97-114 in: Diesseits und Jenseits der Medizin. Arzt und Kranker, Neue Folge. Stuttgart: Koehler (1950, ²1951); Grundfragen der modernen Medizin. Universitas 5, 513-21 (1950); S 197-211 in: GS Bd VII
(1987)

Psychosomatische Medizin. Vortrag. 55. Kongress der Deutschen Gesellschaft für Innere Medizin in Wiesbaden, 24. – 28. 5. 1949; Verhandlungen der Deutschen Gesellschaft für Innere Medizin 55, 13-24 (1949);
Psyche 3, 331-41 (1949); S 81-96 in: von Weizsäcker V, Wyss D: Zwischen
Medizin und Philosophie. Mit einer Gedächtnisrede von Wilhelm Kütemeyer. Göttingen: Vandenhoeck & Ruprecht (1957); S 451-64 in GS
Bd VI (1986)

Einleitung I. und II. Pathosophie. Göttingen: Vandenhoeck & Ruprecht
(1956, ²1967); S 11-22 in: GS Bd X (2005)

Der Unverstand der Funktionen. Pathosophie. Göttingen: Vandenhoeck & Ruprecht (1956, ²1967); S 50-5 in: GS Bd X (2005)

2. Nachweis der in der Einführung und den Kapiteleinleitungen zitier-
ten Literatur

Abmeier H-L (1989) Die Rolle von Hans Lukaschek im Deutschen Widerstand. S 159-76 in: L. Bossle et al (Hrsg) Nationalsozialismus und
Widerstand in Schlesien. Sigmaringen: Thorbecke
Benzenhöfer U (1993) Die 1930 eröffnete Neurotiker-Abteilung Viktor
von Weizsäckers an der Medizinischen Klinik in Heidelberg. Zeitschrift für Medizinische Psychologie 2, S 182-90
Benzenhöfer U (1994) Die Berufung Viktor von Weizsäckers auf den

Lehrstuhl für Neurologie in Breslau 1941. Fortschritte der Neurologie Psychiatrie 62, S 438-44

Benzenhöfer U (2007) Der Arztphilosoph Viktor von Weizsäcker. Leben und Werk im Überblick. Göttingen: Vandenhoeck & Ruprecht

du Bois-Reymond E (1872, 1916) Über die Grenze des Naturerkennens. Leipzig: von Veit; Berlin, New York: de Gruyter (1967)

Charcot JM (1886) Neue Vorlesungen über die Krankheiten des Nervensystems insbesondere über Hysterie. Autorisierte deutsche Ausgabe von Dr. Sigm. Freud. Leipzig, Wien: Toeplitz & Deuticke

Christian P (1957) v. Weizsäcker, V.: Pathosophie. Psyche 10, S 969-71

Ders (1989) Medizinische Anthropologie. Theoretische Pathologie und Klinik psychosomatischer Krankheitsbilder. Berlin, Heidelberg, New York, London, Paris, Tokyo: Springer

Claussen PC (1999) Herzwechsel – meine Geschichte. S 17-32 in: D Janz (Hrsg) Krankengeschichte. Biographie, Geschichte, Dokumentation. Beiträge zur Medizinischen Anthropologie Bd 2, Würzburg: Königshausen & Neumann

Dammer I (1994) Der Gestaltkreis. Einige Anmerkungen zur Ideengeschichte des Modells und zu seinem Stellenwert im Werk V. v. Weizsäckers. S 438-50 in: K. F. Wessel unter Mitarbeit von W. Förster, R.-M. E. Jacobi (Hrsg) Herkunft, Krise und Wandlung der modernen Medizin. Kulturgeschichtliche, wissenschaftsphilosophische und anthropologische Aspekte. Berliner Studien zur Wissenschaftsphilosophie & Humanontogenetik. Bielefeld: Kleine

Dehli M (2007) Leben als Konflikt. Zur Biographie Alexander Mitscherlichs. Göttingen: Wallstein

Eckart W (2005) Im Käfig der Passionen. Eine Neuausgabe der »Pathosophie« Viktor von Weizsäckers. Süddeutsche Zeitung 8. 8. 2005

Emondts St (1993) Menschwerdung in Beziehung. Eine religionsphilosophische Untersuchung der medizinischen Anthropologie Viktor von Weizsäckers. Stuttgart: frommann-holzboog

Gadamer H-G, Vogler P (1972) Neue Anthropologie. 7 Bände. Stuttgart: Thieme

Gadamer H-G, Boehm G (1978) Die Hermeneutik und die Wissenschaft. Frankfurt: Suhrkamp

Gadamer H-G (1993) Über die Verborgenheit der Gesundheit. Frankfurt: Suhrkamp

Grätzel St (1989) Die philosophische Entdeckung des Leibes. Stuttgart: Franz Steiner

Green LA et al (2001) The ecology of medical care revisited. New England Journal of Medicine 344, 2021-5

Hagner M (2006) Medizinische Anthropologie mit und ohne System. Mit der »Pathosophie« ist die Ausgabe der Schriften Viktor von Weizsäckers abgeschlossen. Neue Zürcher Zeitung 132, 10./11. 6. 2006

Hahn P, Jacob W (1987) Viktor von Weizsäcker zum 100. Geburtstag. Berlin, Heidelberg, New York: Springer

Henkelmann T (1986) Viktor von Weizsäcker (1886-1957) Materialien zu Leben und Werk. Berlin, Heidelberg, New York: Springer

Henkelmann T (1992) Zur Geschichte der Psychosomatik in Heidelberg. V. v. Weizsäcker und Alexander Mitscherlich als Klinikgründer. Psychotherapie, Psychosomatik, medizinische Psychologie 42, 175-86

Henningsen P (1999) Neurologische Fallgeschichten: Literatur oder Forschungsgegenstand. S 127-38 in: D. Janz (Hrsg) Krankengeschichte. Biographie, Geschichte, Dokumentation. Beiträge zur Medizinischen Anthropologie Bd 2, Würzburg: Königshausen & Neumann

Hill AV (1965) Trails and Trials in Physiology. London: Edward Arnold Pub.

Jacob W (1978) Kranksein und Krankheit. Anthropologische Grundlagen einer Theorie der Medizin. Heidelberg: Alfred Hüthig

Hoffmann SO (2006) Viktor von Weizsäcker. Arzt und Denker gegen den Strom. Eine Würdigung des »Vaters der Psychosomatischen Medizin« anlässlich des Erscheinens der Gesammelten Schriften. Deutsches Ärzteblatt 103, 11, 577-8

Jacobi R-ME (1996) Leben im Zwischen. Vorüberlegungen zu einem erkenntniskritischen Verständnis der Gestaltkreislehre Viktor von Weizsäckers. S 97-118 in: R.-M. E. Jacobi (Hrsg) Selbstorganisation. Jahrbuch für Komplexität in den Natur-, Sozial- und Geisteswissenschaften. Bd 7: Zwischen Kultur und Natur. Neue Konturen medizinischen Denkens. Berlin: Duncker & Humblot

Jacobi R-ME (1997) Zwischen Kultur und Natur. Neue Konturen medizinischen Denkens. Berlin: Duncker & Humblot

Dieter Janz in Diskussion mit Hans-Christian Deter, Wilhelm Rimpau, Roland Schiffter und Hans Stoffels (2001) Anthropologische Aspekte in der Klinik. S 103-16 in: H.-C. Deter (Hrsg) Psychosomatik am Beginn des 21. Jahrhunderts. Bern, Göttingen, Toronto, Seattle: Huber

Janz D (2007) »Der Anblick des Menschen von innen.« U. Hempel im Gespräch mit Prof. Janz. Berliner Ärzte 6, 29-32

Jütte R (2005) Dürfen als pathische Kategorie. Viktor von Weizsäckers Bemühung um den kranken Menschen. Frankfurter Allgemeine Zeitung 2. 5. 2005

Klawans HL (1991) Der Mann, der die Welt retten wollte und andere neurologische Geschichten. Wien: Zsolnay

von Krehl L (1902) Über die Entstehung hysterischer Erscheinungen. Leipzig: Breitkopf & Härtel

Kütemeyer M (1973) Medizinische Anthropologie oder die Entstehung einer neuen Wissenschaft. Zur Geschichte der Heidelberger Schule. Dissertation Heidelberg

Maoz B, Rabin S, Katz H, Matalon A (2007) Die Arzt-Patienten-Beziehung. Der zwischenmenschliche Ansatz in der Medizin. Berlin: Logos

Mitscherlich A, Mielke F (1947) Das Diktat der Menschenverachtung. Heidelberg: Schneider; Medizin ohne Menschlichkeit. Dokumente des Nürnberger Ärzteprozesses. Frankfurt: Fischer (1960 ff)

Muschg A (2005) Der gute Arzt – aus der Sicht eines Patienten und Literaten. Taubstumme Medizin. S 135-7 in: S. Simon (Hrsg) Der gute Arzt im Alltag. Anleitung zur ärztlichen Grundhaltung in Klinik und Praxis. Köln: Deutscher Ärzte-Verlag

Rimpau W (1987) Wege zur anthropologischen Medizin: Viktor von Weizsäcker. Jahrbuch für kritische Medizin 12. Argument Sonderband 146, S 54-67

Rimpau W (1987) Gibt es eine ganzheitliche Medizin? Perspektiven 8, 24-8

Rimpau W (1998) Ärztliche Anamnese. S 34-45 in: S. Arnade, G. Heiden (Hrsg): Entwicklungslinien psychotherapeutischer Begleitung und psychosomatischer Forschung bei Multipler Sklerose. Berlin: Stiftung LEBENSNERV

Rinofner-Kreidl S (2006) Viktor von Weizsäcker, Pathosophie. psychologik 1, 345-50

Rorarius W (1991) Viktor von Weizsäckers Pathosophie. Stuttgart, New York: Thieme

Rothschuh K (1965) Prinzipien der Medizin. Ein Wegweiser durch die Medizin. München, Berlin: Urban & Schwarzenberg

Sacks, O (1987) Der Mann, der seine Frau mit einem Hut verwechselte. Reinbek: Rowohlt

Schindler W (2005) Medizinische Anthropologie – heute. Vortrag anlässlich der Pressekonferenz der Viktor von Weizsäcker Gesellschaft, Suhrkamp Verlag, Fritz Thyssen Stiftung vom 28. 10. 2005 in Potsdam zur Präsentation der Gesammelten Schriften von Viktor von Weizsäcker

Schipperges H (1990) Heidelberger Schule der Medizin. Medizin in Bewegung. Geschichte und Schicksal. Heidelberg: vfm Fischer

Stein R (1999) Im Mittelpunkt steht der Kranke, nicht die Krankheit. Die Schriften des Arztes und Philosophen wurden aus den Katakomben geholt. Der Tagesspiegel 4. 9. 1999

Sternberger D (1940) Der Mensch ist kein Ding. Zu dem Buch eines Naturforschers. Frankfurter Zeitung 7. 5. 1940; in: D. Sternberger (1987) Gang zwischen Meistern. Frankfurt: Insel

Ders (1986) Erinnerung an Viktor von Weizsäcker. Vortrag anlässlich des 100. Geburtstages von Weizsäckers. Deutsches Kollegium für psychosomatische Medizin, Schömberg; Praxis der Psychotherapie und Psychosomatik 31, 62-8; S 253-61 in: P. Hahn, W. Jacob (Hrsg) Viktor von Weizsäcker zum 100. Geburtstag. Berlin: Springer (1987); S 167-79 in: D. Sternberger (1987) Gang zwischen Meistern. Frankfurt: Insel

Sudhoff K (1922) Geschichte der Medizin. Berlin: Karger

Vogel P (1931) Über die Bedingungen des optokinetischen Schwindels. Pflügers Archiv für die gesamte Physiologie des Menschen und der Tiere. 228, 510-30

Weichelt M (2005) Krankheit als Sprache. Zum Abschluß der Schriften Viktor von Weizsäckers. Frankfurter Allgemeine Zeitung 23. 11. 2005

von Weizsäcker CF (1956) Gestaltkreis und Komplementarität. S 21-53 in: P. Vogel (Hrsg) Viktor von Weizsäcker. Arzt im Irrsal der Zeit. Göttingen: Vandenhoeck & Ruprecht

von Weizsäcker V (1917) Über die Energetik der Muskeln und insbesondere des Herzmuskels sowie ihre Beziehung zur Pathologie des Herzens. Sitzungsber Heidelberger Akad Wiss: Mathem-naturw Kl, Abt B 2. Abh, Heidelberg: Winters Universitätsbuchhandlung; S 35-98 in: GS Bd II (1998)

Ders (1926) Die Schmerzen. Die Kreatur 1, S 315-35 (1926); S 89-119 in: Arzt und Kranker. Leipzig: Koehler & Amelang (1941, [2]1947, [3]1949); Die Kreatur. Nendeln/ Liechtenstein: Kraus Reprint (1969); S 27-47 in: GS Bd V (1987)

Ders (1933) Ärztliche Fragen. Vorlesungen über Allgemeine Therapie.

Über die ärztliche Grundhaltung. Deutsche medizinische Wochenschrift 59, 1360-3; S 293-302 in: GS Bd V (1987)

Ders (1933) Der Gestaltkreis, dargestellt als psychophysiologische Ana-
lyse des optischen Drehversuchs. Pflügers Archiv für die gesamte
Physiologie des Menschen und der Tiere. 231, 630-61; S 23-61 in: GS
Bd. IV (1997)

Ders (1944) Die Grundlagen der Medizin. Medizinische Fachbeilage
der Kurznachrichten für Frontsoldaten (Breslau) 1, 1-14; S 49-73 in:
V von Weizsäcker (Hrsg) Diesseits und Jenseits der Medizin. Arzt
und Kranker / Neue Folge. Stuttgart 1950, ^{2}1951; S 7-28 in GS Bd
VII (1987)

Ders (1947, 1987, 2006) ›Euthanasie‹ und Menschenversuche. Psyche 1,
68-102; Heidelberg: Schneider (1947); S 91-134 in: GS Bd VII (1987);
Teil I. Englische Übersetzung von E. Taschdjian mit einer Einleitung
von U. Benzenhöfer, W. Rimpau, S 277-304 in: K. Finsterbusch, A.
Lange, L. Lazar (eds) Human Sacrifice in Jewish and Christian Tradition. Leiden, Boston: Brill (2007)

Ders (1948) Grundfragen Medizinischer Anthropologie. Vortrag. Evan-
gelische Akademie Bad Boll. 3. Plenarsitzung der Studiengemein-
schaft der Evangelischen Akademie 19.-21. 3. 1948; Forschung und
Studien 6 Tübingen: Furche (1948); S 136-66 in: V. von Weizsäcker
(Hrsg) Diesseits und Jenseits der Medizin. Arzt und Kranker /
Neue Folge. Stuttgart: Koehler (1950, ^{2}1951); S 319-48 in: W. Bräutigam (Hrsg) Wege der Forschung CCXXVIII Darmstadt: Wissenschaftliche Buchgesellschaft; S 255-82 in: GS Bd VII (1987)

Ders (1949) Psychosomatische Wissenschaft und ärztliche Praxis. Vortrag. Gesellschaft der Ärzte in Zürich, 1. 7. 1948; (Fremdbericht)
Schweizer medizinische Wochenschrift 79, 155-6

Ders (1949) Begegnungen und Entscheidungen. Stuttgart: Koehler; S
195-220 in: GS Bd I (1986)

Ders (1949) Psychosomatische Medizin. Vortrag. 55. Kongreß der Deutschen Gesellschaft für Innere Medizin in Wiesbaden, 24.-28. 5. 1949;
Verhandlungen der Deutschen Gesellschaft für Innere Medizin 55,
S 13-24 (1949); Psyche 3, S 331-41 (1949); S 81-96 in: V. von Weizsäcker, D. Wyss: Zwischen Medizin und Philosophie. Mit einer Gedächtnisrede von Wilhelm Kütemeyer. Göttingen: Vandenhoeck &
Ruprecht (1957); S 451-64 in: GS Bd VI (1986)

Ders (1950) Funktionswandel und Gestaltkreis. Deutsche Zeitschrift
für Nervenheilkunde 164, 43-53

Ders (1954, ²1955) Natur und Geist. Göttingen: Vandenhoeck & Ruprecht; München: Kindler (1977); S 9-190 in: GS Bd I (1986)

Ders (2007) Reisebeschreibung 1945. Mit einer Vorbemerkung von Cora Penselin. Sinn und Form 6, 725-63; S 855-6

Westergren A (1924) Die Senkungsreaktion. Allgemein-klinische Ergebnisse. Praktische Bedeutung bei Tuberkulose. Ergebnisse der Inneren Medizin und Kinderheilkunde 26, 577-732

Wundt W (1911) Naturwissenschaft und Psychologie. Leipzig: W. Engelmann; Leipzig: VDM (2007)

Wyss D (1957) Viktor von Weizsäckers Stellung in Philosophie und Anthropologie der Neuzeit. S 181-290 in: V. von Weizsäcker, D. Wyss (Hrsg) Zwischen Medizin und Philosophie. Göttingen: Vandenhoeck & Ruprecht

Zybowski P (2005) Rezensions- und Rezeptionsgeschichte zu »Der Gestaltkreis. Eine Theorie der Einheit von Wahrnehmen und Bewegen« von Viktor von Weizsäcker. Dissertation Humboldt Universität Berlin

Prof. Dr. med. Dr. phil. Klaus Dörner, Jahrgang 1933, hatte als Student in Heidelberg noch Viktor von Weizsäcker kennenlernen können. Er leitete von 1980 bis 1996 die Westfälische Klinik für Psychiatrie in Gütersloh und lehrte Psychiatrie an der Universität Witten-Herdecke. Der Arzt und Historiker hat zahlreiche Bücher zur Geschichte der Psychiatrie und zur Medizinethik geschrieben. Wiederholt ist er in der Öffentlichkeit als gefragter Impulsgeber für eine Reform des Gesundheitswesens in Erscheinung getreten. Er lebt in Hamburg. 2007 erhielt er den Dr. Margit Egnér Preis.

Prof. Dr. med. Wilhelm Rimpau, 1943 in Halberstadt geboren, Wehrersatzdienst in Bethel, Studium der Medizin in Göttingen, Dublin, Heidelberg, Weiterbildung zum Neurologen in Berlin, Promotion 1973, Facharzt 1981, Habilitation 1994. 1983-1997 Leitender Arzt der Abteilung für Neurologie am Gemeinschaftskrankenhaus Herdecke, Lehrauftrag an der Universität Witten/Herdecke. 1997 bis 2008 Chefarzt der Abteilung für Neurologie an der Park-Klinik Weißensee, Lehrkrankenhaus der Charité Berlin. Seit 1973 Beschäftigung mit Viktor von Weizsäcker und Mitarbeit an den Gesammelten Schriften. Arbeitsschwerpunkte sind Epileptologie, Psychosomatik und die Reform der Ausbildung zum Arzt.

Rainer-M. E. Jacobi, Prof. Dr. Dieter Janz und Dr. Mechthilde Kütemeyer sei Dank gesagt für Hinweise zur Textauswahl und den Einführungen dieses Lesebuches.
Wilhelm Rimpau

Viktor von Weizsäcker: *Gesammelte Schriften*

herausgegeben von Peter Achilles, Dieter Janz, Martin Schrenk (†), Carl
Friedrich von Weizsäcker (†) unter Mitarbeit von Mechthilde Kütemeyer,
Wilhelm Rimpau, Walter Schindler sowie R.-M. E. Jacobi für Bd. 2 und B.
van Engelen für Bd. 3 Suhrkamp, Frankfurt/M.

Viktor von Weizsäcker Gesellschaft
c/o Medizinhistorisches Institut der Universität Bonn
Sigmund-Freud-Str. 25, D-53105 Bonn
www.viktor-von-weizsaecker-gesellschaft.de

»Beiträge zur Medizinischen Anthropologie«
Im Auftrag der Viktor von Weizsäcker Gesellschaft
Besorgt von F. Cramer (†), D. Janz, R. Wiehl
Königshausen & Neumann, Würzburg

»medizinHuman«
im suhrkamp taschenbuch

Bücher über die Heilkunst

Christian Hess und Annina Hess-Cabalzar. Menschenmedizin. Für eine kluge Heilkunst. Mit einem Beitrag von Wilhelm Schmid. st 3819. 250 Seiten

Bernd Hontschik. Körper, Seele, Mensch. Versuch über die Kunst des Heilens. st 3818. 144 Seiten

Klaus Ratheiser. Dauerfeuer. Das verborgene Drama im Krankenhausalltag. st 3821. 243 Seiten

Manfred Spitzer. Nervenkitzel. Neue Geschichten vom Gehirn. Mit zahlreichen Abbildungen. st 3820. 288 Seiten

Viktor von Weizsäcker. Warum wird man krank? Ein Lesebuch. Herausgegeben von Wilhelm Rimpau. Mit einem Vorwort von Klaus Dörner und Wilhelm Rimpau. st 3936. 342 Seiten

Bernd Hontschik

Körper, Seele, Mensch

Versuch über die Kunst des Heilens
st 3818. 144 Seiten

Wer über die Medizin im 21. Jahrhundert nachdenkt, hat ein großes Klagen im Ohr: Patienten fühlen sich unverstanden, Ärzte sehen sich von Zwängen umstellt, während Technologie und immer neue alternative Methoden Heilsversprechen machen. Doch wie werden wir wirklich gesünder?

Bernd Hontschik, praktizierender Arzt, nimmt sich die Freiheit, über seine tägliche Arbeit – und über sie hinaus – nachzudenken, und plädiert für ein Umdenken in der Medizin. Warum heilen Wunden entgegen aller Logik nicht zu? Warum wirken Medikamente manchmal und manchmal nicht? Seine Antwort: Der Mensch ist weit mehr als eine »triviale Maschine«, und die Kunst des Heilens besteht darin, ihn auch so zu behandeln: als Einheit von Körper und Seele.

Dr. med. Bernd Hontschik, 1952 geboren in Graz, ist Herausgeber der Reihe medizinHuman. Er war Oberarzt der Chirurgischen Klinik im Städtischen Krankenhaus Frankfurt am Main-Höchst, und arbeitet seit seiner Niederlassung 1991 als Chirurg und Unfallarzt. 1989 erhielt er den Roemer-Preis für Psychosomatische Medizin.

Christian Hess und Annina Hess-Cabalzar

Menschenmedizin

Für eine kluge Heilkunst
Mit einem Beitrag von Wilhelm Schmid
st 3819. 250 Seiten

Ist die avancierteste nicht auch die klügste Medizin?
Nicht, wenn sie in eine Sackgasse mündet. Nicht, wenn
ein Arzt, mag er noch so gut ausgebildet sein, das Wesen
einer Krankheit nicht versteht, weil ihm sein Menschenbild den Blick verstellt. Christian Hess und Annina
Hess-Cabalzar entwerfen anhand von konkreten Fällen
die Grundlagen einer Heilkunst, die nicht einfach Symptome entfernt, sondern das Gesundsein unterstützt. Einer Heilkunst, die den ganzen Menschen im Blick hat, die
Erkenntnisse aus Psychotherapie, Philosophie und Medizinethik einbezieht und sich sogar von Kunst inspirieren
läßt. Einer klugen Heilkunst, die am Ende sogar viel Geld
spart.
Christian Hess, geboren 1950, ist seit 1988 Chefarzt der
Medizinischen Abteilung des Schweizer Spitals Affoltern
und initiierte dort das Modell einer interdisziplinären
Medizin. Annina Hess-Cabalzar, geboren 1951, ist als
Psychotherapeutin seit 1992 am Aufbau des »Modells Affoltern« beteiligt.

NF 568/1/09.06

Manfred Spitzer

Nervenkitzel

Neue Geschichten vom Gehirn
Mit zahlreichen Abbildungen
st 3820. 300 Seiten

Nach dem Erfolgsbuch *Nervensachen* (st 3697) legt der
bekannte Hirnforscher Manfred Spitzer neue Geschichten vom Gehirn vor, die exzellente Unterhaltung mit fas-
zinierenden Fakten über unser wichtigstes Organ verbinden. Warum merken sich Achtjährige Pokémon-Karten
leichter als Tierbilder? Wie schwört unser Hirn Rache,
und wie bildet es Vertrauen aus? Und was hat Weihnach-
ten mit der Hirnforschung zu tun?

Manfred Spitzer, geboren 1958, ist Leiter der Univer-
sitätsklinik Ulm für Psychiatrie und des Transferzen-
trums für Neurowissenschaften und Lernen. Sein umfangreiches Werk – darunter der Bestseller *Lernen* (2002)
– wurde 1992 mit dem Forschungspreis der Deutschen
Gesellschaft für Psychiatrie und Nervenheilkunde und
2002 mit dem Preis der Cogito-Foundation zur Förderung der Zusammenarbeit von Geistes- und Naturwissenschaften ausgezeichnet.

Klaus Ratheiser

Dauerfeuer

Das verborgene Drama im Krankenhausalltag
st 3821. 243 Seiten

Wie sind die Zustände in den modernen großstädtischen Krankenhäusern? Wie erleben Ärzte die Arbeit im »Dauerfeuer«, den Zeitdruck, die Notwendigkeit, sich zu rechtfertigen, wenn sie sich länger, als es der Kostenplan erlaubt, um ihre Patienten und deren Angehörige kümmern möchten? Der Intensivmediziner Klaus Ratheiser erzählt in eindrucksvollen Episoden von der Situation, in der sich Ärzte und medizinische Betreuer heute befinden: allein gelassen mit ihrer Verantwortung und bis an den Rand der physischen und psychischen Belastbarkeit getrieben. Ein Buch, das vom alltäglichen Wahnsinn des modernen Krankenhausbetriebs erzählt, ein Buch, das Patienten wie Ärzten zu denken gibt.

»Ratheiser schreibt einfach, klar und authentisch darüber, was passiert – und das so eindrücklich, daß der Leser von Beginn an in den Bann dieser Sprache gezogen und nicht mehr losgelassen wird.« Wiener Zeitung

Bernard Lown

Die verlorene Kunst des Heilens

Anleitung zum Umdenken
Aus dem Amerikanischen von Helga Drews
suhrkamp taschenbuch 3574
400 Seiten

Nie zuvor konnte die Medizin so viel Gutes tun wie heute
– und nie zuvor hinterfragten so viele Patienten die schul-
medizinische Therapie ihrer Ärzte. Liegt das daran, daß
vielen Ärzten die Kunst des Heilens abhanden gekommen ist, die sehr viel mehr beinhaltet als diagnostische
Fähigkeiten und technisches Know-how?
Bernard Lown, einer der renommiertesten Ärzte unserer
Zeit und Kardiologe von Weltrang, hält mit diesem Buch
ein Plädoyer für eine Medizin mit menschlichem Gesicht.
Anschaulich und mit viel Humor erzählt er von seinen eigenen Erfahrungen in der Begegnung mit den Patienten,
von Erfolgen und Fehlern, von der Kunst, dem Patienten
zuzuhören, ebenso wie von der Kunst, den Arzt zum
Zuhören zu bringen.

»Das Buch gehört zum Besten, was im Rahmen der aktuellen gesundheitspolitischen Debatte zum Thema Krankheit und Medizin zu lesen ist, ein Klassiker von Geburt.«
Frankfurter Allgemeine Zeitung

Manfred Spitzer

Nervensachen

Geschichten vom Gehirn
Mit zahlreichen Abbildungen
suhrkamp taschenbuch 3697
380 Seiten

Was hat ein Börsencrash mit unserem Gehirn zu tun? Wie
lernt ein Kind im Mutterleib? Was geht im Gehirn vor
sich, wenn wir Schokolade essen, und was bei moralischen Urteilen? Wer seinem Gehirn einmal gründlich auf
den Nerv fühlen will und dabei exzellent unterhalten
werden möchte, der ist hier richtig: Manfred Spitzer, gefragter Hirn- und Lernforscher, nimmt kuriose wie faszinierende Phänomene und Fakten aus der Welt der Hirnforschung aufs Korn und gibt damit informative und
spannende Einblicke in die Funktion unseres wichtigsten
Organs.

Von Manfred Spitzer liegt im suhrkamp taschenbuch
außerdem vor: **Nervenkitzel.** Neue Geschichten vom
Gehirn. st 3820. 288 Seiten